Ferri 临床诊疗指南
——免疫与风湿性疾病
诊疗速查手册

Ferri's Clinical Advisor
Manual of Diagnosis and Therapy in Immune and Rheumatic Diseases

原　　著　Fred F. Ferri

丛书主审　王福生

丛书主译　张　骅　徐国纲

分册主审　孙劲旅

分册主译　杜英臻　阙一帆

北京大学医学出版社

Ferri LINCHUANG ZHENLIAO ZHINAN——MIANYI YU
FENGSHIXING JIBING ZHENLIAO SUCHA SHOUCE
图书在版编目（CIP）数据

Ferri 临床诊疗指南.免疫与风湿性疾病诊疗速查手
册 / 弗雷德.费里（Fred F. Ferri）原著；杜英臻，阙
一帆主译 . —北京：北京大学医学出版社，2021.9
　书名原文：Ferri Clinical Advisor 2021
　ISBN 978-7-5659-2505-4

　Ⅰ. ① F… 　Ⅱ. ①弗… ②杜… ③阙… 　Ⅲ. ①风湿性
疾病－免疫性疾病－诊疗－手册 　Ⅳ. ① R593-62

中国版本图书馆 CIP 数据核字（2021）第 195334 号

北京市版权局著作权合同登记号：图字：01-2021-1812

Elsevier (Singapore) Pte Ltd.
3 Killiney Road, #08-01 Winsland House I, Singapore 239519
Tel: (65) 6349-0200; Fax: (65) 6733-1817

FERRI'S CLINICAL ADVISOR 2021
Copyright © 2021 by Elsevier, Inc. All rights reserved.
ISBN-13: 978-0-323-71333-7

This translation of FERRI'S CLINICAL ADVISOR 2021 by Fred F. Ferri was undertaken by Peking University Medical
Press and is published by arrangement with Elsevier (Singapore) Pte Ltd.
FERRI'S CLINICAL ADVISOR 2021 by Fred F. Ferri 由北京大学医学出版社进行翻译，并根据北京大学医学出版
社与爱思唯尔（新加坡）私人有限公司的协议约定出版。

《Ferri 临床诊疗指南——免疫与风湿性疾病诊疗速查手册》（杜英臻　阙一帆　主译）
ISBN: 978-7-5659-2505-4
Copyright © 2021 by Elsevier (Singapore) Pte Ltd. and Peking University Medical Press.

Ferri 临床诊疗指南——免疫与风湿性疾病诊疗速查手册

主　　译：杜英臻　阙一帆
出版发行：北京大学医学出版社
地　　址：（100191）北京市海淀区学院路 38 号　北京大学医学部院内
电　　话：发行部 010-82802230；图书邮购 010-82802495
网　　址：http://www.pumpress.com.cn
E-mail：booksale@bjmu.edu.cn
印　　刷：北京信彩瑞禾印刷厂
经　　销：新华书店
责任编辑：高　瑾　责任校对：靳新强　责任印制：李　啸
开　　本：889 mm×1194 mm　1/32　印张：9.75　字数：315 千字
版　　次：2021 年 9 月第 1 版　2021 年 9 月第 1 次印刷
书　　号：ISBN 978-7-5659-2505-4
定　　价：49.00 元
版权所有，违者必究
（凡属质量问题请与本社发行部联系退换）

译者名单

主　审　孙劲旅

主　译　杜英臻　阙一帆

副主译　刘志勇　梅春丽　王雅娟　徐国纲　孟　浩

译　者　（按姓名汉语拼音排序）

陈俊文　湖北医药学院附属襄阳市第一人民医院

杜英臻　解放军总医院第二医学中心

胡晶晶　重庆医科大学附属第二医院

李云雷　乐清市人民医院

刘　岗　苏州工业园区星海医院

刘凯雄　福建医科大学附属第一医院

刘志勇　武汉大学人民医院

梅春丽　华中科技大学同济医学院附属协和医院

孟　浩　解放军总医院第二医学中心

阙一帆　解放军总医院第二医学中心

陶　惠　苏州工业园区星海医院

童　瑾　重庆医科大学附属第二医院

万春琴　苏州工业园区星海医院

王　鹏　陕西省宝鸡高新医院

王雅娟　解放军总医院第二医学中心

魏　冲　四川省内江市第一人民医院

徐国纲　解放军总医院第二医学中心

袁灿灿　湖北省中西医结合医院

张　骅　北京市和平里医院

钟　鸣　上海复旦大学中山医院

周岳廷　武汉亚洲心脏病医院

Allison Dillon
Thomas H. Dohlman
Stephen Dolter
David J. Domenichini
Kathleen Doo
James H. Dove
Andrew P. Duker
Shashank Dwivedi
Evlyn Eickhoff
Christine Eisenhower
Amani A. Elghafri
Pamela Ellsworth
Alan Epstein
Patricio Sebastian Espinosa
Danyelle Evans
Mark D. Faber
Matthew J. Fagan
Ronan Farrell
Timothy W. Farrell
Kevin Fay
Mariam Fayek
Jason D. Ferreira
Fred F. Ferri
Heather Ferri
Barry Fine
Staci A. Fischer
Tamara G. Fong
Yaneve Fonge
Michelle Forcier
Frank G. Fort
Glenn G. Fort
Justin F. Fraser
Gregory L. Fricchione
Michael Friedman
Daniel R. Frisch
Anthony Gallo
Mostafa Ghanim
Irene M. Ghobrial
Katarzyna Gilek-Seibert
Richard Gillerman
Andrew Gillis-Smith
Dimitri Gitelmaker
Alla Goldburt
Danielle Goldfarb
Jesse Goldman
Corey Goldsmith

Maheswara Satya Gangadhara Rao Golla
Caroline Golski
Helen B. Gomez
Avi D. Goodman
Paul Gordon
John A. Gray
Simon Gringut
Lauren Grocott
Stephen L. Grupke
Juan Guerra
Patan Gultawatvichai
David Guo
Priya Sarin Gupta
Nawaz K. A. Hack
Moti Haim
Sajeev Handa
M. Owais Hanif
Nikolas Harbord
Sonali Harchandani
Erica Hardy
Colin J. Harrington
Taylor Harrison
Brian Hawkins
Don Hayes
Shruti Hegde
Rachel Wright Heinle
Dwayne R. Heitmiller
Jyothsna I. Herek
Margaret R. Hines
Ashley Hodges
Pamela E. Hoffman
R. Scott Hoffman
Dawn Hogan
N. Wilson Holland
Siri M. Holton
Anne L. Hume
Zilla Hussain
Donny V. Huynh
Terri Q. Huynh
Sarah Hyder
Dina A. Ibrahim
Caitlin Ingraham
Nicholas J. Inman
Louis Insalaco
Ashley A. Jacobson
Koyal Jain

Vanita D. Jain
Fariha Jamal
Sehrish Jamot
Robert H. Janigian
Noelle Marie Javier
Michael Johl
Christina M. Johnson
Michael P. Johnson
Angad Jolly
Rebecca Jonas
Kimberly Jones
Shyam Joshi
Siddharth Kapoor
Vanji Karthikeyan
Joseph S. Kass
Emily R. Katz
Ali Kazim
Sudad Kazzaz
Sachin Kedar
A. Basit Khan
Bilal Shahzad Khan
Rizwan Khan
Sarthak Khare
Hussain R. Khawaja
Byung Kim
Robert M. Kirchner
Robert Kohn
Erna Milunka Kojic
Aravind Rao Kokkirala
Yuval Konstantino
Nelson Kopyt
Lindsay R. Kosinski
Katherine Kostroun
Ioannis Koulouridis
Timothy R. Kreider
Prashanth Krishnamohan
Mohit Kukreja
Lalathaksha Kumbar
David I. Kurss
Sebastian G. Kurz
Michael Kutschke
Peter LaCamera
Ann S. LaCasce
Ashley Lakin
Jayanth Lakshmikanth
Uyen T. Lam
Jhenette Lauder
Nykia Leach
David A. Leavitt
Kachiu C. Lee

Nicholas J. Lemme
Beth Leopold
Jian Li
Suqing Li
Donita Dillon Lightner
Stanley Linder
Kito Lord
Elizabeth A. Lowenhaupt
Curtis Lee Lowery III
David J. Lucier Jr.
Michelle C. Maciag
Susanna R. Magee
Marta Majczak
Shefali Majmudar
Gretchen Makai
Pieusha Malhotra
Eishita Manjrekar
Abigail K. Mansfield
Stephen E. Marcaccio
Lauren J. Maskin
Robert Matera
Kelly L. Matson
Maitreyi Mazumdar
Nadine Mbuyi
Russell J. McCulloh
Christopher McDonald
Barbara McGuirk
Jorge Mercado
Scott J. Merrill
Jennifer B. Merriman
Rory Merritt
Brittany N. Mertz
Robin Metcalfe-Klaw
Gaetane Michaud
Taro Minami
Hassan M. Minhas
Jared D. Minkel
Farhan A. Mirza
Hetal D. Mistry
Jacob Modest
Marc Monachese
Eveline Mordehai
Theresa A. Morgan
Aleem I. Mughal
Marjan Mujib
Shiva Kumar R. Mukkamalla
Vivek Murthy
Omar Nadeem
Catherine E. Najem
Hussain Mohammad H. Naseri

Uzma Nasir

Adrienne B. Neithardt

Peter Nguyen

Samantha Ni

Melissa Nothnagle

James E. Novak

Chloe Mander Nunneley

Emily E. Nuss

Gail M. O'Brien

Ryan M. O'Donnell

Adam J. Olszewski

Lindsay M. Orchowski

Sebastian Orman

Brett D. Owens

Paolo G. Pace

Argyro Papafilippaki

Lisa Pappas-Taffer

Marco Pares

Anshul Parulkar

Birju B. Patel

Devan D. Patel

Nima R. Patel

Pranav M. Patel

Saagar N. Patel

Shivani K. Patel

Shyam A. Patel

Brett Patrick

Grace Rebecca Paul

E. Scott Paxton

Mark Perazella

Lily Pham

Long Pham

Katharine A. Phillips

Christopher Pickett

Justin Pinkston

Wendy A. Plante

Kevin V. Plumley

Michael Pohlen

Sharon S. Hartman Polensek

Kittika Poonsombudlert

Donn Posner

Rohini Prashar

Amanda Pressman

Adam J. Prince

Imrana Qawi

Reema Qureshi

Nora Rader

Jeremy E. Raducha

Samaan Rafeq

Neha Rana

Gina Ranieri

Bharti Rathore

Ritesh Rathore

Neha P. Raukar

John L. Reagan

Bharathi V. Reddy

Chakravarthy Reddy

Snigdha T. Reddy

Anthony M. Reginato

Michael S. Reich

James P. Reichart

Daniel Brian Carlin Reid

Victor I. Reus

Candice Reyes

Harlan G. Rich

Rocco J. Richards

Nathan Riddell

Giulia Righi

Alvaro M. Rivera

Nicole A. Roberts

Todd F. Roberts

Gregory Rachu

Emily Rosenfeld

Julie L. Roth

Steven Rougas

Breton Roussel

Amity Rubeor

Kelly Ruhstaller

Javeryah Safi

Emily Saks

Milagros Samaniego-Picota

Radhika Sampat

Hemant K. Satpathy

Ruby K. Satpathy

Syeda M. Sayeed

Daphne Scaramangas-Plumley

Aaron Schaffner

Paul J. Scheel

Bradley Schlussel

Heiko Schmitt

Anthony Sciscione

Christina D. Scully

Peter J. Sell

Steven M. Sepe

Hesham Shaban

Ankur Shah

Kalpit N. Shah

Shivani Shah

Esseim Sharma

Yuvraj Sharma

Lydia Sharp
Charles Fox Sherrod IV
Jessica E. Shill
Philip A. Shlossman
Asha Shrestha
Jordan Shull
Khawja A. Siddiqui
Lisa Sieczkowski
Mark Sigman
James Simon
Harinder P. Singh
Divya Singhal
Lauren Sittard
Irina A. Skylar-Scott
John Sladky
Brett Slingsby
Jeanette G. Smith
Jonathan H. Smith
Matthew J. Smith
U. Shivraj Sohur
Vivek Soi
Rebecca Soinski
Maria E. Soler
Sandeep Soman
Akshay Sood
C. John Sperati
Johannes Steiner
Ella Stern
Philip Stockwell
Padmaja Sudhakar
Jaspreet S. Suri
Elizabeth Sushereba
Arun Swaminathan
Joseph Sweeney
Wajih A. Syed
Maher Tabba
Dominick Tammaro
Alan Taylor
Tahir Tellioglu
Edward J. Testa
Jigisha P. Thakkar
Anthony G. Thomas
Andrew P. Thome
Erin Tibbetts
Alexandra Meyer Tien
David Robbins Tien
Helen Toma
Iris L. Tong
Brett L. Tooley

Steven P. Treon
Thomas M. Triplett
Hiresh D. Trivedi
Vrinda Trivedi
Margaret Tryforos
Hisashi Tsukada
Joseph R. Tucci
Sara Moradi Tuchayi
Melissa H. Tukey
Junior Uduman
Sean H. Uiterwyk
Nicole J. Ullrich
Leo Ungar
Bryant Uy
Babak Vakili
Emily Van Kirk
Jennifer E. Vaughan
Emil Stefan Vutescu
Brent T. Wagner
J. Richard Walker III
Ray Walther
Connie Wang
Danielle Wang
Jozal Waroich
Emma H. Weiss
Mary-Beth Welesko
Adrienne Werth
Matthew J. White
Paul White
Estelle H. Whitney
Matthew P. Wicklund
Jeffrey P. Wincze
John P. Wincze
Marlene Fishman Wolpert
Tzu-Ching (Teddy) Wu
John Wylie
Nicole B. Yang
Jerry Yee
Gemini Yesodharan
Agustin G. Yip
John Q. Young
Matthew H. H. Young
Reem Yusufani
Caroline Zahm
Evan Zeitler
Talia Zenlea
Mark Zimmerman
Aline N. Zouk

Ferri's Clinical Advisor 2021 一书的主编 Fred F. Ferri 博士是美国布朗大学（Brown University）阿尔伯特医学院的社区卫生临床医学教授，也是众多医学院的客座教授。在过去的25年里，他一直是美国最畅销的医学作家，著有30多部医学著作，许多著作被翻译成多种语言，在国际上享有盛誉。此外，他在布朗大学曾获得多项杰出的学术荣誉，包括布朗大学卓越教学奖和迪恩教学奖。由于 Fred F. Ferri 博士对患者的奉献精神，获得了美国医学会颁发的医生认可奖和美国老年医学会颁发的老年医学认可奖。

Ferri's Clinical Advisor 2021 一书详细描述了988种医学障碍和疾病，涉及呼吸、感染、心血管、消化、肾病、免疫与风湿、血液、肿瘤、内分泌与代谢、妇产科、骨科、神经、精神、急诊等10余个学科，涵盖的医学主题总数超过了1200个，包括数以千计的插图、流程图、表格，足以称为医学百科全书，具有很强的可读性、适用性和实用性。

张骅和徐国纲作为丛书主译携手国内数十家大学附属医院、教学医院团队，在翻译过程中查遗补漏、学术纠错、规范用语、润色文字，努力做到信、达、雅。

"独立之精神，自由之思想"是中国现代集历史学家、古典文学研究家、语言学家、诗人于一身的陈寅恪先生的信仰，亦是他一生的追求，这也应成为我们每一位医者的信仰。

寰视宇内，唯有书香。我想，当我们的大学培育出像本书众多审译者一样的具有"独立之精神，自由之思想"信仰之人渐多时，其国家乃具有向前发展之希望。

在中文版 Ferri 临床诊疗指南系列丛书即将出版之际，我愿本书能为广大医学界同仁的临床诊疗工作带来极大裨益和提升。

王福生

中国科学院院士
解放军总医院第五医学中心感染病诊疗与研究中心主任
国家感染性疾病临床医学研究中心主任
2021 年 2 月

由美国布朗大学阿尔伯特医学院 Fred F. Ferri 教授主编的 *Ferri's Clinical Advisor 2021* 一书详细描述了 988 种医学障碍和疾病，涉及呼吸、感染、心血管、消化、肾病、免疫与风湿、血液、肿瘤、内分泌与代谢、妇产科、骨科、神经、精神、急诊等 10 余个学科，涵盖的医学主题总数超过了 1200 个，包括数以千计的插图、流程图、表格，具有很强的可读性、适用性和实用性。由于其为广而博的医学专著，且受限于篇幅，故书中对一些疾病知识点以高度总结的形式展示，同时也给读者留下了自我拓展的空间，并且在每一章后都有推荐阅读以飨读者。

本书的审译者来自国内数十家大学附属医院、教学医院。翻译之初我们统一规范了翻译的整体基本要求、版式规范要求、内容规范要求，并制订了英文图书审校四大原则（查遗补漏、学术纠错、规范用语、润色文字），努力做到信、达、雅。诸位同道在临床、科研工作之余，耐心、细致地完成了翻译、审校工作，但在翻译中，由于英语和汉语表达方式的差异，瑕疵在所难免，恳请各位读者不吝赐教，以便审译者不断改进与提高。希望本书的中文版能够帮助到每一位渴望提高医疗质量、造福患者的临床医生。

感谢北京大学医学出版社、爱思唯尔（Elsevier）出版集团及原作者 Fred F. Ferri 教授对我们的信任，授予我们翻译的机会，以及翻译过程中给予我们的持续帮助。

感谢翻译团队每一位成员的努力付出，也感谢我们的家人给予我们的理解与支持。

张　骅　徐国纲

2021 年 1 月

医学，不仅是一门古老的技艺，更是一份悠远的传统，四体液说、五行学说都是古往今来的明证，《希波克拉底誓言》作为每一名医者项上的达摩克利斯之剑至今仍熠熠生辉。东方的中医渐成系统，西方的解剖学也在精进，各国文化的交流和碰撞使医学也得到了交融和发展。而随着科学技术的进步，作为现代科技与经验科学融汇的前沿交叉点的临床医学也取得了长足的进步，医学研究也变得更为精细和深邃。各国临床实践和临床经验都在逐渐丰富，而这其中难免会产生诊疗经验上的差别，本着博采众长、取精弃粕的原则，我们希望各国的医学文化也能互相碰撞，从而择取最优化的治疗策略，这也是翻译工作的初衷所在。另一方面，各国地理环境、饮食习惯、遗传条件各有不同，病种丰富程度、发病率、治疗首选方案亦会有个中差别，去学习临床上的罕见病例、探索不同的治疗策略、丰富自己的临床经验亦应是医者的一种乐趣所在。

《Ferri临床诊疗指南——免疫与风湿性疾病诊疗速查手册》为免疫与风湿性疾病诊疗相关分册，不仅包括了类风湿关节炎、系统性红斑狼疮、强直性脊柱炎等常见疾病，诸如家族性地中海热、史-约（Stevens-Johnson）综合征、中毒性表皮坏死松解症等罕见疾病亦有涉及。几千年来风湿病作为一种慢性病一直危害着人类健康，而得益于免疫组化、分子生物等多学科的发展，近30年也成为了免疫与风湿性疾病的黄金时期，各种改善病情抗风湿药物在逐渐被研制出来，治疗策略也发生了很大的变化，我们希望这本译作能够为广大同道提供新的临床见解和临床思路。

本分册的审译者来自全国各地十数家高校附属医院的硕博团队，且多为具有丰富经验的临床工作者，经三审三校方得出版，时间紧促，任务量巨大，每一位审译人员都付出了巨大的努力，这是每一位参与者的心血，也是向各位读者的献礼。在此向所有参与本书审译及出版的工作者表示衷心的感谢，也向各位读者致以最诚挚的问候！

求医道路漫漫而修远，我们不仅是在探索人体的奥秘，同时也在格物、致知、修身、齐家，衷心祝愿每一位医者不忘行医初心，不忘上下而求索！

孙劲旅

孙劲旅　教授

中国医学科学院北京协和医院变态（过敏）反应科

Fred F. Ferri 教授主编的 *Ferri's Clinical Advisor 2021* 一书在国外享有盛名，含纳了 988 种临床疾病，是一本富于实践意义的临床专著。免疫与风湿性疾病诊疗速查手册摘选自其中的重要章节，包含了很多常见风湿、过敏与免疫相关性疾病。在各章中，编者以文、图、表等多种方式对疾病定义、流行病学、病因学、临床表现、检查检验、鉴别诊断、治疗等方面做了详细的阐述。全书影像资料丰富，表格数量众多，且均可索引出处，从横向、纵向不同角度对疾病进行归类总结，尽最大努力使读者举一反三、融会贯通。本书以美国临床经验为基础，流行病学方面东西方多有差异，诊疗思路亦会有少许差别。师从百家、取长补短素为中华传统之德，我们恳请各位同道秉承谦恭之心，结合中国具体临床案例具体分析，这亦是吾辈翻译工作的要义与志向所在。

本分册的审译者来自全国各地十数家高校附属医院的硕博团队，多具有丰富的临床诊疗经验，在统一制定的翻译版式规范、内容规范下，结合自己的临床经验，尽力使翻译做到"信、达、雅"。"信、达、雅"又称翻译的"三难原则"，最早由严复提出："译事三难：信、达、雅。求其信，已大难矣！顾信矣，不达，虽译，犹不译也，则达尚焉。"信则为第一要义。本书译者来自全国各地，翻译习惯、水平、临床经验各有不同，经三审三校，求信已不易，多有不达、不雅之处也恳请众读者多多包涵，翻译不当之处，亦请各位同道指正批评，以使我们不断提高本书的质量和水平。

译著包含了原著各位作者的工作成果，在此谨向该书原作者致敬并表示真诚的感谢。

感谢整个翻译团队，感谢大家的辛勤付出，感谢每一位审译者对于医学和知识的尊重，同时感谢我们的家人和朋友、同事对于我们的支持理解和帮助。

翻译团队

2021 年 1 月 20 日

本丛书旨在为医生和相关卫生专业人员提供一个清晰而简明的参考。其便于使用的体例可使读者能快速有效地识别重要的临床信息，并提供患者管理的实用指导。

多年来，前几版的巨大成功和众多同行的热情评论均为本丛书带来了积极的变化。每一部分都比之前的版本有了很大的扩展，使本丛书项目涵盖的医学主题总数已超过1200个。最新版本又增加了数百个新插图、表格和框，以增强对临床重要事件的记忆。所有主题中均提供了便于加快索赔提交和医保报销的国际疾病分类标准编码ICD-10CM编码。

各系统诊疗速查手册详细描述了988种医学障碍和疾病（最新版本新增25个主题），突出显示关键信息，并附有临床图片以进一步说明特定的医疗状况，以及列出相关的ICD-10CM编码。大多数参考文献均为当前同行评议的期刊文章，而不是过时的教科书和陈旧的综述文章。

各系统诊疗速查手册中的主题采用以下结构化方法展示：

1. 基本信息（定义、同义词、ICD-10CM编码、流行病学和人口统计学、体格检查和临床表现、病因学）
2. 诊断（鉴别诊断、评估、实验室检查、影像学检查）
3. 治疗（非药物治疗、急性期治疗/常规治疗、慢性期治疗/长期管理、预后/处理、转诊）
4. 重点和注意事项（专家点评及推荐阅读）

《Ferri临床诊疗指南——临床常见疾病诊疗流程图》包括150多种用以指导和加速评估及治疗的临床流程图，2021年版我们继续更新流程，以提高可读性。医生们普遍认为这部分内容在当今的管理式医疗环境中特别有价值。

《Ferri临床诊疗指南——实验室检查速查手册》包括正常的实验室检查参考值和对常用实验室检查结果的解释。通过提供对异常结果的解释，促进了对医学疾病的诊断，并进一步增加了本丛书全面的"一站式"性质，最新版还增加了新的插图和表格。

我认为我们已经创造了一个与现有图书有显著差别的先进的信息系统。这些内容为读者提供了巨大的价值。我希望本丛书便于使用的形式、众多独特的功能及不断更新的特点能够使其成为对初级保健医生、医学生、住院医师、专科医师和相关卫生专业人员均有价值的医学参考书籍。

Fred F. Ferri, MD, FACP

临床教授
布朗大学沃伦·阿尔伯特医学院
美国罗得岛州

感谢我的儿子 Vito F. Ferri 博士和 Christopher A. Ferri 博士，以及我的儿媳 Heather A. Ferri 博士的帮助和大力支持，感谢我的妻子 Christina，感谢她在书稿撰写过程中的耐心支持。特别感谢所有为本书提供宝贵意见的读者，是他们的建议帮助本书得以成为医学领域的畅销书。

Fred F. Ferri, MD, FACP

临床教授

布朗大学沃伦·阿尔伯特医学院

美国罗得岛州

第 1 章　高尿酸血症 ……………………………… 1

第 2 章　痛风 ……………………………………… 8

第 3 章　类风湿关节炎 …………………………… 22

第 4 章　成人 Still 病 ……………………………… 36

第 5 章　强直性脊柱炎 …………………………… 44

第 6 章　马方综合征 ……………………………… 54

第 7 章　Felty 综合征 ……………………………… 60

第 8 章　系统性红斑狼疮 ………………………… 66

第 9 章　盘状狼疮 ………………………………… 88

第 10 章　干燥综合征 …………………………… 97

第 11 章　雷诺现象 ……………………………… 107

第 12 章　包涵体肌炎 …………………………… 117

第 13 章　风湿性多肌痛 ………………………… 122

第 14 章　家族性地中海热 ……………………… 128

第 15 章　严重过敏反应 ………………………… 137

第 16 章　变应性鼻炎 …………………………… 148

第 17 章　IgG4 相关疾病 ………………………… 153

第 18 章　IgA 血管炎 …………………………… 161

第 19 章　结节性多动脉炎 ……………………… 171

第 20 章　巨细胞动脉炎 ………………………… 177

第 21 章　结缔组织病相关性血管炎 …………… 184

第 22 章　嗜酸性肉芽肿伴多血管炎 …………… 189

第 23 章　肉芽肿伴多血管炎 …………………… 196

第 24 章　显微镜下多血管炎 …………………… 205

第 25 章　抗体介导的自身免疫性脑炎 ………… 213

第 26 章　坏死性自身免疫性肌病 ……………… 217

第 27 章　结节病 ………………………………… 222

第 28 章　原发性免疫缺陷病……………………………231

第 29 章　白塞病……………………………………247

第 30 章　史–约（Stevens–Johnson）综合征……………255

第 31 章　淀粉样变………………………………261

第 32 章　嗜酸性粒细胞增多综合征………………273

第 33 章　混合性结缔组织病…………………………280

第 34 章　中毒性表皮坏死松解症……………………285

第 1 章 高尿酸血症
Hyperuricemia

Bryant Uy

王雅娟 译 梅春丽 审校

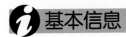 基本信息

定义

男性血清尿酸＞ 7.0 mg/dl，女性血清尿酸＞ 6.0 mg/dl，就可定义为高尿酸血症。然而有一部分患者虽然其血清尿酸达不到上述水平，但是却超过了尿酸在组织液中的最大溶解度。来自美国弗雷明汉的研究数据表明，高尿酸血症的发病率在 20 世纪 70 年代早期是 4.8%，到 20 世纪 80 年代中期上升至 9.3%。年龄是高尿酸血症和痛风发病的重要危险因素。由于雌激素有促进尿酸排泄的作用，因此老年女性比男性更易患高尿酸血症。大部分高尿酸血症的患者可以终身没有症状，但是当血清尿酸＞ 9.0 mg/dl 时，会有 20% 的患者在 5 年内发展成痛风。高尿酸血症与痛风、肥胖、糖尿病、高血压和心血管疾病关系密切，但目前仍不能证明是上述疾病的原因。

无症状高尿酸血症

定义：实验室检查提示血清尿酸升高，但临床上未出现高尿酸血症引起的疾病。

ICD-10CM 编码
E79.0 高尿酸血症不伴有炎性关节病和痛风结石沉积性疾病

病因学

影响尿酸代谢的因素见表 1-1。尿酸生成过多是少数高尿酸血症患者的原因。大多数病例是由于肾尿酸清除率下降和高嘌呤饮食。影响尿酸代谢平衡的因素见图 1-1。高尿酸血症和痛风的分类见表 1-2。

表 1-1　尿酸代谢的影响因素

遗传因素	饮食影响	临床相关因素
男性 与高尿酸血症相关的常见基因突变（可复制） • *SLC2A9* • *ABCG2* • *PDZK1* • *GCKR* • *RREB1* • *SLC17A3* • *SLC16A9* • *SLC22A11* • *SLC22A12* • *INHBC* 单基因稀有突变 • 次黄嘌呤-鸟嘌呤磷酸核糖转移酶（HPRT）缺乏：完全（Lesch-Nyhan 综合征），部分（Kelley-Seegmiller 综合征） • 磷酸核糖焦磷酸（PRPP）合成酶过度活跃 • 葡萄糖 -6- 磷酸酶缺乏 • 果糖 -1- 磷酸醛缩酶缺乏 • 肌病型糖原贮积症（Ⅲ、Ⅴ、Ⅶ型） • 尿调节素相关肾病：家族性青少年高尿酸血症肾病（FJHN），髓质囊性肾病 1 型和 2 型（MCKD1、MCKD 2）	与尿酸升高有关 • 高嘌呤食物（红肉、肝脏、内脏、贝类） • 含果糖和糖的饮料 • 酒精（啤酒和烈性酒） 与尿酸减少有关 • 低脂肪乳制品 • 樱桃 • 维生素 C • 咖啡	老年 绝经后女性 合并症 • 溶血性疾病 • 造血系统恶性肿瘤；肿瘤细胞溶解 • 乳酸或酮症酸中毒；低氧血症 • 铅中毒性肾病；慢性低剂量辐射 • 先兆子痫 • 肾损害 • 银屑病 • 加压素抵抗性尿崩症 • 巴特（Bartter）和吉特曼（Gitelman）综合征 • 唐氏综合征 • 高甘油三酯血症 • 高血压 • 肥胖 • 心血管疾病 引起高尿酸血症的药物 • 阿司匹林（低剂量） • 化疗细胞毒性药物 • 利尿剂 • 吡嗪酰胺 • 乙醇 • 左旋多巴 • 烟酸 • 他克莫司和环孢素 引起血尿酸减少的药物 • 氯沙坦 • 非诺贝特 • 来氟米特 • 钙通道阻滞剂 • 阿托伐他汀 • 司维拉姆

From Hochberg MC：Rheumatology，ed 7，Philadelphia，2019，Elsevier.

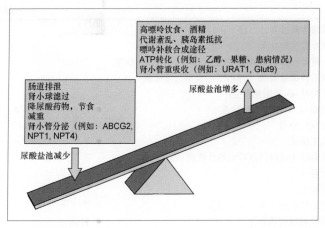

图 1-1　影响尿酸代谢平衡的因素。尿酸代谢的动态平衡系统决定了人体尿酸盐池的稳定和痛风发生的可能性，这一平衡系统包括膳食中嘌呤的摄入、尿酸的内源性合成和循环利用，以及尿酸经肾和肠道的排泄。ATP，三磷酸腺苷；URAT1：尿酸盐转运子 1；Glut9：葡萄糖转运体 9；ABCG2：三磷酸腺苷结合转运蛋白 G 超家族成员 2 抗体；NPT1：磷酸钠盐转运蛋白 1；NPT4：磷酸钠盐转运蛋白 4。（From Hochberg MC et al：Rheumatology，ed 5，St Louis，2011，Mosby.）

表 1-2　高尿酸血症和痛风的分类

尿酸排泄减少
尿酸清除下降的原发性痛风
继发性痛风
临床情况
肾小球滤过率下降
高血压
肥胖
全身性酸中毒
家族性青少年高尿酸血症肾病
髓质囊性肾病
铅中毒性肾病
药物
利尿剂
乙醇
低剂量水杨酸盐类（0.3 ～ 3.0 g/d）
环孢素
他克莫司
左旋多巴

尿酸生成过多

原发性代谢异常

次黄嘌呤-鸟嘌呤磷酸核糖转移酶（HPRT）缺乏

磷酸核糖焦磷酸（PRPP）合成酶过度活跃

葡萄糖-6-磷酸酶缺乏

果糖-1-磷酸醛缩酶缺乏

继发性原因

临床情况

骨髓增生或淋巴细胞增殖性疾病

肥胖

银屑病

糖原贮积症（Ⅲ、Ⅴ、Ⅶ型）

药物和饮食成分

烟酸

胰腺提取物

细胞毒性药物

红肉、内脏、贝类

酒精饮料（尤其是啤酒）

果糖

From Goldman L, Schafer AI: Goldman's Cecil medicine, ed 24, Philadelphia, 2012, WB Saunders.

 诊断

病情评估

  高尿酸血症的患者需要进行完整的病因和相关疾病的评估。图 1-2 总结了高尿酸血症患者的评估流程。如果未发现患者有痛风、肾结石或者急性肾损伤的临床证据，则可考虑为无症状高尿酸血症。尿酸升高的潜在原因还包括恶性肿瘤、肾功能不全、中毒、铅中毒以及不良饮食结构。如果通过仔细的病史采集和体格检查仍不能明确高尿酸血症持续存在的原因，则需要进行 24 h 尿尿酸和肌酐检测。如果尿尿酸值＞ 800 mg/24 h，患者可能存在尿酸生成过多，必须接受全面的检查来寻找高尿酸血症的原因。

实验室检查

- 全血细胞计数和分类

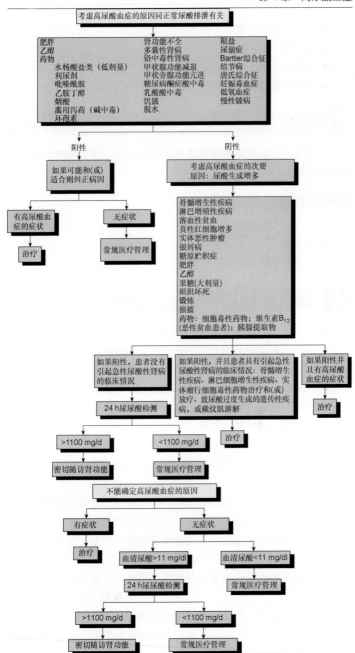

图 1-2　高尿酸血症患者的评估流程。（From Harris ED et al［eds］：Kelley's textbook of rheumatology，ed 7，Philadelphia，2005，WB Saunders.）

- 血生化［血尿素氮（BUN）/肌酐］
- 尿常规
- 血脂
- 24 h 尿尿酸检测

Rx 治疗

大部分无症状高尿酸血症患者不需要治疗，建议调整生活方式和饮食结构。

非药物治疗

- 减重、规律锻炼
- 减少饮酒，尤其是啤酒
- 减少高嘌呤食物摄入，比如红肉、内脏和高果糖软饮料

❗ 重点和注意事项

- 研究表明高尿酸血症和早期高血压可能存在因果关系
- 选择同时有降尿酸作用的药物（例如高血压患者：尽量选择氯沙坦和钙通道阻滞剂，避免选择利尿剂）
- 无症状高尿酸血症患者，如果血尿酸水平很高也需要接受治疗
- 有痛风家族史的高尿酸血症患者，需要进行严密的随访观察是否发生痛风性关节炎
- 罹患痛风的高尿酸血症患者几乎都需要接受降尿酸治疗（见"痛风"一章）。痛风石和痛风性关节炎是降尿酸治疗的绝对适应证

一些研究证明，针对没有痛风的高尿酸血症患者进行降尿酸治疗，可以延缓这些患者慢性肾脏病（CKD）的进展。然而一项在日本进行的关于非布司他治疗Ⅲ期慢性肾脏病（CKD）患者的大型随机对照研究并没有发现相同的结果。目前的建议仍不支持对 CKD 患者进行降尿酸治疗，除非合并痛风。但这一问题仍需要进一步的研究。

近期研究发现，使用别嘌呤醇可以降低患者发生心肌梗死的风险，并且可降低全因死亡率。这些初步研究结果再次激发了人们新的研究兴趣。

相关内容

痛风（相关重点专题）

推荐阅读

Dubreuil M et al: Allopurinol initiation and all-cause mortality in the general population, *Ann Rheum Dis March* 74(7):1368-1372, 2015.

Grimaldi-Bensouda L et al: Impact of allopurinol on risk of myocardial infarction, *Ann Rheum Dis* 74:836-842, 2015.

Johnson RJ et al: Hyperuricemia, acute and chronic kidney disease, hypertension, and cardiovascular disease: report of a scientific workshop organized by the National Kidney Foundation, *Am J Kidney Dis* 71(6):851-865, 2018, https://doi.org/10.1053/j.ajkd.2017.12.009. Epub 2018 Feb 27.

Kimura K et al: Febuxostat therapy for patients with stage 3 ckd and asymptomatic hyperuricemia: a randomized trial. pii: S0272-6386, *Am J Kidney Dis* (18):30834-30835, 2018, https://doi.org/10.1053/j.ajkd.2018.06.028. [Epub ahead of print].

Levy GD et al: Effect of urate-lowering therapies on renal disease progression in patients with hyperuricemia, *J Rheumatol* 41(5):955-962, 2014.

Mazza A et al: Asymptomatic hyperuricemia is a strong risk factor for resistant hypertension in elderly subjects from general population, *Biomed Pharmacother* 86:590-594, 2017.

Sircar D et al: Efficacy of febuxostat for slowing the GFR decline in patients with CKD and asymptomatic hyperuricemia: a 6-month, double-blind, randomized, placebo-controlled trial, *Am J Kidney Dis* 66(6):945-950, 2015.

Zhen H, Gui F: The role of hyperuricemia on vascular endothelium dysfunction, *Biomed Rep* 7(4):325-330, 2017.

Kevin V. Plumley

陶惠 刘岗 译 梅春丽 审校

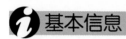 基本信息

定义

痛风是指因长期高尿酸血症引起的组织中尿酸钠沉积而引起的一组疾病状态的术语。临床表现包括急性、慢性关节炎，软组织炎症，痛风石形成，痛风性肾病和肾结石。痛风患者未经治疗的高尿酸血症可能导致慢性、破坏性、变形性关节炎。

ICD-10CM 编码

M10　痛风

M10.0　特发性痛风

M10.1　铅性痛风

M10.2　药物性痛风

M10.3　肾功能损害引起的痛风

M10.4　其他继发性痛风

M10.9　不明原因的痛风

流行病学和人口统计学

患病率：据估计，美国成人中自我报告的患病率为 3.9%。

好发性别：男女比约 4 : 1。

好发年龄：男性 30 ～ 50 岁，女性 60 岁以上。

病因学

- 痛风是由尿酸钠（monosodium urate，MSU）晶体沉积导致的炎症引起的。MSU 沉积的主要危险因素是高尿酸血症，虽然局部因素如温度、pH 值和机械应力可能起作用。图 2-1 显示了痛风的病理生理学

- 尿酸产生过多或肾尿酸排泄减少，或两者兼有，均可导致高尿酸血症和痛风

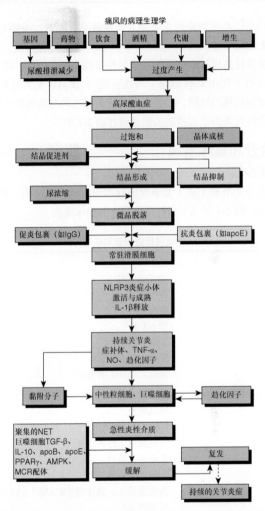

图 2-1　许多信号作用于该通路的关键点。高尿酸血症患者不一定会形成尿酸盐晶体。吞噬细胞摄取的晶体有时引起的炎症非常少，而晚期痛风的炎症通常是低度的或临床不明显的，这表明所显示的途径具有强大的调节作用。导致急性痛风发作自发终止的因素尚不完全清楚。AMPK，腺苷酸活化蛋白激酶；apo，载脂蛋白；IgG，免疫球蛋白 G；IL，白细胞介素；MCR，黑皮质素受体；NET，中性粒细胞胞外捕捉网；NLRP3，核苷酸结合寡聚化样受体 3；NO，一氧化氮；PPAR，过氧化物酶增殖物活化受体；TGF-β，转化生长因子-β；TNF-α，肿瘤坏死因子-α。（From Hochberg MC：Rheumatology，ed 7，Philadelphia，2019，Elsevier.）

- 原发性高尿酸血症是由先天代谢缺陷引起的，可能是由几种生化缺陷造成的
- 继发性高尿酸血症可能是获得性疾病（如白血病）的并发症，或由于使用某些药物（如利尿剂）。饮酒，尤其是啤酒，会增加痛风的风险，而摄入富含果糖的饮料与高尿酸血症有关。痛风促进因素和抑制因素总结在表 2-1 中

体格检查和临床表现

急性痛风：

- 远端关节和（或）关节周围软组织迅速出现疼痛、肿胀和红斑。框 2-1 总结了急性痛风发作的临床重点

表 2-1　痛风促进因素和抑制因素 *

晶体形成	晶体核（颗粒）
	免疫球蛋白
	吞噬细胞
	低温
	低 pH 值
	阳离子浓度
	关节内脱水
	其他（未知）大分子
触发急性发作（局部因素）	尿酸水平的快速变化
	微晶释放
	IgG 外壳（载脂蛋白 B、E 抑制剂）
	补体激活（经典、替代、MAC）
	炎症小体激活
	细胞因子和趋化因子的释放
	内皮激活（e- 选择素、ICAM-1、VCAM-1）
	局部创伤?
存在易感吞噬细胞、肥大细胞（全身性事件）	手术、创伤
	感染、其他并发的全身性疾病
	酒精、膳食摄入
	提高或降低循环中尿酸水平的药物

* 在尿酸盐晶体表面发现了一系列不同的蛋白质和其他介质。免疫球蛋白 M（IgM）和免疫球蛋白 G（IgG）抗体除了通过调理已有晶体的促炎作用外，还可以通过为晶体成核和生长提供稳定的分子平台来促进晶体的形成。载脂蛋白是包裹晶体的抗炎分子中最具特征的一种蛋白。与晶体接触的吞噬细胞的特征可能是至关重要的，分化程度较高的巨噬细胞不太可能激发促炎细胞因子。

ICAM-1，细胞间黏附分子 1；MAC，膜攻击复合物；VCAM-1，血管细胞黏附分子 1

From Hochberg MC: Rheumatology, ed 7, Philadelphia, 2019, Elsevier.

框 2-1 急性痛风：临床重点

- 发病突然、迅速
- 在 8 ~ 12 h 症状达到高峰
- 通常在晚上或清晨发作
- 男性首次发作时通常为单关节
- 50% 的患者跚趾关节首先受累，其他常见受累关节有：踝关节、足跟关节、膝关节、腕关节和手关节
- 关节红、热、肿、压痛
- 未治疗时，发作在几天至几周内消退

From Hochberg MC: Rheumatology, ed 7, Philadelphia, 2019, Elsevier.

- 可能表现为任何关节的单关节炎。第一跚趾（MTP）关节的急性痛风称为足痛风（podagra）
- 10% ~ 15% 的发作是多关节的
- 几天至几周的时间可自发缓解

慢性痛风石痛风（图 2-2）：

- 无痛性关节炎和软组织肿胀的隐匿发作

扫本章二维码看彩图

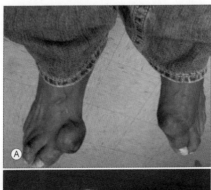

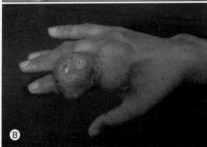

图 2-2 （扫本章二维码看彩图）伴有多发性关节内和关节周围痛风石的晚期痛风。严重痛风患者的双侧第一跚趾关节的痛风石（**A**，右侧大于左侧）和手痛风石（**B**）。（From Hochberg MC: Rheumatology, ed 7, Philadelphia, 2019, Elsevier.）

- 远端小关节特征
- 可能会与结节性骨关节炎混淆
- 框 2-2 总结了慢性痛风的临床重点

框 2-2　慢性痛风：临床重点

- 症状变化的模式：两次发作的间隔时间缩短，可能累及更多关节
- 痛风石可能会导致破坏性的关节病
- 痛风石沉积可能会造成生活质量的显著下降
- 肾结石风险增加
- 与代谢综合征、糖尿病、慢性肾脏病、心血管疾病、高脂血症和肥胖等合并症有关

From Hochberg MC：Rheumatology，ed 7，Philadelphia，2019，Elsevier.

 诊断

急性痛风的鉴别诊断

- 化脓性关节炎、蜂窝织炎
- 假性痛风、焦磷酸钙沉积症
- 创伤

慢性痛风鉴别诊断

- 骨关节炎（尤其是女性结节性骨关节炎）
- 类风湿关节炎
- 银屑病关节炎

评估

关节腔穿刺术和滑液检查。

实验室检查

- 尿酸：所有痛风患者在某些时候有高尿酸血症，但在急性发作期间，血清尿酸可能正常或降低
- 滑囊液：通常是混浊的，有明显的炎症。滑囊液中的尿酸盐结晶呈细针状，在偏光显微镜下呈强负双折射（图 2-3）
- 经常出现中性粒细胞增多
- 炎症标志物：红细胞沉降率（ESR）和 C 反应蛋白（CRP）经常升高

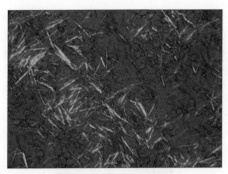

图 2-3　（扫本章二维码看彩图）痛风石中的尿酸钠晶体。从皮下结石中抽取的晶体［偏振透射白光（卤素光），90°的消光滤波器，530 nm 一阶补偿器］。（From Hochberg MC：Rheumatology，ed 7，Philadelphia，2019，Elsevier.）

影像学检查

- 用于诊断和评估的平片。早期痛风性关节炎的平片无典型发现，但疾病晚期会出现特征性穿凿孔样边缘侵蚀（图 2-4）和悬垂边缘改变

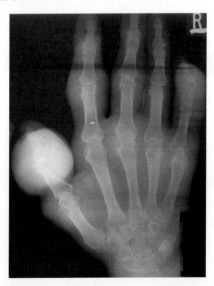

图 2-4　慢性痛风石痛风。不对称的大而偏心的软组织肿块（痛风石）。痛风的潜在侵蚀可以在几个部位看到，特别是右手小指的远端指间关节和拇指的腕掌关节。（From Adam A et al：Grainger & Allison's diagnostic radiology，ed 5，London，2007，Churchill Livingstone；in Grant LA：Grainger & Allison's diagnostic radiology essentials，ed 2，Philadelphia 2019，Elsevier.）

- 肌肉骨骼超声已被证明是检测尿酸钠晶体沉积的有效手段。超声能区分关节软骨表面的尿酸盐晶体和软骨实质内的二水焦磷酸钙（CPPD）晶体（图 2-5）。可以看到双轨征

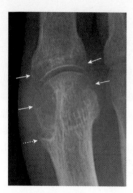

图 2-5　一例 69 岁男性痛风的典型 X 线表现。注意第一跖骨头部的不对称、边缘良好的侵蚀和相对指骨的较小的侵蚀（实箭头）。内侧侵蚀明显大于外侧侵蚀。跖骨头内侧大面积侵蚀的下缘有一个"钩"征（虚线箭头）。关节间隙保留，没有骨量减少。（From Pope TL et al: Musculoskeletal imaging，ed 2，Philadelphia，2014，WB Saunders.）

治疗

急性痛风的治疗选择（表 2-2）

- 非甾体抗炎药（表 2-3）
  1. 吲哚美辛 75 mg 2 次／日
  2. 布洛芬 800 mg 3 次／日
  3. 萘普生 500 mg 2 次／日
  4. 塞来昔布 20 mg 2 次／日
- 低剂量秋水仙碱（毒性较小，与传统高剂量秋水仙碱一样有效）：1.2 mg 口服，1 h 后再口服 0.6 mg，然后 0.6 mg 1 次／日或 2 次／日。肾功能不全时可用此剂量
- 关节腔内注射皮质类固醇（单关节大关节发作的治疗选择）：曲安奈德 40 mg 或等效剂量用于膝关节
- 全身皮质类固醇治疗：泼尼松 40 mg 口服，持续 3 天，然后在 10 天内逐渐停药（有效且安全，但缺乏证据）

表 2-2 急性痛风炎症的治疗选择

药物选择	证据水平	经典的治疗方案
COX- 非选择性的 NSAID	列出的每一种治疗方案为 A 级证据	萘普生，每天 750 ~ 1000 mg，分次 PO，连续 3 天；然后每天服用 500 ~ 750 mg，分次 PO，持续 4 ~ 7 天 舒林酸，每天 300 ~ 400 mg，分次 PO，连续 7 ~ 10 天 吲哚美辛，每天 150 ~ 200 mg，分次 PO，连用 3 天；然后每天 100 mg，分次 PO，连续 4 ~ 7 天
COX-2- 选择性的 NSAID	A 级证据	例如：第 1 天塞来昔布先 800 mg，然后 400 mg；接下来连续 7 天 400 mg，bid
全身皮质类固醇	泼尼松龙每日 35 mg 口服，使用 5 次或 6 次，为 A 级证据 其他方案的证据等级较低	泼尼松，每天 30 ~ 60 mg，连续 3 天，然后每 3 天减少 10 ~ 15 mg，直至停药 泼尼松龙，每天 35 mg，口服 5 ~ 7 天 药物剂量包（针对较轻的发作）或开始治疗的 NPO 患者： ● 曲安奈德，根据需要加用皮质类固醇治疗时，60 mg IM 一次 ● 甲泼尼龙，100 ~ 150 mg IV，1 ~ 2 天
关节内注射皮质类固醇	C 级证据	特别适用于单个大关节的急性发作 曲安奈德制剂特别有用 根据关节的大小决定剂量
促肾上腺皮质激素	C 级证据	较轻的发作：25 USP 单位的合成 ACTH 行 SC；较严重的发作（包括较大的关节发作和多关节痛风）：一次使用 40 USP 单位 IM 或 IV 在每一种治疗方案中，通常需要每隔 12 h 重复注射 1 ~ 2 次合成的 ACTH
口服秋水仙碱	美国 FDA 批准的方案为 A 级证据	在美国：治疗早期急性痛风发作：1.2 mg 1 次，1 h 后加用 0.6 mg，12 h 后加用 0.6 mg；以预防剂量的口服低剂量秋水仙碱，直至急性痛风发作消退 在美国以外：0.5 mg tid 连续几天是 EULAR 推荐的剂量方案 口服秋水仙碱治疗急性痛风，对于

药物选择	证据水平	经典的治疗方案
		那些已经维持小剂量秋水仙碱的患者，应该限制在每 2 周一次
在美国适应证之外的应用：IL-1 拮抗剂	阿那白滞素为 C 级证据 卡那单抗为 A 级证据	阿那白滞素（例如，每日 100 mg SC 连续 3 天）或卡那单抗（150 mg SC，单次剂量）治疗急性痛风发作，但 EMA 批准卡那单抗用于此适应证

ACTH, 促肾上腺皮质激素；bid, 2 次 / 日；COX, 环氧合酶；EMA, 欧洲药品管理局；EULAR, 欧洲抗风湿病联盟；FDA,（美国）食品和药品管理局；IL-1, 白细胞介素 -1；IM, 肌内注射；IV, 静脉注射；NPO, 禁食；NSAID, 非甾体抗炎药；PO, 口服；SC, 皮下注射；tid, 3 次 / 日；USP, 美国药典

From Hochberg MC：Rheumatology, ed 7, Philadelphia, 2019, Elsevier.

表 2-3　痛风的治疗

急性痛风	间歇期痛风	高尿酸血症的治疗
非甾体抗炎药（首选）：吲哚美辛 50 mg qid 或布洛芬 800 mg tid（或其他非甾体抗炎药足剂量）。肾功能不全和胃肠疾病患者禁用 或者 **口服秋水仙碱**：1.2 mg，1 h 后第二次给药 0.6 mg。肾功能不全和胃肠道疾病患者禁用 或者 **关节内类固醇治疗**（单纯性大关节炎的治疗选择）：曲安奈德 40 mg 或同等剂量的类固醇 或者 **全身类固醇治疗**（适用于非甾体抗炎药和秋水仙碱禁忌的患者） 泼尼松 30～50 mg, 每日一次或分次 PO。糖尿病患者或术后患者可使用较低剂量	**口服秋水仙碱**：0.6～1.2 mg/d, 用于预防复发性发作。非甾体抗炎药也可用于预防 **降尿酸药**：适用于有预防措施但反复发作、严重高尿酸血症、痛风石症、尿石症或痛风性关节炎的患者 **其他**：减肥、减少酒精（尤其是啤酒）、海鲜、红肉、内脏和果糖的摄入	**口服秋水仙碱**：在开始降尿酸治疗前口服 0.6～1.2 mg/d, 持续 4～6 周，在降尿酸治疗期间继续服用几个月，以防止复发 和 **别嘌呤醇**：肾功能不全或尿酸水平非常高的患者，起始剂量为 100 mg/d。根据需要增加剂量，使尿酸低于 6 mg/dl 或者 **尿酸排泄剂**（仅用于肾功能良好且 24 h 采集尿酸＜600 mg 的患者）：丙磺舒，0.5～1 g, bid, 或磺吡酮 100 mg, tid 或 qid **其他**：考虑对别嘌呤醇过敏的患者使用非布索坦，对黄嘌呤氧化酶抑制剂耐药的患者加用雷西奈德。聚乙二醇化尿酸酶可能对特定的严重痛风患者有效

PO, 口服；bid, 2 次 / 日；qid, 4 次 / 日；tid, 3 次 / 日

痛风患者高尿酸血症的治疗

美国风湿病学会和大多数国际风湿病指南建议：每一个有痛风石、每年 > 2 次痛风发作、慢性肾病或肾结石的痛风患者都应接受降尿酸的药物治疗。应定期监测血清尿酸，并加强降尿酸治疗，直至达到低于 6 mg/dl 的目标。在大多数情况下，降尿酸治疗应持续终身。图 2-6 总结了降低血尿酸的药物治疗。

美国医师学会指南建议根据症状复发采取更为保守的治疗方法。这些指南被批评为忽视了痛风的进展特性，并且延续了被充分证实的降低尿酸疗法的使用不足和剂量不足缺点。

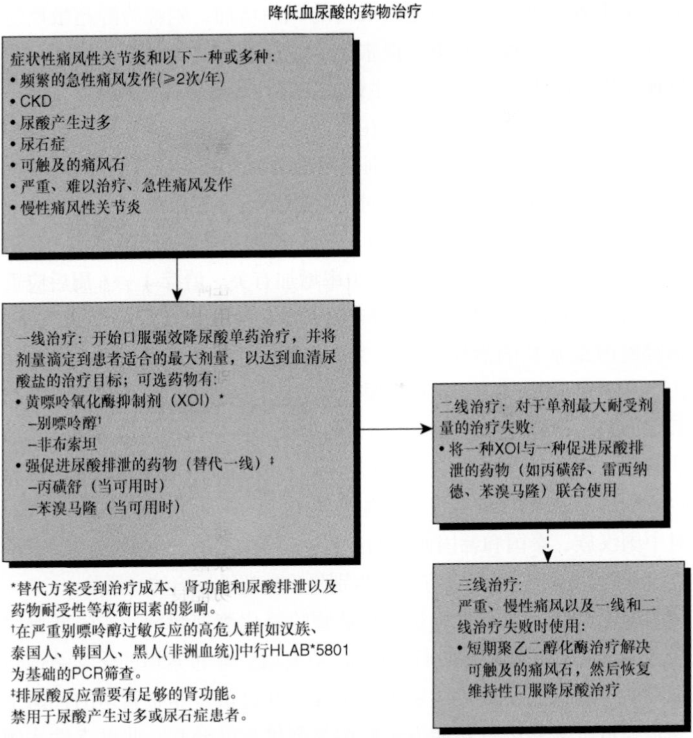

降低血尿酸的药物治疗

症状性痛风性关节炎和以下一种或多种：
• 频繁的急性痛风发作（≥2次/年）
• CKD
• 尿酸产生过多
• 尿石症
• 可触及的痛风石
• 严重、难以治疗、急性痛风发作
• 慢性痛风性关节炎

一线治疗：开始口服强效降尿酸单药治疗，并将剂量滴定到患者适合的最大剂量，以达到血清尿酸盐的治疗目标；可选药物有：
• 黄嘌呤氧化酶抑制剂（XOI）*
 –别嘌呤醇†
 –非布索坦
• 强促进尿酸排泄的药物（替代一线）‡
 –丙磺舒（当可用时）
 –苯溴马隆（当可用时）

二线治疗：对于单剂最大耐受剂量的治疗失败：
• 将一种XOI与一种促进尿酸排泄的药物（如丙磺舒、雷西纳德、苯溴马隆）联合使用

三线治疗：
严重、慢性痛风以及一线和二线治疗失败时使用：
• 短期聚乙二醇化酶治疗解决可触及的痛风石，然后恢复维持性口服降尿酸治疗

*替代方案受到治疗成本、肾功能和尿酸排泄以及药物耐受性等权衡因素的影响。
†在严重别嘌呤醇过敏反应的高危人群[如汉族、泰国人、韩国人、黑人(非洲血统)]中行HLAB*5801为基础的PCR筛查。
‡排尿酸反应需要有足够的肾功能。
禁用于尿酸产生过多或尿石症患者。

图 2-6 确诊为痛风患者高尿酸血症的降低血尿酸药物治疗流程。该流程（见正文）总结了一线、二线和三线的降尿酸药物治疗方法，包括难治性痛风的顽固高尿酸血症的治疗。CKD，慢性肾脏病；PCR，聚合酶链反应。（From Hochberg MC: Rheumatology, ed 7, Philadelphia, 2019, Elsevier.）

非药物疗法

生活方式和饮食调整应始终是痛风患者治疗的一个组成部分，但如果没有伴随的降尿酸药物治疗，这很少有效，因为饮食调整只能降低约 1 mg/dl 的尿酸。饮食调整建议包括减少红肉、肾脏、肝脏、酵母提取物、贝类和总蛋白质及酒精的摄入。停止利尿剂治疗可能有助于降低血尿酸。

症状性高尿酸血症的药物治疗

别嘌呤醇： 别嘌呤醇使用得当是非常有效和安全的。正确的剂量和患者的依从性是预防侵蚀性和痛风石性痛风的基本要素。肾功能不全患者发生别嘌呤醇超敏反应的风险增加，别嘌呤醇超敏反应表现为发热、皮疹和肝炎，最常见于治疗的前 3 个月。如果不及早发现，皮疹可能会发展为危及生命的中毒性表皮坏死松解症。

一般情况下，别嘌呤醇是在急性症状发作消失后几周开始治疗的。然而，初诊时就开始使用别嘌呤醇治疗可能会改善长期依从性，也不会降低急性治疗的疗效。对于肾功能不全和尿酸水平非常高的患者，初始剂量应较低（≤ 100 mg/d，这取决于肌酐清除率）。高初始剂量与别嘌呤醇超敏反应的发生率增加有关。治疗 4 ～ 6 周后应重新评估血尿酸，并调整别嘌呤醇剂量，以将血尿酸降至 6 mg/dl 以下。别嘌呤醇最常见的治疗剂量为 300 mg/d，但剂量可每 2 ～ 3 周增加50 ～ 100 mg，直到达到目标血尿酸水平。有证据表明，肾功能不全患者增加别嘌呤醇剂量不会导致明显的毒性，但是与他汀类药物和秋水仙碱同时使用会增加不良反应的发生。有些作者报道了每天使用别嘌呤醇剂量高达 800 mg 而没有增加毒性。建议在开始别嘌呤醇治疗前，对中国汉族、泰国和韩国血统的患者进行 HLA-B*5801 检测，如果该等位基因存在，这些患者存在发生别嘌呤醇超敏反应的高风险。

非布索坦： 非布索坦是一种黄嘌呤氧化酶抑制剂，在降低血尿酸方面，它比别嘌呤醇每日 300 mg 更有效。非布索坦的化学结构与别嘌呤醇不同，不太可能发生交叉反应性过敏。非布索坦的代谢主要是在肝，无需因肾功能不全而调整剂量。已经有一些肝毒性病例的报告，建议监测肝功能。非布索坦可能有助于保护慢性肾病患者的肾功能，但尚未在严重肾衰竭患者中证实。

非布索坦的主要适应证是对别嘌呤醇过敏的患者。它的费用可能是别嘌呤醇的 40 倍，并且有证据表明，在具有心血管危险因素的患者中，非布索坦可能比别嘌呤醇有更高的心血管和全因死亡率。

2019 年，（美国）食品和药品管理局（FDA）黑框警告非布索坦增加死亡风险。

丙磺舒：为尿酸盐抑制剂，可用于肾功能良好且 24 h 尿尿酸低于 600 mg 的患者。丙磺舒可用于对黄嘌呤氧化酶抑制剂不耐受的患者。依从性差是由于需要服用一天一次以上。

雷西纳德：雷西纳德是一种尿酸盐重吸收转运体 1（URAT1）和有机阴离子转运体 4（OAT4）抑制剂，于 2015 年获得 FDA 批准，用于治疗对黄嘌呤氧化酶抑制剂单一疗法无反应的痛风相关的高尿酸血症，可与黄嘌呤氧化酶抑制剂联合使用。由于商业相关的原因，该药于 2019 年撤市，未发现有安全性问题。

培戈洛酶：静脉注射聚乙二醇化尿酸特异性酶是已被 FDA 批准的用于治疗严重难治性痛风石痛风的药物。当静脉给药时，这种聚乙二醇化的重组哺乳动物尿酸酶可快速降解尿酸盐。由于非常高的费用和潜在毒性（其中包括频繁的痛风发作和过敏反应），使得应用受到限制。拉布立酶是一种用于肿瘤溶解综合征的非聚乙二醇化尿酸酶，不适用于痛风治疗。

患者 & 家庭教育

如果要避免反复发作和发展成慢性关节炎和痛风石，关键是要让患者、家属、医生和医疗团队的其他成员认识到遵守每日服用别嘌呤醇方案的重要性。别嘌呤醇仅在出现超敏反应的症状时才应停药；否则，在痛风发作、内科疾病和外科手术期间应继续使用。

转诊

- 如果诊断不明确或治疗复杂，转诊至风湿免疫科相关领域专家处
- 请足病医师处理足部并发症

❗ 重点和注意事项

- 对于标准疗法有禁忌证的复杂痛风患者，白细胞介素 -1 受体拮抗剂阿那白滞素（Kineret）是一种超说明书药物的有效治疗（未获批适应证）
- 除非有药物过敏的证据，否则不要在住院、手术或急性发作期间停止别嘌呤醇。急性肾损伤患者应调整别嘌呤醇的剂量

相关内容

高尿酸血症（相关重点专题）

推荐阅读

Dalbeth N et al: Discordant American College of physicians and international rheumatology guidelines for gout management: consensus statement of the gout, hyperuricemia and crystal-associated disease Network (G-CAN), *Nat Rev Rheumatol* 13(9):561-568, 2017.

Dalbeth N et al: Lesinurad, a selective uric acid reabsorption inhibitor, in combination with febuxostat in patients with tophaceous gout: findings of a phase III clinical trial, *Arthritis Rheumatol* 69(9):1903-1913, 2017.

Hill EM et al: Does starting allopurinol prolong acute treated gout? *J Clin Rheumatol* 21:120-125, 2015.

Hudson T et al: Oral prednisone in the treatment of gout, *Ann Intern Med* 164:464-471, 2016.

Jansen TL et al: International position paper on febuxostat, *Clin Rheumatol* 29(8):835-840, 2010.

Khanna D et al: 2012 American College of Rheumatology guidelines for management of gout. Part 1: systematic non-pharmacologic and pharmacologic therapeutic approaches to hyperuricemia, *Arthritis Care Res* 64(10):1431-1446, 2012.

Khanna PP et al: Treatment of acute gout: a systematic review, *Semin Arthritis Rheum* 44(1):31-38, 2014.

Lieke EJM et al: Medication adherence among gout patients initiated allopurinol: a retrospective cohort study in the Clinical Practice Research Datalink (CPRD), *Rheumatology* 57:1641-1650, 2018.

Liew JW, Gardner GC: Use of anakinra in hospitalized patients with crystal-associated arthritis, *J Rheumatol* 46(10):1345-1349, 2019.

Neogi T: Clinical practice, gout, *N Engl J Med* 364(5):443-452, 2011.

Neogi T: In the clinic: gout, *Ann Intern Med* 165:ITC1-ITC16, 2016.

Neogi T, Choi HK: Pursuit of a dual-benefit antigout drug: a first look at arhalofenate, *Arthritis Rheumatol* 68(8):1793-1796, 2016.

Neogi T et al: 2015 Gout classification criteria, *Arthritis Rheum* 67(10):2557-2568, 2015.

Newberry SJ et al: Diagnosis of gout: a systematic review in support of an American College of Physicians clinical practice guideline, *Ann Intern Med* 166:27-36, 2017.

Ogdie A et al: Performance of ultrasound in the diagnosis of gout in a multicenter study: comparison with monosodium urate monohydrate crystal analysis as the gold standard, *Arthritis Rheumatol* 69:429-438, 2017.

Shekelle PG et al: Management of gout. A systematic review in support of an American College of Physicians clinical practice guideline, *Ann Intern Med* 166:37-51, 2017.

Smith E et al: The global burden of gout: estimates from the Global Burden of Disease 2010 study, *Ann Rheum Dis* 73(8):1470-1476, 2014.

Sundy JS et al: Efficacy and tolerability of pegloticase for the treatment of chronic gout in patients refractory to conventional treatment: two randomized controlled trials, *J Am Med Assoc* 306:711-720, 2011.

Taylor T et al: Initiation of allopurinol at first medical contact for acute attacks of gout: a randomized clinical trial, *Am J Med* 125(11):1126-1134, 2012.

Terkeltaub RA et al: High versus low dosing of oral colchicine for early acute gout flare, *Arthritis Rheum* 62:1060-1068, 2010.

Thottam GE et al: Gout and metabolic syndrome: a tangled web, *Curr Rheumatol Rep* 19(10):60, 2017.

White WB et al: Cardiovascular safety of febuxostat or allopurinol in patients with gout, *N Engl J Med* 378(13):1200-1210, 2018.

Daphne Scaramangas-Plumley

孟浩 译 梅春丽 审校

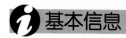 基本信息

定义

类风湿关节炎（RA）是一种以炎症性多发性关节炎为特征的全身性自身免疫性疾病，影响外周关节，特别是手足小关节。这是一种慢性进展性疾病，如果不治疗，炎症可能会导致软骨和骨侵蚀以及关节破坏，进而导致功能障碍。

同义词

RA

ICD-10CM 编码
M06.9 类风湿关节炎，未指明的
M05.10 类风湿肺病伴不明部位类风湿关节炎
M05.20 类风湿性血管炎伴不明部位类风湿关节炎
M05.30 风湿性心脏病伴不明部位类风湿关节炎
M05.39 风湿性心脏病伴多部位类风湿关节炎
M05.40 风湿性肌病伴不明部位类风湿关节炎
M05.49 风湿性肌病伴多部位类风湿关节炎
M05.50 类风湿多神经病伴不明部位类风湿关节炎
M05.59 类风湿多神经病伴多部位类风湿关节炎
M05.60 部位不明类风湿关节炎，累及其他器官和系统
M05.69 多部位类风湿关节炎，累及其他器官和系统
M05.70 部位不明类风湿关节炎伴类风湿因子，无器官或系统累及
M05.79 多部位类风湿关节炎伴类风湿因子，无器官或系统累及
M05.80 其他不明部位类风湿关节炎伴类风湿因子

流行病学和人口统计学

发病率：北欧和美国的年发病率为 0.15/1000 人至 0.60/1000 人。

确诊时的典型年龄：通常在 30 ～ 60 岁。随着年龄的增长稳步增长，直到 70 多岁。

患病率：占全球人口的 0.5% ～ 1.0%，不同民族的患病率不同。

好发性别：女性＞男性［（2 ～ 3）：1］。

危险因素：

- 女性、年龄、吸烟、接触二氧化硅、肥胖、家族史。吸烟对类风湿关节炎患者有额外的有害影响（2 倍的死亡风险）

体格检查和临床表现

初始表现

- 一个或多个外周关节疼痛，肿胀，发热，经常伴有对称的小关节受累，常伴有超过 1 h 的晨僵和全身症状，如疲劳、不适、低热和体重减轻，持续数周至数月。一部分患者也可出现急性发作性多关节炎而不是隐匿性症状
- 最常见的受累关节包括掌指关节（MCP）、近端指间关节（PIP）（图 3-1）、跖趾关节（MTP）（图 3-2）和手腕
- 其他受影响的关节包括肘部、肩部、臀部、膝盖和脚踝
- 不累及远端指间关节（DIP）
- 除了 C1 和 C2 关节外，骶髂关节和脊椎关节不受累

慢性长期疾病：

- "天鹅颈"畸形（远端指间关节屈曲，且近端指间关节过度伸展）（图 3-3），"纽扣花"畸形（远端指间关节过度伸展，

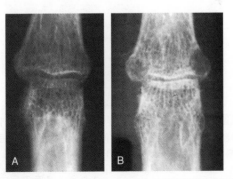

图 3-1　类风湿关节炎。A. 初始 X 线显示手指近端指间关节周围早期小梁丢失并保留关节间隙。**B.** 随后出现关节间隙狭窄及侵蚀性改变。（From Sutton D：Textbook of radiology and imaging，ed 7，1998，Churchill Livingstone. In Grant LA Grainger & Allison's diagnostic radiology essentials，ed 2，2019，Elsevier.）

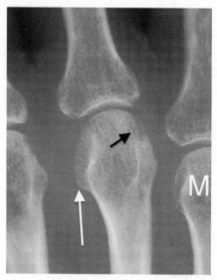

图 3-2 类风湿关节炎患者中掌骨头桡侧缘最早表现的侵蚀性改变。局限性骨皮质减少伴"松化状"的骨质疏松（白色箭头）。同时注意对称的软组织肿胀和尺骨边界明显的侵蚀（黑色箭头）。（From Adam A et al：Grainger and Allison's diagnostic radiology，ed 6，2015，Elsevier. In Grant LA：Grainger & Allison's diagnostic radiology essentials，ed 2，2019，Elsevier.）

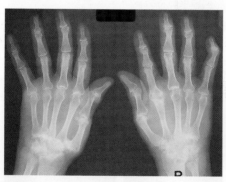

图 3-3 类风湿关节炎。双侧对称改变伴软组织肿胀（特别是尺骨茎突）。腕、掌指关节、桡骨远端和尺骨侵蚀伴关节间隙狭窄和骨塌陷。右手第 5 远端指间关节有天鹅颈样畸形。（From Sutton D：Textbook of radiology and imaging，ed 7，1998，Churchill Livingstone. In Grant LA：Grainger & Allison's diagnostic radiology essentials，ed 2，2019，Elsevier.）

近端指间关节屈曲），"Z 形拇指"畸形（掌指关节屈曲，指间关节过度伸展）（图 3-4），尺侧偏斜，掌指关节半脱位以及

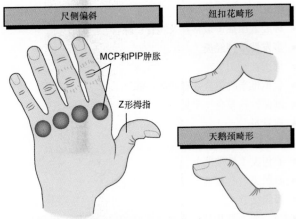

图 3-4 （扫本章二维码看彩图）类风湿关节炎的典型手指畸形。
MCP，掌指关节；PIP，近端指间关节。（From Ballinger A：Kumar
& Clark's essentials of clinical medicine，ed 6，Edinburgh，2012，
Saunders.）

扫本章二维
码看彩图

手腕桡侧偏斜

- C1-C2（寰枢椎）炎症可导致齿状突侵蚀和横韧带松弛 / 断裂，
  导致寰枢椎半脱位和脊髓受压
- 手腕、肘部、肩部、臀部和膝盖的关节损伤可能导致严重的
  继发性骨关节炎，需要进行关节手术和（或）置换

关节外症状

- 继发性干燥综合征（约 35%）：免疫介导的泪腺和唾液腺炎症，
  导致口腔干燥（口干）和眼睛干燥（干燥性角膜结膜炎）
- 类风湿结节（25%）：伸肌表面和压力点上无痛、坚固的结节，
  通常见于类风湿因子阳性（RF ＋）患者。组织病理学显示组
  织细胞呈栅栏状围绕纤维素样坏死中心区域
- 费尔蒂综合征：伴有脾肿大和白细胞减少的类风湿关节炎。
  大多数患者 HLA-DR4 和类风湿因子均为阳性

肺部疾病：

- 胸膜疾病（渗出性积液、胸膜炎）
- 间质性肺疾病（临床意义高达 10%）
- 闭塞性细支气管炎
- 隐源性机化性肺炎
- 肺结节：类风湿关节炎和尘肺病的组合称为卡普兰综合征

神经肌肉症状

- 神经嵌压症（最常累及腕管、踝管、肘管）
- 多发性单神经炎
- 周围神经病
- 寰枢椎半脱位合并脊髓压迫症
- 细菌性脑膜炎（罕见）
- 血管炎

心脏疾病

- 心包炎（最常见）
- 心肌炎
- 瓣膜结节
- 与一般人群相比，心血管疾病的风险增加，可能是由于全身性炎症加速动脉粥样硬化的形成

眼部疾病

- 干燥性角膜结膜炎（干眼，无口干）（10%）
- 巩膜外层炎，巩膜炎，巩膜变薄，穿孔性巩膜软化，溃疡性角膜炎

淀粉样变性：发生于长期、控制不佳的 RA。通常表现为肾病综合征。会影响心脏、肾脏、肝脏、脾脏、肠道和皮肤。

骨质疏松

病因学

尽管进行了广泛的研究，类风湿关节炎的确切原因仍然未知。可能是遗传、激素和环境因素的联合作用导致关节中异常的免疫激活和炎症反应。共同的遗传背景在疾病易感性方面发挥了作用，因为与普通人群相比，RA 患者的双胞胎和一级亲属患病的风险增加。HLA-DR4，DR1 和 DR14 等位基因患者对 RA 的敏感性增加；特别是 DRβ 链中的一个氨基酸序列，称为共享表位，在这些患者中的比例过高。其他已确定的遗传关联包括 PTPN22，PADI4，CTLA4，TRAF1-C5，STAT4，TNFAIP3 中的多态性。表观遗传因素也可能涉及。多种环境因素也可能与病因有关，包括吸烟、二氧化硅暴露和低经济社会阶层。牙龈卟啉单胞菌、EB 病毒、细小病毒 B19 等传染病原体也被报告为可能的触发因素。

疾病发展阶段大概包括：

- 通过刺激信号激活 Toll 样受体（TLR）来启动先天免疫反应

- 通过激活适应性免疫系统来维持炎症反应。炎症细胞（自身反应性 B 细胞和 T 细胞，单核细胞）迁移到关节间隙，激活巨噬细胞样和成纤维细胞样滑膜细胞，并形成"滑膜血管翳"，一种增厚的滑膜
- 血管翳释放促炎性细胞因子（TNF-α、IL-1、IL-6、IL-15、IL-17、IL-18）以及蛋白酶，进而侵蚀软骨和骨骼。骨侵蚀主要是由表达 NF-κB 受体激活剂 RANK 的破骨细胞引起的。TNF-α、IL-1、IL-6 和 IL-17 促进 RANK 配体（RANKL）在 T 细胞和成纤维样滑膜细胞上的表达，因此产生了正向的反馈循环。IL-6 和 TNF-α 协同作用以增加血管内皮生长因子的水平，进而刺激血管生成，从而维持血管翳的形成。IL-6 还可促进 B 细胞分化，从而导致自身抗体的产生
- 许多新的"生物"制剂改善病情抗风湿药物（diseasemodifying antirheumatic drugs，DMARD）都是针对这些细胞因子而设计的（见"治疗"部分）

Dx 诊断

美国风湿病学会（ACR）和欧洲抗风湿病联盟（EULAR）在 2010 年制定了 RA 的新分类标准。这些都是基于评分系统，其中得分 ≥ 6/10 的患者被认为"确诊的 RA"。四个变量构成了新标准：

- 受累关节的数量和大小（0～5 分，受影响的小关节数量越多，得分越高）
- 类风湿因子（RF）和抗环瓜氨酸肽（CCP）抗体水平（0～3 分，RF 或抗环瓜氨酸肽阳性滴度越高得分越高）
- 红细胞沉降率（血沉，ESR）或 C 反应蛋白（CRP）升高（1 分）
- 症状持续时间 ≥ 6 周（1 分）

鉴别诊断

- 感染原因：细小病毒 B19、乙型肝炎、丙型肝炎、链球菌感染后反应性关节炎、急性风湿热
- 结缔组织病：系统性红斑狼疮、硬皮病、混合性结缔组织病、干燥综合征
- 血清阴性脊柱关节炎
- 焦磷酸钙沉积（CPPD 或"伪 RA"）
- 多关节痛风

- 风湿性多肌痛
- 缓和的血清阴性对称性滑膜炎伴凹陷性水肿综合征（RS3PE）与老年患者的血清阴性类风湿关节炎相似
- 血色素沉着病
- 副肿瘤综合征
- 骨关节炎，是一种退行性关节炎，没有长期的晨僵，通常也没有滑膜炎，不应与类风湿关节炎混淆（见表 3-1）

实验室检查

- 类风湿因子 RF（敏感度约为 60%；特异度约为 80%）。假阳性可见于丙型肝炎、亚急性细菌性心内膜炎、原发性胆汁性肝硬化、结节病、恶性肿瘤、干燥综合征、系统性红斑狼疮和年龄增长
- 抗 CCP 抗体。敏感度与 RF 相似，但对 RA 的特异度高于 RF（高达 95% ～ 98%）
- RF 或抗 CCP 抗体（"血清阳性 RA"）的存在与更严重的疾

表 3-1　有助于鉴别早期类风湿关节炎和骨关节炎的因素

	类风湿关节炎	骨关节炎
发病年龄	儿童和成人，发病高峰为 50 岁	随年龄增长
诱发因素	易感表位（HLA-DR4、HLA-DR1、HLA-DR14） 多态性，表观遗传因素，感染因素，吸烟，接触硅	外伤 先天性异常（如髋臼浅平）
早期症状	晨僵，疼痛和肿胀	疼痛会随着时间的推移而加重
受累关节	腕、MCP、PIP 和 MTP；DIP 几乎不受累	DIP（Heberden 结节），PIP（Bouchard 结节），腕掌骨关节，负重关节（髋关节、膝关节）
阳性体征	软组织肿胀，皮温升高	骨性骨赘，早期软组织轻度肿胀，骨摩擦音
放射学检查	关节周围骨质减少，边缘侵蚀	软骨下硬化，骨赘
实验室检查	CRP、RF 和抗 CCP 抗体升高，贫血，血小板增多	正常

抗 CCP，抗环瓜氨酸肽；CRP，C 反应蛋白；RF，类风湿因子；DIP，远端指间关节；MCP，掌指关节；MTP，跖趾关节；PIP，近端指间关节

病、更多的关节外表现和更差的预后相关

- ESR 和（或）CRP 升高。随着治疗其水平会下降；因此可用于监测疾病活动以及体检和临床表现
- 血常规异常。可能的慢性病贫血（通过产生铁调节激素——铁调素而致）和血小板增多症
- 低白蛋白血症和高球蛋白血症
- 抗核抗体（ANA）阳性的患者占 20% ～ 30%。但是，与系统性红斑狼疮患者相比，补体通常正常或增加。许多患者会有继发性干燥综合征［ANA 阳性，抗干燥综合征相关抗原 A（SSA）和抗干燥综合征相关抗原 B（SSB）阴性］
- 炎性滑液中多形核白细胞 > 2000/mm³。值得注意的是，RA 患者患化脓性关节炎的风险增加。因此，滑液中白细胞 > 50 000/mm³ 与感染过程有关，必须始终将其排除在外

影像学检查

X 线平片（表 3-2）。

表 3-2　类风湿关节炎的放射学表现及相应的病理生理学原因

放射学表现	病理生理学原因
关节周围骨质疏松	反映局部充血，在疾病的急性期最为明显
软组织肿胀	表现为滑膜肥大、关节积液和关节周围软组织水肿，具有典型的对称性
侵蚀	这些位置在边缘处，是由发炎的滑膜对关节裸露区域（与滑膜相邻但未被软骨覆盖的部分）的炎症和侵蚀作用造成的
关节间隙狭窄	这是软骨丢失的结果。早期均匀软骨丢失是由于滑膜液营养物质的流动被血管翳所阻断。随后，肥大的滑膜直接破坏软骨，破坏软骨下骨。在疾病的早期可能有关节间隙变宽，在疾病的末期可能有关节强直
软骨下囊肿	这是由于血管翳破坏软骨下板所致，使得关节液在压力下被迫进入软骨下骨
关节半脱位和脱位	这是由于炎症引起的肌腱和韧带的损伤或破坏。在早期，畸形可能是可逆的，因此在平片上被低估
全身性骨质疏松	由于疼痛而导致的失用，并可能因治疗作用（如类固醇）而加重

From Adam A et al: Grainger & Allison's diagnostic radiology, ed 5, 2007, Churchill Livingstone. In Grant LA: Grainger & Allison's diagnostic radiology essentials, ed 2, 2019, Elsevier.

- 早期改变包括软组织肿胀、对称性关节间隙狭窄和关节周围骨质减少
- 后期改变包括关节周围糜烂和畸形，这反映了继血管翳形成后的软骨和骨破坏（图 3-5）
- 在疾病发作时应获取手和脚的 X 线片，并重复检查以监测疾病的进展并确保获得足够的治疗

磁共振成像和肌肉骨骼超声：

- 对于检测糜烂性疾病和关节积液 / 滑膜炎更敏感

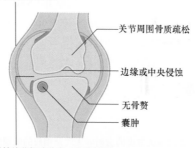

对称性软组织肿胀

关节周围骨质疏松

边缘或中央侵蚀

无骨赘

囊肿

弥漫性关节间隙狭窄（软骨侵蚀）

图 3-5 （扫本章二维码看彩图）类风湿关节炎典型影像学改变。（From Grant LA：Grainger & Allison's diagnostic radiology essentials，ed 2，2019，Elsevier.）

Rx 治疗

- 早期识别和使用改善病情抗风湿药物（disease modifying antirheumatic drugs，DMARD）治疗 RA 是至关重要的。超过一半的患者在发病 2 年内有影像学关节损伤，但早期使用 DMARD 和（或）生物制剂积极治疗可减缓滑膜炎和骨侵蚀的进展，并降低残疾发生概率。图 3-6 描述了美国风湿病学会对类风湿关节炎患者的治疗建议。治疗的目标是"达标治疗"，降低疾病活动或实现缓解
- 有几种工具可用来衡量疾病活动性和确定类风湿关节炎的缓解，包括（但不限于）以下：临床疾病活动指数（CDAI）、简化疾病活动指数（SDAI）、疾病活动评分（DAS）28，患者指标数据的常规评估 3（RAPID3）、斯坦福大学健康评估问卷（HAQ）和患者活动量表（PAS）

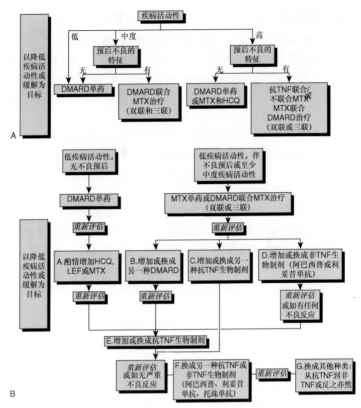

图 3-6 美国风湿病学会推荐类风湿关节炎的治疗。**A.** 疾病早期。**B.** 确诊的疾病。DMARD，改善病情抗风湿药物；HCQ，羟氯喹；LEF，来氟米特；MTX，甲氨蝶呤；TNF，肿瘤坏死因子。（From Firestein GS et al［eds］：Kelly's textbook of rheumatology, ed 9, Philadelphia, 2013, Saunders.）

急性期治疗

- 非甾体抗炎药：最初可用于缓解疼痛和轻度炎症，或在疾病后期用于进一步控制轻度疼痛。非甾体抗炎药不能改善疾病
- 皮质类固醇：口服或关节内使用，在口服 DMARD 治疗起作用前经常用于快速减轻炎症。它们也可在急性发作时使用或以低剂量用于进一步控制炎症。建议以尽可能低的剂量和最短的持续时间使用皮质类固醇。皮质类固醇具有许多副作用，包括但不限于体重增加、糖尿病、骨质疏松症、白内障形成、消化性溃疡（尤其是与非甾体抗炎药联合使用）和缺血性坏死的风险增加

慢性期治疗

- DMARD：可分为"非生物"治疗和"生物"治疗
  1. 非生物 DMARD：最常用的药物有甲氨蝶呤（MTX）、羟氯喹（HCQ）、柳氮磺吡啶（SSZ）和来氟米特（LEF）。其中大多数都有潜在的毒性，需要密切监测。它们也是慢作用药，通常至少需要 8 周以上才能起效
  2. 甲氨蝶呤是全球治疗类风湿关节炎最常用的 DMARD。作为单一疗法，它对约 30% 的 RA 患者有效
  3. "三联疗法"——MTX、HCQ 和 SSZ——已被证明优于单独使用 MTX
- 生物 DMARD：较新的生物工程疗法，靶向作用与 RA 炎症反应有关的细胞因子和细胞。主要副作用包括增加感染风险，最明显的是使用抗肿瘤坏死因子制剂使结核病重新激活。PPD 或干扰素 γ 释放试验阴性是启动治疗的前提。当与非生物 DMARD，通常是甲氨蝶呤联合使用时，生物 DMARD 最为显效
- 获得批准的五种肿瘤坏死因子 α 抑制剂（TNFI）包括英夫利昔单抗、依那西普、阿达木单抗、培化舍珠单抗和戈利木单抗
- 阿巴西普（CTLA-4Ig）是一种重组蛋白，可防止抗原呈递细胞与 T 细胞共刺激结合，从而防止 T 细胞活化
- 托珠单抗（抗 IL-6）是针对 IL-6 受体的单克隆抗体
- Sarilumab 是另一种 IL-6 抑制剂单克隆抗体，已于 2017 年被 FDA 批准用于 RA 的治疗，可用作单一疗法或与甲氨蝶呤或其他传统 DMARD 联合使用
- 托法替布（JAK1/2/3 抑制剂）抑制 JAK-STAT 细胞内信号传导途径，从而阻止炎症介质的产生。作为第一种口服生物 DMARD，可用作单一疗法或与甲氨蝶呤联合使用。巴瑞替尼是一种口服、每日一次的 Janus 激酶（JAK1 和 JAK2）抑制剂，已于 2018 年 5 月被 FDA 批准用于治疗对一种或多种 TNFI 无效的患者的中重度类风湿关节炎。获批的是 2 mg 剂量，担心更高剂量会增加不良反应。Upadacitinib（JAK1 > JAK2/3 抑制剂）于 2019 年获批，每天 15 mg，用于中度至重度活动型 RA 对 MTX 耐药或不耐受患者，或与 MTX 和其他

　　非生物 DMARD 联合使用

- 利妥昔单抗（抗 CD20）是一种抗 B 淋巴细胞表面 CD20 抗原的单克隆抗体
- 许多生物仿制药开始上市。这些分子与原始药物高度相似，但并不完全相同。法律纠纷推迟了这些药物在美国的广泛采用，但它们在未来可能会越来越普遍
- 类风湿关节炎高危合并症患者的治疗建议：
  1. 充血性心力衰竭患者应避免使用 TNFI，因为它会加重病情
  2. 在乙型肝炎患者中，免疫抑制治疗与抗病毒治疗相结合是安全的
  3. 应遵循标准指南与胃肠病 / 肝病科合作对 RA 合并丙型肝炎的患者进行治疗。免疫抑制治疗可以与抗病毒治疗结合安全使用；应考虑避免使用 MTX 和 LEF 等 DMARD。
  4. 在有皮肤癌病史的患者中，推荐使用非生物 DMARD 而不是使用生物制剂。对于以前治疗过的淋巴增生性疾病患者，应该首先考虑使用利妥昔单抗，以及非生物 DMARD 和非 TNFI 生物制剂的联合使用。应该避免使用 TNFI，因为使用这些药物会增加患淋巴瘤的风险。对以前治疗过的实体器官恶性肿瘤患者的治疗建议与对没有这种情况的患者相同。

　　所有 RA 患者都应进行免疫接种、心血管疾病预防（戒烟、控制血压、控制胆固醇）和预防骨质疏松（补充钙和维生素 D 以及双膦酸盐治疗）。

预后

- 缓解和加重是常见的，但在大多数情况下，病情是慢性进展的
- 关节退行性变和畸形往往会导致残疾。关节置换术适用于症状控制不佳的严重关节损伤患者。美国风湿病学会（ACR）于 2017 年发布了关于择期全髋关节或全膝关节置换术患者围术期抗风湿药物管理指南
- 早期积极的诊断和治疗对于预防或减缓关节破坏至关重要

转诊

- 早期转诊至风湿免疫科相关领域专家处
- 矫正手术的咨询

重点和注意事项

RA 有时在产后患者中急性发展；相反，高达 75% 的妊娠 RA 患者在妊娠期间会出现缓解。

推荐阅读

Aletaha D et al: Rheumatoid arthritis classification criteria: an American College of rheumatology/European League against rheumatism collaborative initiative, *Arthritis Rheum* 62(9):2569-2581, 2010.

Bakker MF et al: Low-dose prednisone inclusion in a methotrexate-based, tight control strategy for early rheumatoid arthritis: a randomized trial, *Ann Intern Med* 156(5):329-339, 2012.

Bansback N et al: Triple therapy versus biologic therapy for active rheumatoid arthritis, *Ann Intern Med* 167:8-16, 2017.

Burmester GR et al: Efficacy and safety of sarilumab monotherapy versus adalimumab monotherapy for the treatment of patients with active rheumatoid arthritis (MONARCH): a randomized, double-blind, parallel-group phase III trial, *Ann Rheum Dis* 76(5):840-847, 2017.

Emery P et al: Biologic and oral disease-modifying antirheumatic drug monotherapy in rheumatoid arthritis, *Ann Rheum Dis* 72(12):1897-1904, 2013.

Feldmann M, Maini RN: Perspectives from masters in rheumatology and autoimmunity. Can we get closer to a cure for rheumatoid arthritis? *Arthritis Rheum* 67(9):2283-2291, 2015.

Fleischmann R et al: Placebo-controlled trial of tofacitinib monotherapy in rheumatoid arthritis, *N Engl J Med* 367(6):495-507, 2012.

Gabay C et al: Tocilizumab monotherapy versus adalimumab monotherapy for treatment of rheumatoid arthritis (ADACTA): a randomized, double-blind, controlled phase 4 trial, *Lancet* 381(9877):1541-1550, 2013.

Gabriel SE, Crowson CS: Risk factors for cardiovascular disease in rheumatoid arthritis, *Curr Opin Rheumatol* 24(2):171-176, 2012.

Genovese MC: Baricitinib in patients with refractory rheumatoid arthritis, *N Engl J Med* 374:1243-1252, 2016.

Genovese M et al: Safety and efficacy of upadacitinib in patients with active rheumatoid arthritis refractory to biologic disease-modifying anti-rheumatic drugs (SELECT-BEYOND): a double-blind, randomized controlled phase 3 trial, *Lancet* 391:2513-2524, 2018.

Goel N, Chance K: Biosimilars in rheumatology: understanding the rigor of their development, *Rheumatology* 56:187-197, 2017.

Goodman SM et al: 2017 American College of Rheumatology/American Association of Hip and Knee Surgeons guideline for the perioperative management of antirheumatic medication in patients with rheumatic diseases undergoing elective total hip or total knee arthroplasty, *Arthritis Care Res* 69(8):1111-1124, 2017.

McInnes IB, Schett G: The pathogenesis of rheumatoid arthritis, *N Engl J Med* 365(23):2205-2219, 2011.

Meroni PL et al: Vaccinations in adults with rheumatoid arthritis in an era of new disease-modifying anti-rheumatic drugs, *Clin Exp Rheumatol* 36:317-

328, 2018.

Moreland LW et al: A randomized comparative effectiveness study of oral triple therapy versus etanercept plus methotrexate in early aggressive rheumatoid arthritis, *Arthritis Rheum* 64(9):2824-2835, 2012.

O'Dell JR et al: Therapies for active rheumatoid arthritis after methotrexate failure, *N Engl J Med* 369(4):307-318, 2013.

Prete M et al: Extra-articular manifestations of rheumatoid arthritis: an update, *Autoimmun Rev* 11(2):123-131, 2011.

Raimondo MG et al: Profile of sarilumab and its potential in the treatment of rheumatoid arthritis, *Drug Des Dev Ther* 11:1593-1603, 2017.

Schiff M et al: Head-to-head comparison of subcutaneous abatacept versus adalimumab for rheumatoid arthritis: two-year efficacy and safety findings from AMPLE trial, *Ann Rheum Dis* 73(1):86-94, 2014.

Singh JA et al: 2015 American College of Rheumatology guideline for the treatment of rheumatoid arthritis, *Arthritis Care Res* 68(1):1-25, 2016.

Singh JA et al: Risk of serious infection in biological treatment of patients with rheumatoid arthritis: a systematic review and meta-analysis, *Lancet* 386:258-265, 2015.

Solovic I et al: The risk of tuberculosis related to tumour necrosis factor antagonist therapies: a TBNET consensus statement, *Eur Respir J* 36(5):1185-1206, 2010.

Sparks JA: In the clinic: rheumatoid arthritis, *Ann Intern Med* 170(1):ITC1-16, 2019.Sparks JA et al: Smoking behavior changes in the early rheumatoid arthritis period and risk of mortality during thirty-six years of prospective followup, *Arthritis Care Res (Hoboken)* 70(1):19-29, 2018.

Strand V et al: Sarilumab plus methotrexate improves patient-reported outcomes in patients with active rheumatoid arthritis and inadequate responses to methotrexate: results of a phase III trial, *Arthritis Res Ther* 18(1):198, 2016.

Takeuchi T et al: Dose reduction of baricitinib in patients with rheumatoid arthritis achieving sustained disease control: results of a prospective study, *Ann Rheum Dis*, 2018 Sep 7. Epub ahead of print.

Taylor PC et al: Baricitinib versus placebo or adalimumab in rheumatoid arthritis, *N Engl J Med* 376:652-662, 2017.

Van Vollenhoven RF et al: Tofacitinib or adalimumab versus placebo in rheumatoid arthritis, *N Engl J Med* 367(6):508-519, 2012.

Wasserman AM: Diagnosis and management of rheumatoid arthritis, *Am Fam Physician* 84(11):1245, 2011.

第 4 章 成人 Still 病
Adult-Onset Still Disease

Shivani K. Patel

张骅 译 刘志勇 审校

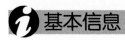 基本信息

定义

成人 Still 病（adult onset Still disease，AOSD）是一种病因不明且罕见的全身炎症性疾病，1897 年乔治·弗雷德里克·斯蒂尔（George Frederic Still）首次描述一种以发热、淋巴结肿大和脾大为特征的隐匿性多发性关节炎。AOSD 的主要特征是短暂发热、一过性皮疹、关节痛和（或）关节炎、肝脾大和血清铁蛋白升高。高达70% 的病例出现前驱症状咽痛。每日高热是最显著的表现之一，可能伴有一过性斑疹或斑丘疹。肌痛和关节痛几乎是普遍的，炎性关节炎可能最终导致关节破坏。

同义词

斯蒂尔病

全身型幼年特发性关节炎（全身型 JIA）

Wissler 综合征 /Wissler-Fanconi 综合征

成人斯蒂尔病

ICD-10CM 编码
M06.1 成人 Still 病

流行病学和人口统计学

由于 AOSD 罕见，因此无法获得确切的流行病学数据。患病率从1/100 万～ 34/100 万不等。发病率为 0.1/10 万～ 0.4/10 万。年龄呈双峰分布，峰值分别在 15 ～ 25 岁和 36 ～ 46 岁。没有明确的性别倾向。

遗传学： 研究表明，该病与基因有关。各种 HLA 抗原与易感性（Ⅱ型 DRB1*15 和 DRB1*12）和预后（Ⅰ型 B35 型为自限性疾病，DR2 和 DR5 型为慢性病）有关，但结果仍有待证实。

　　风险因素：感染被怀疑是 AOSD 在遗传易感宿主中发病的基础。许多患者既往有接触史，该病的发病或复发通常伴随着类似病毒感染的咽炎、发热和皮疹的前驱症状。然而，对特定病毒和细菌等生物体的研究仍未得到证实。

病因学

　　确切的发病机制尚不清楚。AOSD 患者血清中 IL-1、IL-6、IL-18、TNF-α、IFN-γ、转移抑制因子（MIF）和血红素加氧酶 -1（HO-1）水平升高，导致巨噬细胞异常活化。最近的研究表明，活动期 AOSD 患者血清中性粒细胞外捕捉网（NET）分子的含量高于对照组，治疗后这些分子的水平降低。这些结果的临床意义正在评估研究中。

体格检查和临床表现

　　AOSD 的主要症状是发热、关节痛 / 关节炎和皮疹。75% ～ 95% 的患者会出现这种三联征。每天的发热通常发生在下午晚些时候或傍晚早些时候，体温 > 38.9℃（102℉）持续 2 ～ 4 h，然后恢复正常。高达 20% 的患者出现"每日双重"发热，并通常在清晨出现第二次高峰。典型短暂性的斑丘疹呈橙红色，无瘙痒，主要累及躯干和四肢近端。高达 40% 的患者出现 Koebner 现象。皮疹可能随着发热而出现和消退，当患者无发热时，评估会变得困难。关节痛几乎无处不在。关节受累通常表现为较大关节的对称性多关节炎。进行性破坏性关节炎会影响多达一半的患者。其他非特异性症状包括前驱性咽炎、淋巴结肿大、肌痛、肝脾大和浆膜炎等。

Dx 诊断

　　AOSD 无特异性表现。诊断取决于对一系列临床表现和实验室指标的识别。这是一种排他性诊断，需要排除广泛的其他感染性、肿瘤性和炎性病因。

鉴别诊断

　　见图 4-1。

实验室检查

　　实验室指标异常包括中性粒细胞增多（WBC > 12×10^9/L，PMN > 80%），炎症标志物显著升高（红细胞沉降率 > 50 mm/h，CRP 常

分类	疾病	评估推荐
传染病		
细菌感染	败血症，心内膜炎，肺结核，布鲁菌病，鼠疫，莱姆病	培养，TTE, IGRA, PCR
病毒感染	肝炎，细小病毒B19, HIV, CMV, EBV, 风疹病毒，腮腺炎病毒，柯萨奇病毒，腺病毒	血清学，PCR
寄生虫感染	弓形虫病，寄生虫性脓肿	
恶性肿瘤		
血液病	淋巴瘤，白血病，血管母细胞T细胞淋巴瘤，骨髓增生性疾病，Castleman病	淋巴结活检，骨髓活检，PET/CT
实体瘤	结肠、肺、肾实体瘤，副癌综合征	
系统性疾病		
风湿病	系统性红斑狼疮，类风湿关节炎，反应性关节炎，坏死性或其他血管炎、多发性肌炎/皮肌炎	抗体检测，影像学检查，肌肉活检
自身炎症性疾病	Schnitzler综合征，Sweet综合征，噬血细胞性淋巴组织细胞增生症，菊池-藤本病，周期性发热综合征[即家族性地中海热(FMF)、TNF受体相关周期综合征(TRAPS)、Cryopyrin蛋白相关周期综合征(CAPS)等]	皮肤活检，骨髓活检，家族史，基因序列分析
其他	药物过敏[即药物皮疹伴嗜酸性粒细胞增多和全身症状(DRESS)]，结节病	CBC, ACE, 活检

图 4-1　成人 Still 病的鉴别诊断。ACE，血管紧张素转化酶；CBC，全血细胞计数；CMV，巨细胞病毒；CT，计算机断层成像；EBV，EB 病毒；HIV，人类免疫缺陷病毒；IGRA，干扰素 γ 释放分析；PCR，聚合酶链反应；PET，正电子发射断层成像；TNF，肿瘤坏死因子；TTE，经胸超声心动图

大于 10 倍正常上限）。正细胞性贫血（血红蛋白 < 10 g/L）、血小板增多、低蛋白血症和转氨酶轻度升高也可见。醛缩酶可能在肝损伤时升高，但磷酸肌酸激酶（CPK）水平通常正常。高铁蛋白血症是一个很有提示意义的发现，可以看到高于正常上限 5 倍的水平。抗核抗体和类风湿因子均为阴性。

影像学检查

- 放射检查（图 4-2 和图 4-3）：早期改变包括软组织肿胀、关节积液、关节周围骨质减少；后期关节破坏可见掌骨、腕骨和腕间关节间隙变窄，最终导致关节僵硬
- CT 和 MRI 检查：可能显示淋巴结病变、器官肿大、早期骨骼改变
- FDG PET/CT 扫描：脾、骨髓和增生淋巴结的 FDG 摄取增加，同时血液和肝的摄取减少

诊断标准

目前对疑似 AOSD 患者的评估提出了多种诊断标准。Fautrel 标准是最具体的，但需要糖化铁蛋白的检测，而糖化铁蛋白并不容易获得。Yamaguchi 诊断标准（日本标准）更灵敏，使用更广泛（图 4-4）。

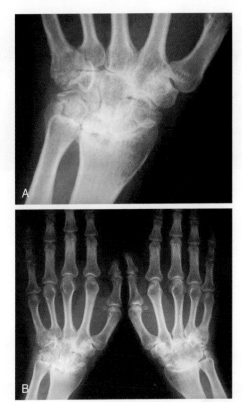

图 4-2 （**A** 和 **B**）成人 Still 病患者手腕关节 X 线片显示腕掌骨和腕间关节间隙变窄，局部侵蚀性改变，导致左腕骨性强直。（From Hochberg MC：Rheumatology，ed 7，Philadelphia，2019，Elsevier.）

处理

总体存活率良好，5 年存活率为 90% ～ 95%，但可能需要长期治疗以控制症状或防止复发。患者遵循以下三种不同的临床过程之一：

1. 自限性 / 单相性：症状持续＜ 1 年，然后完全缓解。

2. 间歇性 / 复发性：反复发作数年，症状逐渐变得轻微，随着完全缓解而交替发作。

3. 慢性 / 进展性：以关节症状为主的持续性疾病，最终发生侵蚀性骨破坏导致残疾，需要进行关节置换术。

多发性关节炎和大关节受累，在发病时铁蛋白水平较高，是进展为慢性病的不良预后因素。

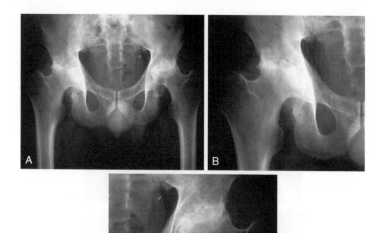

图 4-3 （A～C）骨盆 X 线片显示典型的髋关节受累导致关节破坏。（From Hochberg MC：Rheumatology，ed 7，Philadelphia，2019，Elsevier.）

	Yamaguchi等(1992)	Fautrel等(2008)
主要标准	• 发热≥39℃(102.2°F)，持续≥7天 • 关节痛持续≥2周 • 斑丘性非瘙痒性橙红色皮疹 • 白细胞增多(WBC≥10×10⁹，PMN≥80%)	• 弛张热≥39℃(102.2°F) • 关节痛 • 一过性红斑皮疹 • 咽炎 • 中性粒细胞≥80% • 糖化铁蛋白值≤20%
次要标准	• 咽痛 • 淋巴结肿大 • 肝大和(或)脾大 • 转氨酶升高 • ANA和RF阴性	• 典型的斑丘疹 • 白细胞增多(WBC≥10×10⁹)
排除标准	• 恶性肿瘤(如淋巴瘤) • 感染(如EBV) • 结缔组织病(如血管炎) • 药物反应	
阳性结果	存在5个以上标准，包含2个以上主要标准	4个以上主要标准或3个主要标准+2个次要标准
测试情况	敏感度96%/特异度92%	敏感度81%/特异度98%

图 4-4 Yamaguchi 标准和 Fautrel 标准。ANA，抗核抗体；EBV，EB 病毒；PMN，中性粒细胞；RF，类风湿因子；WBC，白细胞计数

℞ 治疗

急性期治疗

轻症患者可以单用足量非甾体抗炎药治疗，但只对不到 1/4 的患者有效。在大多数情况下，需要糖皮质激素和（或）其他免疫抑制剂治疗。AOSD 的治疗策略见图 4-5。

慢性期治疗

对于症状严重和激素减量期间症状复发或持续的患者需要给予免疫调节治疗。口服和注射甲氨蝶呤可以减少激素的使用量，特别是对以关节炎为主的症状。IL-1 阻滞剂（阿那白滞素、卡那单抗）对症状缓解特别有益。最近，IL-6 受体拮抗剂（托珠单抗，sarilumab）和 TNF 抑制剂（依那西普、英夫利昔单抗）已单独或与甲氨蝶呤联

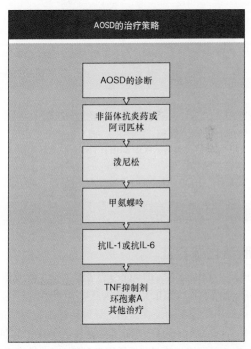

图 4-5　成人 Still 病（AOSD）的主要治疗方案包括非甾体抗炎药（NSAID）、糖皮质激素、甲氨蝶呤和生物制剂。IL，白细胞介素；TNF，肿瘤坏死因子。（From Hochberg MC：Rheumatology，ed 7，Philadelphia，2019，Elsevier.）

合使用,效果显著。应在治疗 2 ~ 3 个月后进行评估,如果疗效不佳,应改用不同作用机制的生物制剂。一旦达到长期缓解,生物制剂可能会谨慎地减量。在特别严重或难治性疾病中使用利妥昔单抗、阿巴西普或静脉注射丙种球蛋白的证据有限。

治疗总结

见图 4-6。

药物治疗	暂定剂量建议
NSAID	吲哚美辛150~200 mg/d PO;萘普生500 mg PO,2次/日
糖皮质激素	泼尼松0.5~1 mg/(kg·d);如果有效,6周后逐渐减量。如疾病严重或危及生命,甲泼尼龙1 g/d IV×3 d
DMARD	
甲氨蝶呤	10~20(≤25)mg,PO/SQ,1次/周
IL-1抑制剂	
阿那白滞素 (Kineret)	100 mg,SQ,1次/日
卡那单抗 (Ilaris)	4 mg/kg,SQ,1次/月
利纳西普 (Arcalyst)	首剂负荷剂量200 mg,SQ,然后160 mg,SQ,1次/周维持
IL-6抑制剂	
托珠单抗 (Actemra)	8 mg/kg,IV,每4周,直到有足够的临床反应,如病情稳定达6个月以上可降至4 mg/kg,每4周1次
Sarilumab (Kevzara)	200 mg,每2周1次,直到病情缓解
TNF抑制剂	
英夫利昔单抗(Remicade)	3~5(≤10)mg/kg,第0、2、6周时各1次,然后每8周1次

图 4-6 成人 Still 病的治疗策略。DMARD,改变病情抗风湿药;IL,白细胞介素;NSAID,非甾体抗炎药;PO,口服;TNF,肿瘤坏死因子;IV,静脉注射;SQ,皮下注射

 重点和注意事项

巨噬细胞活化综合征

据报道,在 12% ~ 17% 的 AOSD 患者中,发生反应性噬血细胞性淋巴组织细胞增多症(RHL),也称为巨噬细胞活化综合征(MAS)。该综合征包括不受控制的炎症激活,导致巨噬细胞吞噬造血细胞,死亡率为 10% ~ 22%。临床表现很难与急性 AOSD 相鉴别,但有几个特征与 MAS 更密切相关(即低纤维蛋白原血症、白细胞减少、血小板减少、高甘油三酯血症和血沉正常,以上均会增加对 MAS 的怀疑度)。骨髓穿刺是诊断的金标准,初始治疗包括激素冲击治疗、

静脉注射免疫球蛋白和使用生物制剂（IL-1 或 IL-6 阻滞剂）。

专家点评

- AOSD 是一种系统性疾病，症状包括每天发热、一过性皮疹、炎性多关节炎、中性粒细胞增多和高铁蛋白血症
- 目前的治疗方案包括激素、改变病情抗风湿药（disease-modifying anti-rheumatic drugs，DMARD）、抗 IL-1 制剂、抗 IL-6 制剂和 TNF 抑制剂
- 巨噬细胞活化综合征是 AOSD 的一种罕见但危及生命的并发症

患者和家庭教育

美国国立卫生研究院（NIH）：https：//rarediseases.info.nih.gov/diseases/436/adult-onset-stills-disease

致谢

作者感谢伯纳德·齐默尔曼博士（Bernard Zimmermann，MD）的贡献，他是前版本章的作者。

相关内容

青少年特发性关节炎（相关重点专题）

不明原因发热（相关重点专题）

推荐阅读

Bilgin E et al: Proposal for a simple algorithm to differentiate adult-onset Still's disease with other fever of unknown origin causes: a longitudinal prospective study, *Clin Rheum* 38(6):1699, 2019.

Fautrel B et al: Proposal for a new set of classification criteria for adult-onset Still disease, *Medicine* 81(3):194-200, 2002.

Gopalarathinam R et al: Adult onset Still's disease: a review on diagnostic workup and treatment options, *Case Rep Rheum* 2016: ID 6502373, 2016.

Jamilloux Y et al: Treatment of adult-onset Still's disease: a review, *Ther Clin Risk Manag* 11:33, 2015.

Mitrovic S, Fautrel B: New markers for adult-onset Still's disease, *Joint Bone Spine* 85(3):285, 2018.

Ruscitti R et al: Adult-onset Still's disease: evaluation of prognostic tools and validation of the systemic score by analysis of 100 cases from 3 centers, *BMC Med* 14:194, 2016.

Yamaguchi M et al: Preliminary criteria for classification of adult Still's disease, *J Rheumatol* 19(3):424-430, 1992.

Yoo DH: Biologics for the treatment of adult-onset Still's disease, *Expert Opin Biol Ther (online)*, 2019, https://doi.org/10.1080/14712598.2019.1652591.

Daphne Scaramangas-Plumley

万春琴　刘岗　译　刘志勇　审校

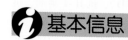 基本信息

定义

强直性脊柱炎（ankylosing spondylitis，AS）是一种累及骶髂关节和中轴骨骼的关节炎，其特征是关节强直和附着点炎（肌腱附着点炎症）。它是被称为血清阴性脊柱关节炎（spondyloarthritis，SpA）的其中一种类型，其他 SpA 疾病类型还包括反应性关节炎（以前称为赖特综合征）、银屑病关节炎和炎性肠病关节炎等。

同义词

Marie-Strümpell 疾病

ICD–10CM 编码

M45.9　脊柱不明部位的强直性脊柱炎

M08.1　幼年强直性脊柱炎

M45.0　脊柱多部位强直性脊柱炎

M45.1　枕寰枢椎强直性脊柱炎

M45.2　颈部强直性脊柱炎

M45.3　颈胸段强直性脊柱炎

M45.4　胸椎强直性脊柱炎

M45.5　胸腰椎区强直性脊柱炎

M45.6　腰椎区强直性脊柱炎

M45.7　腰骶部强直性脊柱炎

M45.8　骶部、骶尾部强直性脊柱炎

流行病学和人口统计学

患病率：占总人口的 0.1% ～ 1%。HLA-B27 阳性人口的患病率随种族的不同而有所差异，有脊柱关节炎家族史的人群发病率更高。

好发年龄：15 ～ 35 岁，通常在 45 岁之前出现症状。

好发性别：男女比例为（2 ～ 3）：1。

体格检查和临床表现

- 隐匿性起病，晨起长时间腰背部僵硬，持续 3 个月以上
- 双侧骶髂关节压痛（骶髂关节炎）
- 炎症性腰背痛，经常在运动后改善，而休息时加重
- 腰椎活动受限
- 肌腱附着点，特别是跟腱和足底筋膜有压痛
- 胸廓扩张丧失反映肋骨受累
- 可能有外周关节炎，常累及下肢
- 在晚期病例中，典型的姿势包括代偿性颈部过伸、髋关节的固定屈曲和膝关节的代偿性屈曲（图 5-1）
- 虹膜炎和葡萄膜炎的发病率增加（总体患病率为 30% ～ 40%）
- 其他关节外症状包括对心血管系统（主动脉瓣关闭不全、心血管疾病）和肺部（肺纤维化）的影响。患者骨质疏松的风险也会增加

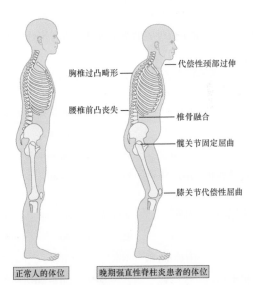

图 5-1　强直性脊柱炎。患者晚期典型体位与正常人体位比较。（From Ballinger A：Kumar & Clark's essentials of clinical medicine，ed 6，Edinburgh，2012，WB Saunders.）

病因学

　　遗传因素，特别是 HLA-B27，在脊柱关节炎的易感性中起着重要作用。在某些情况下，感染性诱发因素也有一定作用。而肿瘤坏死因子在炎症反应中发挥重要作用。

 诊断

鉴别诊断

- 弥漫性特发性骨肥厚（Forrestier 病）
- 非炎症性腰背痛
- 表 5-1 对强直性脊柱炎及其相关疾病进行了比较

实验室检查

- 红细胞沉降率（血沉）加快，C 反应蛋白升高
- 轻度高色素性贫血
- 基于令人信服的临床评估，虽然一些患者可能符合"无放射学进展的脊柱关节炎"的标准，但大多数患者还是通过影像学或 MRI 来诊断炎症性骶髂关节炎
- HLA-B27 在非炎症性腰背痛的评估中没有用处，因为它在正

表 5-1　强直性脊柱炎与相关疾病的比较

特征	强直性脊柱炎	银屑病关节炎	反应性关节炎	炎性肠病关节炎
性别（男：女）	（2～3）：1	1：1	1：1	1：1
发病年龄	＜40 岁	35～55 岁	20～40 岁	任何年龄
骶髂关节炎或脊柱炎（%）	100	约 20	约 40	＜20
对称性骶髂关节炎	对称	非对称	非对称	对称
外周关节炎（%）	约 25	95	90	5～20
分布	脊柱和下肢	不定	下肢	不定
HLA-B27 阳性（%）	85～95	25～60*	30～70	7～70[†]
葡萄膜炎（%）	0～40	约 20	约 50	＜15

* 脊柱炎时为 60%。[†] 脊柱炎时为 70%

From Hochberg MC: Rheumatology, ed 7, Philadelphia, 2019, Elsevier.

常人群中阳性率达 10%（根据种族的不同而有所不同）

影像学检查

- 典型特征是骨盆 X 线片上的双侧骶髂关节炎（修订的 NY 标准）
- 椎体失去前凹形，呈方形
- 随着病变的进展，椎间盘的纤维环和椎旁韧带钙化，形成"竹节样脊柱"（图 5-2 至图 5-6）
- 可能出现严重的椎间盘侵蚀和破坏（Andersson 病变，图 5-7）
- MRI（图 5-8）可能有助于发现早期炎性病变，当病史提示但 X 线片不明确时尤其有用，可以看到骨髓水肿、脂肪化生、骶髂关节炎、侵蚀、亮角征

Rx 治疗

非药物治疗

- 保持柔韧性的锻炼和有氧活动很重要（图 5-9）
- 姿势训练：
  a. 必须指导患者进行脊柱伸展运动，以避免屈曲体位下的关节融合。

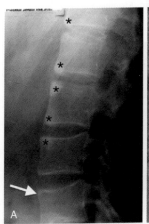
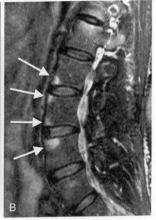

图 5-2　A. 强直性脊柱炎（AS）伴脊椎角硬化（Romanus 病灶）。X 线片显示晚期病变（*）和早期病变（箭头）。**B.** 不同强直性脊柱炎患者 STIR 矢状位磁共振成像显示的脊椎角水肿（箭头所示），称为 Romanus 病灶。（From Grant LA：Grainger & Allison's diagnostic radiology essentials，ed 2，2019，Elsevier.）

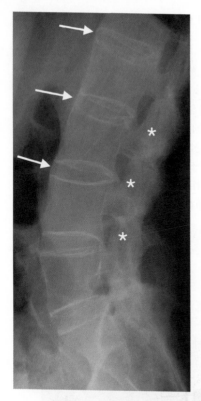

图 5-3　强直性脊柱炎"竹节样"改变。椎间盘周围可见连接的垂直的韧带骨赘（箭头）。注意后侧的小关节间隙消失（＊），提示关节在 L3 至 S1 之间融合。（From Grant LA：Grainger & Allison's diagnostic radiology essentials，ed 2，2019，Elsevier.）

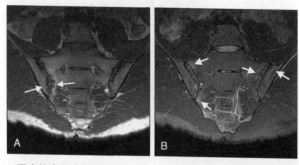

图 5-4　强直性脊柱炎骶髂关节（sacroiliac joints，SIJ）冠状位磁共振 T1 加权（A）和 T2 脂肪抑制（B）图像。T1 加权图像很明显可见右侧 SIJ 的侵蚀（箭头），左侧（＊）有关节间隙消失，所有这些都表明有损伤。值得注意的是，T2 脂肪抑制图像在显示骨侵蚀方面较差，但它更能观察软骨下水肿（箭头），反映疾病活动性。（From Grant LA：Grainger & Allison's diagnostic radiology essentials，ed 2，2019，Elsevier.）

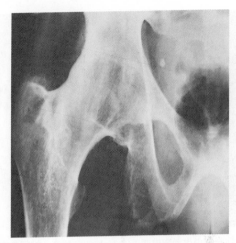

图 5-5　**强直性脊柱炎**。髋关节骨性强直。（From Grant LA：Grainger & Allison's diagnostic radiology essentials，ed 2，2019，Elsevier.）

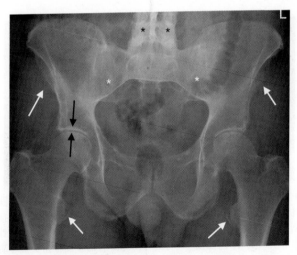

图 5-6　强直性脊柱炎患者伴脊柱融合（黑色 ✱）和 SIJ 融合（白色 ✱）。髋关节病变伴弥漫性关节间隙消失（黑色箭头）和股骨头扁平形态。骨盆周围可见广泛的肌腱韧带附着点处新骨形成（白色箭头）。（From Grant LA：Grainger & Allison's diagnostic radiology essentials，ed 2，2019，Elsevier.）

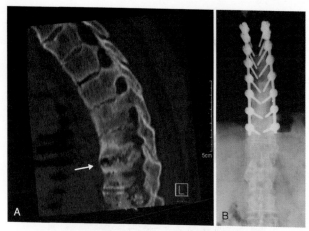

图 5-7 强直性脊柱炎患者胸椎严重的 Andersson 病变（椎间盘椎体的侵蚀和破坏）（**A**，箭头），导致不稳定和严重疼痛，采用融合手术治疗（**B**）。（From Hochberg MC：Rheumatology，ed 7，Philadelphia，2019，Elsevier.）

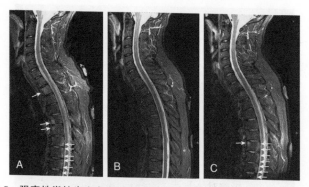

图 5-8 **强直性脊柱炎患者脊柱炎症 MRI 成像。**该图是一名 43 岁男性强直性脊柱炎患者，HLA-B27 阳性，AS 症状恶化，包括炎症性腰背痛，在开始生物制剂治疗前进行了 MRI 扫描。STIR MRI（**A**）显示 T2 椎体弥漫性高信号（水肿），T5、T6 前部及 T7、T8、T9、T10 后部多发椎角炎症（箭头）。其他一系列图像也证实脊柱存在广泛的活动性炎症。用生物制剂治疗 6 个月后，患者反应良好，复查 STIR MRI（**B**）显示脊柱炎症完全消退。停用 TNF 抑制剂 2 个月后，患者症状复发，进行了第三次 MRI 检查（**C**）。MRI 显示 T5、T6 无水肿，T7 前部有明显新病灶，胸椎下段后部有复发性炎症（箭头）。（From Firestein GS et al：Kelley's textbook of rheumatology，ed 9，Philadelphia，2013，WB Saunders.）

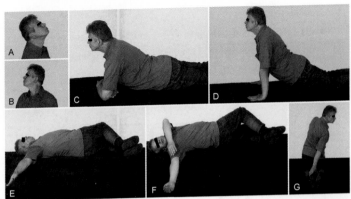

图 5-9 （扫二维码看彩图）强直性脊柱炎患者锻炼顺序。颈椎练习包括完全伸展（**A**）和旋转（**B**）；一系列的腰部伸展（**C** 和 **D**），然后是躺着（**E** 和 **F**）和直立跪着（**G**）的旋转；最后练习胸式呼吸（图中未显示）。（From Hochberg MC：Rheumatology, ed 7, Philadelphia，2019，Elsevier.）

扫二维码看彩图

 b. 睡觉时应仰卧在结实的床垫上；不应将枕头放在头下或膝盖下。

药物治疗

- 非甾体抗炎药（NSAID）：强直性脊柱炎患者应接受足量持续的 NSAID 治疗。现有随访证据表明：吲哚美辛可能比其他 NSAID 更有效，但其他 NSAID 也有效而且耐受性更好。一项研究表明：持续的 NSAID 治疗可能会延缓强直性脊柱炎的影像学进展，但数据相互矛盾

- 柳氮磺胺吡啶对外周关节炎患者可能有效

- 大量对照试验表明：肿瘤坏死因子（tumor necrosis factor，TNF）抑制剂，如依那西普、英夫利昔单抗和阿达木单抗对缓解脊柱关节炎的症状非常有效。对于 NSAID 不能完全控制症状的患者应推荐抗 TNF 治疗，它可以使这些患者的症状、脊柱活动范围和生活质量显著改善。有证据表明，使用抗 TNF 治疗可以减缓疾病影像学进展。如果患者有葡萄膜炎病史，一般应避免使用依那西普

- 司库奇尤单抗是一种抗 IL-17A 的单克隆抗体，已被批准用于治疗 AS。依奇珠单抗是另一种抗 IL-17A 抗体，也于 2019 年

获得了批准

- 图 5-10 提供了美国风湿病学会（American College of Rheumatology，ACR）/ 欧洲抗风湿病联盟（The European League Against Rheumatism，EULAR）关于 AS 的管理建议①

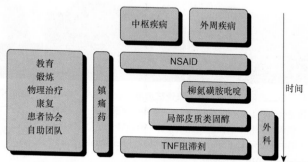

图 5-10 ASAS/EULAR 关于 AS 管理的建议。 AS，强直性脊柱炎；ASAS，国际脊柱关节炎专家评估协会；EULAR，欧洲抗风湿病联盟；NSAID，非甾体抗炎药；TNF，肿瘤坏死因子。（From van der Linden et al：Ankylosing Spondylitis. In Firestein G et al［eds］: Kelley & Firestein's textbook of rheumatology，ed 10，Philadelphia，2017，Elsevier，Table 75-3，pp. 1271.）

处理

大多数患者寿命正常，但许多患者因为脊柱活动能力丧失而出现严重残疾。

转诊

所有血清阴性脊柱关节炎患者都应转诊风湿免疫科相关领域专家处进行进一步的评估和治疗。

 重点和注意事项

血清阴性脊柱关节炎家族史增加了检测 HLA-B27 的特异性。外科截骨术对严重脊柱畸形的患者可能有益。最近的数据表明，男性 AS 患者血管疾病的死亡风险增加。

---

① 译者注：图 5-10 中为国际脊柱关节炎专家评估协会 /EULAR 的建议

推荐阅读

Bengtsson K et al: Are ankylosing spondylitis, psoriatic arthritis and undifferentiated spondyloarthritis associated with an increased risk of cardiovascular events? A prospective nationwide population-based cohort study, *Arthritis Res Ther* 19(1):102, 2017, https://doi.org/10.1186/s13075-017-1315-z. 28521824.

Griffith JF et al: Computer-aided assessment of spinal inflammation on magnetic resonance images in patients with spondyloarthritis, *Arthritis Rheum* 67:1789-1797, 2015.

Haroon N et al: The impact of tumor necrosis factor inhibitors on radiographic progression in ankylosing spondylitis, *Arthritis Rheum* 65:2645, 2013.

Haroon N et al: Patients with ankylosing spondylitis have increased cardiovascular and cerebrovascular mortality, *Ann Intern Med* 163:409-416, 2015.

Kim KT et al: Results of corrective osteotomy and treatment strategy for ankylosing spondylitis with kyphotic deformity, *Clin Orthop Surg* 7:330-336, 2015.

Marzo-Ortega H et al: Secukinumab and sustained improvement in signs and symptoms of patients with active ankylosing spondylitis through two years: results from a Phase III study, *Arthritis Care Res* 69(7):1020-1029, 2017.

Taurog JD et al: Ankylosing spondylitis and axial spondyloarthritis, *N Engl J Med* 374:2563-2574, 2016.

Fred F. Ferri

吴鹭龄　译　刘志勇　审校

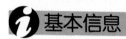 基本信息

定义

马方综合征（Marfan syndrome，MFS）是一种遗传性结缔组织病，可累及骨骼、心血管系统、眼睛、肺和中枢神经系统。

同义词

MFS

ICD-10CM 编码

Q87.40　不典型马方综合征

Q87.410　马方综合征伴主动脉扩张

Q87.418　马方综合征伴其他心血管病变

Q87.42　马方综合征伴眼部病变

Q87.43　马方综合征伴骨骼病变

流行病学和人口统计学

患病率为 1/10 000。

这是一种常染色体显性遗传综合征，男女患病率相等。

大约 30% 的病例是新的突变。

体格检查和临床表现

马方综合征诊断标准（表 6-1）：

- 骨骼：关节活动过度（图 6-1），身材高（图 6-2 A），漏斗胸，胸椎后凸减少，脊椎侧凸，蜘蛛脚样指（图 6-2 B），细长指，鸡胸，腰骶椎硬膜扩张侵蚀
- 眼：近视，视网膜脱离，眼球拉长，晶状体异位
- 心血管：二尖瓣脱垂，心内膜炎，心律失常，二尖瓣环扩张，

表 6-1　马方综合征诊断标准

在没有 MFS 家族史的情况下，如满足以下四种情况之一，即可做出诊断：

1. 主动脉窦直径 Valsalva Z- 评分≥ 2，并且晶状体异位＝ MFS*
2. 主动脉窦直径 Valsalva Z- 评分≥ 2，并且 *FBN1* 突变＝ MFS
3. 主动脉窦直径 Valsalva Z- 评分≥ 2，并且系统评分≥ 7 ＝ MFS*
4. 晶状体异位和已知 *FBN1* 突变与主动脉瘤相关＝ MFS

在没有 MFS 家族史的情况下其他诊断包括：

1. 晶状体异位，系统评分 6 分，并且不知道 *FBN1* 突变与主动脉瘤相关或没有 *FBN1* 突变＝晶状体异位综合征
2. 主动脉窦直径 Valsalva Z- 评分＞ 2，并且系统评分 2：5（至少有一个骨骼特征），无晶状体异位＝ MASS 表型
3. 二尖瓣脱垂，主动脉窦直径 Valsalva Z- 评分＜ 2，并且系统评分＜ 5，无晶状体异位＝二尖瓣脱垂综合征

在有 MFS 家族史的情况下，具备以下三种情况之一可以做出诊断：

1. 晶状体异位和 MFS 家族史＝ MFS
2. 系统评分≥ 7 和 MFS 家族史＝ MFS*
3. 如果年龄＞ 20 岁而主动脉窦直径 Valsalva Z- 评分≥ 2，或者年龄＜ 20 岁而主动脉窦直径 Valsalva Z- 评分≥ 3，且有 MFS 家族史＝ MFS*

系统特征评分（分值）[†]

手腕和拇指特征＝ 3（手腕或拇指特征＝ 1）

鸡胸畸形＝ 2（漏斗胸或胸部不对称＝ 1）

后足畸形＝ 2（普通扁平足＝ 1）

气胸＝ 2

硬膜扩张＝ 2

髋臼前突＝ 2

US/LS 减少，手臂 / 身高增加，且无严重脊柱侧凸＝ 1

脊柱侧凸或胸腰椎后凸＝ 1

肘部伸展减少＝ 1

面部特征（3/5）＝ 1（长头畸形，眼内陷，睑下斜裂，颧发育不全，缩颌）

皮肤条纹＝ 1

近视＞ 3 屈光度＝ 1

二尖瓣脱垂（所有类型）＝ 1

FBN1 突变病因的标准

突变在 MFS 家族中已经被发现

以下任何一种新发突变（经证实的父系关系且父母无疾病）：

无义突变

帧内和帧外删除 / 插入

剪接位点突变影响典型剪接序列或显示在 mRNA/cDNA 水平上改变剪接错义突变影响 / 产生了半胱氨酸残基

影响 EGF 共有序列残基的错义突变 [（D/N）X（D/N）（E/Q）Xm（D/N）]

Xn（Y/F），其中 m 和 n 表示不同数量的残基；D，表示天冬氨酸；N，表示天冬酰胺；E，表示谷氨酸；Q，谷氨酰胺；Y，酪氨酸；F，苯丙氨酸〕

其他错义突变：如果可能在家族中发现，外加在 400 个种族匹配的对照组中染色体缺失；如果没有家族史，则没有 400 个种族匹配的对照染色体。

n ≥ 6 个减数分裂的单倍型连锁到 *FBN1* 位点

---

* 不区分 Shprintzen-Goldberg 综合征、Loeys-Dietz 综合征或 Ehlers-Danlos 综合征的特征，如有需要，可进行 TGFBR1/2，胶原生物化学，COL3A1 检测。随着时间的推移，其他情况／基因也会出现。

† 最高总分：20 分；评分 ≥ 7 表示全身受累。

MASS，二尖瓣、近视、主动脉、皮肤和骨骼特征；MFS，马方综合征；US/LS，上段／下段比率

From Loeys BL et al：The revised Ghent nosology for the Marfan syndrome，J Med Genet 47（7）：476-485，2009.

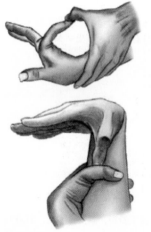
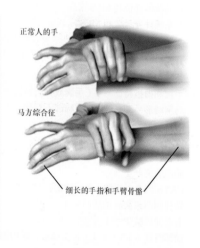

正常人的手

马方综合征

细长的手指和手臂骨骼

扫本章二维码看彩图

图 6-1 （扫本章二维码看彩图）马方综合征 斯坦伯格试验（拇指）和沃克-默多克测试（手腕）显示蜘蛛脚样指。（From Firestein GS et al：Kelley's textbook of rheumatology，ed 9，Philadelphia，2013，WB Saunders，Elsevier.）

二尖瓣关闭不全，三尖瓣脱垂，主动脉瓣反流，主动脉夹层，主动脉根部扩张

- 肺：肺尖大疱，自发性气胸
- 皮肤和体表：腹股沟疝，切口疝，萎缩纹
- 中枢神经系统：注意力缺失症，多动症，言语表达矛盾，硬

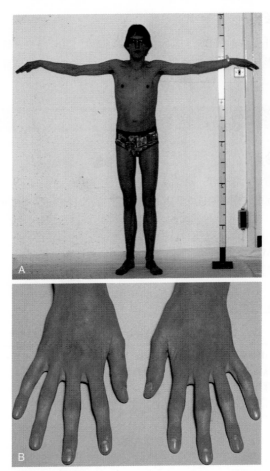

图 6-2 （扫本章二维码看彩图）**A.** 与躯干相比四肢较长；**B.** 蜘蛛脚样指。
（From Kanski JJ，Bowling B：Clinical ophthalmology，a systematic approach，ed 7，Philadelphia，2010，WB Saunders.）

　　膜扩张，盆腔前脑膜突出

　　如果家族史为阳性，近亲属明显受 MFS 影响，则患者应出现骨骼和其他一个器官系统表现，可通过连锁分析或突变检测确诊。

　　如果家族史为阴性或未知，患者应出现骨骼、心血管系统和一个其他系统表现，并且至少有一个表 6-1 带星号的表现。

　　每个器官系统的表现都被列出，以增加 MFS 的特异性，虽然没有一种是完全特异性的表现，但用星号标出的是最特异的。

病因学

原纤蛋白 1（FBN_1）基因突变是其病因，FBN_1 是微纤维的主要成分，形成弹性纤维的框架。MFS 的所有表现都可以用微纤维缺陷来解释。

 诊断

鉴别诊断

马方综合征的每一种临床表现都可能有其他原因，但是，如果符合诊断标准，则诊断成立。表 6-2 总结了马方综合征的简明诊断标准。

评估

- MFS 为临床诊断，如有必要，可进行遗传学咨询
- 超声心动图评估
  1. 二尖瓣脱垂
  2. 二尖瓣关闭不全

表 6-2　马方综合征简明诊断标准

在没有 MFS 家族史的情况下，可以在四种不同的情况下确定诊断：
1. 主动脉根部 Z 评分 ≥ 2，并有晶状体异位 *
2. 主动脉根部 Z 评分 ≥ 2，并有一个真正的 *FBN1* 突变
3. 主动脉根部 Z 评分 ≥ 2，系统评分 ≥ 7*
4. 晶状体异位和已知导致主动脉疾病的 *FBN1* 基因突变

如果有 MFS 家族史，可以在下列情况确诊：
1. 晶状体异位
2. 系统评分 ≥ 7
3. 主动脉根部 Z 评分 ≥ 2（20 岁以上）或 ≥ 3（20 岁以下）

在没有 MFS 家族史的情况下，其他诊断包括：
1. 晶状体异位 ± 系统评分，以及不知道 *FBN1* 突变与动脉瘤相关或无 *FBN1* 突变＝晶状体异位综合征
2. 主动脉根部 Z 评分＜ 2，系统评分 ≥ 5（至少有一个骨骼特征），无晶状体异位＝ MASS 表型
3. 二尖瓣脱垂，以及主动脉根部 Z 评分＜ 2，系统评分＜ 5，无晶状体异位＝二尖瓣脱垂综合征

* 表示需要注意，必须排除另一种诊断的特征，并进行适当的另一种分子检测。MASS，二尖瓣、近视、主动脉、皮肤和骨骼特征；MFS，马方综合征
（From Kliegman，RM: Nelson Textbook of Pediatrics，ed 21，Philadelphia，2020，Elsevier.）

　　3. 三尖瓣脱垂

　　4. 主动脉反流

　　5. 主动脉根部扩张

- 初次诊断后 6 个月应复查超声心动图，以评估主动脉直径增大率
- 经食管超声心动图，胸部 CT 扫描，胸部 MRI，或疑似主动脉夹层者行主动脉造影术
- 胸部 X 线检查肺尖大疱
- 请眼科医生做眼科检查
- 可以检测 *FBN1* 突变

治疗

- 通过体格检查及超声心动图定期监测心脏和主动脉。主动脉根部 / 升主动脉扩张的外径 ≥ 5 cm 时通常需要进行手术修复。对于准备怀孕的妇女，手术修复可能会更早（直径 ≥ 4.0 cm）
- 预防心内膜炎
- 限制接触性运动、举重和过度用力
- β 受体阻滞剂通常常用于减缓主动脉根部扩张速度。MFS 及合并动脉瘤的患者应该接受 β 受体阻滞剂的治疗，除非有禁忌证。最近的报道表明，使用血管紧张素受体阻滞剂也能显著减缓不受血流动力学影响的进行性主动脉根部扩张的速度。最近有一项针对儿童和年轻人 MFS 患者的试验，他们被随机分配给予氯沙坦或阿替洛尔治疗，在超过 3 年的时间里，两个治疗组的主动脉根部扩张率没有显著差异[1]
- 遗传咨询
- 怀孕期间应监测主动脉，因为增加了动脉夹层的风险

---

[1] Lacro RV，Sleeper LA et al：Atenolol versus losartan in children and young adults with Marfan's syndrome，N Engl J Med 371（21）：2061-2071，2014.

第7章 Felty 综合征
Felty Syndrome

Anthony M. Reginato

阙一帆 译 刘志勇 审校

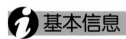 基本信息

定义

Felty 综合征（Felty syndrome，FS）最初被定义为血清阳性类风湿关节炎（rheumatoid arthritis，RA）、脾肿大和中性粒细胞减少的三联征。FS 的特征是持续性的特发性中性粒细胞减少。脾肿大的变化范围很大，它不再是一个绝对的诊断要求，而是作为血清阳性类风湿关节炎的关节外表现。

同义词

FS

ICD-10CM 编码	
M05.00	Felty 综合征，非指定部位
M05.011	Felty 综合征，右肩
M05.012	Felty 综合征，左肩
M05.019	Felty 综合征，非指定的肩关节
M05.021	Felty 综合征，右肘
M05.022	Felty 综合征，左肘
M05.029	Felty 综合征，非指定的肘关节
M05.031	Felty 综合征，右腕
M05.032	Felty 综合征，左腕
M05.039	Felty 综合征，非指定的腕关节
M05.041	Felty 综合征，右手
M05.042	Felty 综合征，左手
M05.049	Felty 综合征，非指定的手部
M05.051	Felty 综合征，右髋
M05.052	Felty 综合征，左髋

M05.059　Felty 综合征，非指定的髋关节

M05.061　Felty 综合征，右膝

M05.062　Felty 综合征，左膝

M05.069　Felty 综合征，非指定的膝关节

M05.071　Felty 综合征，右踝和足

M05.072　Felty 综合征，左踝和足

M05.079　Felty 综合征，非指定的踝和足

M05.09　Felty 综合征，多部位

流行病学和人口统计学

- 初诊为类风湿关节炎的患者一生中患 FS 的风险估计为 1%。在过去的 20 年间，患病率一直在稳步下降
- 人口统计学与类风湿关节炎相似，影响 60% ~ 80% 的女性
- FS 患者往往有 RA 家族史，且 HLA-DR4 阳性
- 一般认为在 40 ~ 50 岁的 FS 患者多有长达 10 年以上的 RA 病史
- FS 在非裔美国人中很少见，因为在此人群中 HLA-DR4 罕见

临床表现

- Felty 综合征是一种少见的伴有中性粒细胞减少（绝对数 < 2000/μl）和脾大的类风湿关节炎的关节外表现

　　类风湿关节炎通常是严重的，长期存在（至少 10 年），血清类风湿因子（rheumatoid factor，RF）或抗瓜氨酸肽抗体（anti-citrullinated peptide antibodies，ACPA）阳性

- FS 患者的关节外表现（类风湿结节、血管炎、皮损、胸膜心包炎等）比 RA 患者更常见
- 1/3 的患者可能有相对不活跃的滑膜炎。即使在无活动性滑膜炎的患者中，ESR 也几乎总是显著升高
- 关节炎出现前很少出现脾大和中性粒细胞减少
- 轻度肝大常见（高达 68%）
- 脾大的程度各不相同，只能通过影像学检查发现；脾大的程度与中性粒细胞减少程度无相关性
- 与其他 RA 患者相比，FS 患者的细菌感染频率增加了 20 倍
- FS 患者发生非霍奇金淋巴瘤的风险高于 RA 患者。FS 患者

肺部疾病的风险会增加。区分大颗粒淋巴细胞（large granular lymphocyte，LGL）白血病和 FS 是必要的，因为两者都存在中性粒细胞减少，并且都与 RA 相关

病因学

FS 的发病机制可能是多因素的，包括血液循环系统中粒细胞产生和破坏的失衡而导致的免疫功能紊乱。

 诊断

鉴别诊断

- 系统性红斑狼疮
- LGL 白血病
- 药物反应 [传统改善病情抗风湿药物（DMARDs）或生物制剂]
- 骨髓增殖性疾病
- 淋巴瘤或网状内皮恶性肿瘤
- 肝硬化门脉高压症
- 结节病
- 结核病
- 淀粉样变
- HIV 感染
- EB 病毒感染
- 疟疾

实验室检查

- 对 FS 患者没有单一的诊断测试
- 全血细胞计数（CBC）可用来鉴别检测中性粒细胞减少（< 2000/μl），轻至中度贫血，轻至中度血小板减少
- ESR、C 反应蛋白升高
- 类风湿因子和（或）抗环瓜氨酸肽（抗 -CCP）抗体滴度升高，阳性率分别为 94% 和 77%，滴度通常较高
- FS 患者自身抗体水平常常更高
  1. 抗核抗体（ANA）阳性率为 67%
  2. 抗组蛋白抗体阳性率为 83%

　　3. 抗中性粒细胞胞质抗体（ANCA）阳性率为 77%

　　4. 抗葡萄糖 -6- 磷酸异构酶抗体阳性率为 92%

- HLA-DR4：98% 阳性

- 与 RA 患者相比，FS 患者的免疫球蛋白水平可能更高，补体水平更低

- 为了排除 LGL 白血病，外周血涂片形态学和免疫表型分析是必需的

- 为了排除其他原因的中性粒细胞减少，骨髓检查常常是必需的，典型表现为骨髓增生伴成熟停止

影像学表现

　　超声或 CT 扫描有助于诊断脾大，但不是必需的。

𝐑𝐱 治疗

急性期治疗

　　主要治疗措施包括减少感染风险的非药物措施、控制 RA 疾病和减轻粒细胞减少症的药物。

- 脾切除术

　　1. 适用于使用传统合成的改善病情抗风湿药物（csDMARD）和（或）生物制剂抗风湿药物（bDMARD）不能控制的严重中性粒细胞减少症（< 1000/mm³）和严重反复感染的患者

　　2. 快速逆转血液异常

　　3. 25% ～ 30% 的患者复发中性粒细胞减少症，但粒细胞计数通常仍高于脾切除术前的水平

　　4. 复发感染频率的改善程度各异，与血液学改善的程度无关

- DMARD［传统合成（csDMARD）和生物制剂（bDMARD）］：

　　1. 甲氨蝶呤（MTX）和利妥昔单抗（RTX）是 FS 患者首选的 DMARD，其确切疗效已被报道。来氟米特可作为 MTX 的替代品，用于无法服用 MTX 的患者。对 MTX 和 RTX 反应不佳的患者，以及需要泼尼松（每日剂量超过 10 ～ 15 mg）才能控制关节炎和粒细胞减少症的患者，推荐使用阿巴西普

　　2. 避免使用肿瘤坏死因子（TNF）抑制剂，研究证明其对 FS

无效。目前尚无托珠单抗和托法替尼治疗 FS 疗效的研究，但由于它们都可能导致中性粒细胞减少而应避免使用

3. 青霉胺、柳氮磺胺吡啶、羟氯喹、金制剂：经验有限，不常使用，不是 FS 的首选

- 糖皮质激素：
  1. 严重感染是使用糖皮质激素的主要障碍
  2. 泼尼松 ≥ 30 mg/d 可提高中性粒细胞计数，但疗效会因激素的减量而无法持久
  3. 脉冲加药是短期升高中性粒细胞的一种潜在替代方法
- 粒细胞集落刺激因子 / 粒细胞-巨噬细胞集落刺激因子
  1. 改善 FS 患者中性粒细胞计数，但不能改善关节炎和贫血
  2. 作为严重感染或准备手术时的辅助治疗可能是有用的

预后

- 因中性粒细胞减少而反复感染的患者预后差，确诊后 5 年内平均死亡率为 25%
- FS 患者的关节受累可能很严重

转诊

- 中性粒细胞减少症，就诊于血液科
- 类风湿关节炎，就诊于风湿免疫科相关领域专家处

 重点和注意事项

专家点评

- 反复感染是死亡的主要原因
- DMARD 可以有效地治疗 FS 的中性粒细胞减少症，MTX 最常用

相关内容

脾功能亢进（相关重点专题）

类风湿关节炎（相关重点专题）

推荐阅读

Hamada-Ode K, Taniguchi Y, Shimamura Y, Kagawa T, Terada Y: Efficacy of abatacept for Felty's syndrome, *Rheumatology (Oxford)* 2019.

Lazaro E et al: Management of neutropenia in patients with rheumatoid arthritis, *Joint Bone Spine* 82(4):235-239, 2015.

Narvaez J et al: Biological agents in the management of Felty's syndrome: a systematic review, *Semin Arthritis Rheum* 41:658, 2012.

Sarp U et al: A beneficial long-term and consistent response to rituximab in the treatment of refractory neutropenia and arthritis in a patient with Felty syndrome, *J Clin Rheumatol* 20(7):398, 2014.

第8章 系统性红斑狼疮
Systemic Lupus Erythematosus

Katarzyna Gilek-Seibert

刘岗　陶惠　译　杜英臻　审校

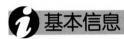 基本信息

定义

系统性红斑狼疮（systemic lupus erythematosus，SLE）是一种以产生自身抗体，导致抗体介导的、免疫复合物沉积性组织损伤为特征的慢性炎症性疾病。SLE 涉及多个器官和系统，具有不同的疾病模式，经常复发和缓解是其常见的特征。

同义词

SLE

狼疮

ICD-10CM 编码

M32　SLE

M32.0　药物性 SLE

M32.8　其他形式的 SLE

M32.9　非特异性的 SLE

M32.10　器官或系统受累不明的 SLE

M32.11　SLE 的心内膜炎

M32.12　SLE 的心包炎

M32.13　SLE 的肺部受累

M32.14　SLE 的肾小球疾病

M32.15　SLE 的肾小管间质性肾病

M32.19　SLE 的其他器官或系统受累

流行病学和人口统计学

患病率：不同性别、种族／族裔群体和地域之间存在差异，约为（20 ～ 70）/100 000。非裔、亚裔和西班牙裔美国人的患病率较高。据估计，美国有 35 万 SLE 患者。

好发性别：女性：男性是 9 : 1。这一比例在生殖年龄组最高，16 岁以下和 55 岁以上患病率约为生殖年龄组的一半。

好发年龄：确诊时的平均年龄为 31 岁。

体格检查和临床表现

- 全身症状：不明原因发热、疲劳（80% ～ 100%）、不适（表 8-1）
- 皮肤黏膜病变（超过 80% 的患者）

  急性（与＋ Ro 抗体相关）：不累及鼻唇沟的面颊疹（图 8-1）（急性皮肤狼疮）、环状或丘疹性皮疹（亚急性皮肤狼疮）

  慢性：突起的红斑斑块，随后水肿斑块和粘连性鳞屑（盘状皮肤狼疮）、深部狼疮、肿胀性狼疮；脱发、光敏感、鼻或口咽溃疡［通常无痛，但盘状病变（图 8-2）可能会疼痛］；雷诺现象、白细胞碎屑血管炎、冻疮、网状青斑或葡萄状青斑（继发于抗磷脂抗体综合征）

- 皮肤活检标志：皮炎交界处
- 肌肉骨骼（约 90% 的狼疮患者）：关节痛比真正的关节炎更常见，但非侵蚀性变形性关节病并不罕见；肌炎
- 心脏：最常见的是心包摩擦音（心包炎）、心脏瓣膜疾病：瓣膜结节和增厚（利-塞疣状心内膜炎）、充血性心力衰竭、心

表 8-1　系统性红斑狼疮的潜在临床表现

靶器官	潜在的临床表现
全身症状	疲劳、厌食、体重减轻、发热、淋巴结病
肌肉骨骼	关节炎、肌炎、关节病、肌痛、缺血性坏死、骨质疏松症
皮肤	颊疹、盘状疹、光敏疹、皮肤血管炎、网状青斑、甲周毛细血管异常、雷诺现象、脱发、口腔和鼻溃疡
肾脏	高血压、蛋白尿、血尿、水肿、肾病综合征、肾衰竭
心血管	心包炎、心肌炎、传导系统异常、Libman-Sacks 心内膜炎
神经	癫痫、精神病、脑炎、卒中、横脊髓炎、抑郁、认知障碍、头痛、假瘤、周围神经病变、舞蹈病、视神经炎、脑神经麻痹
肺部	胸膜炎、肺间质性疾病、肺出血、肺动脉高压、肺栓塞
血液	免疫介导的血细胞减少（溶血性贫血、血小板减少或白细胞减少）、慢性炎症性贫血、高凝、血小板减少性血栓性微血管病
胃肠道	肝脾大、胰腺炎、影响肠道的血管炎、蛋白丢失性肠病
眼睛	视网膜血管炎、巩膜炎、巩膜外层炎、乳头水肿

扫本章二维
码看彩图

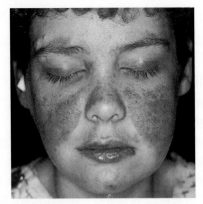

图 8-1 （扫本章二维码看彩图）**系统性红斑狼疮**。这位年轻人患有典型的系统性红斑狼疮面颊部皮疹。注意突出的鼻唇部未受影响。（From Callen JP et al：Dermatological signs of systemic disease，ed 5，Philadelphia，2017，Elsevier.）

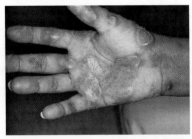

图 8-2 （扫本章二维码看彩图）**累及手掌的盘状红斑狼疮侵蚀性病变**。盘状红斑狼疮的典型病变见于其他部位。（From Callen JP et al：Dermatological signs of systemic disease，ed 5，Philadelphia，2017，Elsevier.）

肌炎、早发动脉粥样硬化性心脏病

- 肺部：胸膜炎（最常见）、急性或慢性肺炎、弥漫性肺泡出血、肺动脉高压
- 胃肠：吞咽困难、肠系膜血管炎、腹膜炎、胰腺炎、肝炎
- 神经精神疾病：头痛、精神病、抽搐、急性精神错乱状态、周围或脑神经病变、横贯性脊髓炎、卒中（可能与抗磷脂抗体综合征有关）、认知功能障碍
- 血液病（约50%的狼疮患者）：贫血（溶血性贫血、慢性消耗性贫血、再生障碍性贫血）、血小板减少、白细胞减少、淋巴结病、继发性抗磷脂抗体综合征
- 肾脏：急性肾衰竭、蛋白尿、肾炎综合征、肾病综合征

病因学

狼疮可能由内源性和外源性因素在遗传易感个体中触发。SLE 易感性涉及 MHC Ⅱ类多态性，通常观察到与人类白细胞抗原 -DR-2、DR3、DR4 和 DR8 相关。SLE 还与 C1q、C2、C4a 以及其他遗传性缺陷有关。SLE 还有家族聚集性，在同卵双胞胎中的风险为 25% ～ 50%，在异卵双胞胎中约为 5%。环境因素（如紫外线、Epstein-Barr 病毒感染和吸烟）可能起到触发作用。自身抗体的产生是 SLE 疾病发展和诊断的标志。有证据表明：细胞死亡后对核蛋白和核酸进行了不适当的处理。中性粒细胞通过一种称为 NET-osis（自杀性中性粒细胞胞外捕捉）的过程造成的死亡损伤导致了核碎片的积累。这反过来可以导致自核物质被呈递给浆细胞样树突状细胞。浆细胞样树突状细胞通过Ⅰ型干扰素依赖机制增殖抗体和产生免疫复合物。

Ⓓ 诊断

鉴别诊断

- 类风湿关节炎、混合性结缔组织病、全身性血管炎
- 肿瘤性疾病
- 血液系统恶性肿瘤、副肿瘤综合征
- 全身性感染
- 其他：血栓性血小板减少性紫癜 / 溶血性尿毒症综合征、原发性抗磷脂抗体综合征

评估

SLE 的诊断是基于临床的。2019 年欧洲抗风湿病联盟 / 美国风湿病学会（American College of Rheumatology，ACR）对 SLE 的分类标准将包括至少一次抗核抗体（antinuclear antibody，ANA）阳性列为强制性准入标准，然后是 7 个临床方面（全身症状、血液疾病、神经精神疾病、黏膜皮肤疾病、浆膜疾病、肌肉骨骼疾病、肾脏疾病）和 3 个免疫学方面（抗磷脂抗体、补体蛋白、SLE 特异性抗体）的附加加权标准，权重从 2 到 10，积分≥ 10 分的患者被认为有 SLE。新标准的敏感度和特异度分别为 96.1% 和 93.4%，而 ACR 1997 年标准的敏感度和特异度分别为 82.8% 和 93.4%，2012 年系统性红斑狼疮国际合作组标准的敏感度和特异度分别为 96.7% 和 83.7%。1997 年 ACR

标准为：

- 面颊疹
- 盘状皮疹
- 光敏性（阳光可及部位不寻常的皮疹复发）
- 由医生观察到的口腔或鼻咽部无痛性溃疡
- 关节炎（非侵蚀性的）
- 浆膜炎（胸膜炎、心包炎）
- 肾功能障碍（持续性蛋白尿 > 0.5 g/d，如果不进行定量，则试纸上显示＋＋＋或以上；细胞管型）
- 神经紊乱［抽搐、精神病（在没有诱发药物或代谢紊乱的情况下）］
- 血液病：
  1. 溶血性贫血伴网织红细胞增多症
  2. 白细胞减少症（两次或两次以上 < 4000/mm³）
  3. 淋巴细胞减少（两次或两次以上 < 1500/mm³）
  4. 血小板减少症（在没有诱发药物的情况下 < 10 万 /mm³）
- 免疫紊乱：
  1. 抗双链 DNA 抗体（抗 dsDNA）
  2. 抗史密斯抗体（抗 Sm）
  3. 抗磷脂抗体（抗心磷脂 IgM 或 IgG、狼疮抗凝剂、抗 β-2 糖蛋白 IgM 或 IgG 或荧光梅毒抗体吸收试验假阳性或梅毒螺旋体制动反应达 6 个月）
- ANA：在缺乏已知与药物性狼疮综合征相关的药物的情况下，无论何时通过免疫荧光或等效法测定的 ANA 的异常滴度

2012 年 SLICC 标准：符合以下条件可诊断 SLE：

- 经活检证实为 ANA 或抗 dsDNA 抗体的肾炎
- 患者符合四项临床标准[①]，要求至少一项临床标准和至少一项免疫学标准
- 临床标准：
  1. 急性皮肤性狼疮（面颊疹、大疱性狼疮、中毒性表皮坏死松解症、光敏性狼疮、斑丘疹性狼疮、亚急性皮肤狼疮）
  2. 慢性皮肤性狼疮（盘状病变、肥厚性疣状病变、脂膜炎、黏膜狼疮、肿胀性狼疮、冻疮狼疮、扁平苔藓）

---

① 译者注：原文如此，应为四项标准

3. 口腔或鼻部溃疡

4. 非瘢痕性脱发

5. 滑膜炎（累及 2 个以上关节，或者 2 个以上关节出现炎性关节痛）

6. 浆膜炎（胸膜炎超过 1 天、心包疼痛超过 1 天）

7. 肾脏疾病（24 h 尿蛋白＞ 500 mg）或红细胞管型

8. 神经疾病（抽搐、精神病、多发性单神经炎、脊髓炎、周围或脑神经病变、急性精神错乱状态）

9. 溶血性贫血

10. 淋巴细胞减少（至少有一次＜ 1000/mm^3）

11. 血小板减少症（至少有一次＜ 10 万 /mm^3）

● 免疫学标准：

1. ANA

2. 抗 dsDNA（＞ 2 倍实验室参考范围）

3. 抗 -Sm

4. 抗磷脂抗体［狼疮抗凝剂，快速血清学试验（RPR），抗心磷脂 IgA、IgG、IgM，抗 β2 糖蛋白 IgA、IgG、IgM］

5. 低补体

6. 无溶血性贫血的直接 Coombs 试验阳性

表 8-2 列出了 SLE 分类标准的定义。

表 8-2 2019 年 SLE 分类标准定义

标准	定义
抗核抗体（ANA）	使用 HEP-2 细胞时 ANA 效价≥ 1：80 或同等阳性试验至少一次。强烈推荐使用 HEp-2 细胞的免疫荧光检测或至少具有同等性能的固相 ANA 筛查免疫分析
发热	温度＞ 38.3℃（100.9°F）
白细胞减少症	白细胞计数＜ 4000/mm^3
血小板减少	血小板计数＜ 100 000/mm^3
自身免疫性溶血	溶血的证据：如网织红细胞增多症、低结合珠蛋白、间接胆红素升高、LDH 以及 Coombs（直接抗球蛋白）试验阳性
精神错乱	其特征是：①意识或觉醒水平的改变，集中注意力的能力降低，②症状在数小时内到＜ 2 天内发展到高峰，③全天的症状波动，④a. 认知的急性 / 亚急性

续表

标准	定义
	改变（如记忆障碍或定向障碍），或 b. 行为、情绪或情感的改变（如躁动、睡眠／觉醒周期颠倒）
精神病	以①没有洞察力的妄想和（或）幻觉和②无谵妄为特征
惊厥发作	原发大发作或部分／局灶性发作
非瘢痕性脱发	临床医生观察到的无瘢痕脱发[†]
口腔溃疡	临床医生观察到的口腔溃疡[†]
亚急性皮肤性或盘状狼疮	临床医生观察到的亚急性皮肤红斑狼疮[†]： 环状或丘疹鳞屑样（牛皮癣样）皮疹，通常呈向光性分布 如果进行皮肤活检，必须有典型的改变［界面空泡性皮炎：包括血管周围淋巴组织细胞浸润，通常伴有真皮黏液（黏蛋白）］ 或者 临床医生观察到的盘状红斑狼疮[†]： 伴有萎缩性瘢痕继发性改变的红斑–紫罗蓝色皮损、色素沉着异常、经常滤泡角化过度／堵塞（头皮），这些都会导致头皮瘢痕性脱发 如果进行皮肤活检，必须有典型的改变［血管周围和（或）阑尾周围淋巴组织细胞浸润的界面空泡性皮炎，头皮可见毛囊角蛋白栓。在长期病变中，可注意到黏蛋白沉积］
急性皮肤红斑狼疮	临床医师观察到的面颊疹或全身黄斑丘疹[†] 如果进行皮肤活组织检查，必须有典型的改变（血管周围淋巴组织细胞浸润的界面空泡性皮炎，通常伴有真皮黏液。血管周围的中性粒细胞浸润可能出现在病程的早期）
胸腔或心包积液	胸腔积液和（或）心包积液的影像证据（如超声、X线、CT、MRI）
急性心包炎	有两种以上临床表现：①心包胸痛（典型为剧烈胸痛，吸气时加重，前倾可改善），②心包摩擦，③心电图有新的广泛性 ST 段抬高或 PR 段下降，④影像上（如超声、X线、CT、MRI）有新的或加重的心包积液

标准	定义
关节受累	①≥ 2 个关节的滑膜炎，以肿胀或渗液为特征 或 ②≥ 2 个关节压痛，晨僵至少 30 min
蛋白尿 > 0.5 g/24 h	24 h 尿蛋白 > 0.5 g 或等值的随机尿蛋白与肌酐比值
肾活检后根据 ISN/RPS 2003 年分类的 Ⅱ 或 Ⅴ 类狼疮性肾炎	Ⅱ类： 系膜增生性狼疮性肾炎：光镜下可见不同程度的单纯系膜细胞增多或系膜基质扩张，系膜免疫沉积。免疫荧光或电子显微镜可以看到少数孤立的上皮下或内皮下沉积，但光学显微镜观察不到 Ⅴ类： 膜性狼疮性肾炎：光镜、免疫荧光或电子显微镜下的球状或节段性上皮下免疫沉积或其形态后遗症，有或无系膜改变
肾活检后根据 ISN/RPS 2003 年分类的 Ⅲ 或 Ⅳ 类狼疮性肾炎	Ⅲ类： 局灶性狼疮性肾炎：活动性或非活动性的局灶性、节段性或全部的毛细血管内或毛细血管外肾小球肾炎，累及全部肾小球的 50% 以下，通常伴有局灶性内皮下免疫沉积，伴有或不伴有系膜改变 Ⅳ类： 弥漫性狼疮性肾炎：活动性或非活动性的弥漫性、节段性或全部的毛细血管内或毛细血管外肾小球肾炎，累及 ≥ 50% 的肾小球，通常伴有弥漫性内皮下免疫沉积，伴有或不伴有系膜改变。这类病例包括弥漫性钢丝圈套样沉积，但很少或没有肾小球增生
抗磷脂抗体阳性	中效价或高滴度（> 40 APL、GPL 或 MPL，或 > 第 99 个百分位数）的抗心磷脂抗体（IgA、IgG 或 IgM）或抗 β₂GP1 抗体（IgA、IgG 或 IgM）阳性或狼疮抗凝剂阳性
低 C3 或低 C4	C3 或 C4 低于正常下限
低 C3 和低 C4	C3 和 C4 均低于正常下限
抗 dsDNA 抗体或抗 Sm 抗体	免疫测定中抗 dsDNA 抗体或抗 Sm 抗体在诊断 SLE 中对相关疾病对照组的特异度 ≥ 90%

β₂GP1，β₂- 糖蛋白 1；dsDNA，双链 DNA；CT，计算机断层成像；ISN，国际肾脏病学会；LDH，乳酸脱氢酶；MRI，磁共振成像；RPS，肾脏病理学会；SLE，系统性红斑狼疮。

† 这可能包括体检或照片收集

实验室检查

建议对疑似 SLE 进行初步实验室评估：

- 用免疫荧光或类似的高质量方法进行 ANA 分析

  全血分类计数、血尿素氮和血肌酐、尿分析、血沉、部分凝血活酶时间（PTT）、补体（C3，C4）

考虑对高度怀疑系统性狼疮的患者进行额外的实验室检查：

- 抗 dsDNA、抗 Sm、抗 SSA、抗 SSB、抗 RNP 抗体，表 8-3 总结了 SLE 的自身抗体和临床意义
- 狼疮抗凝剂、RPR、抗心磷脂抗体、抗 β_2 糖蛋白抗体，特别是在有血栓事件或反复流产的患者中
- 尿检红细胞、细胞管型
- 随机抽查尿蛋白 / 尿肌酐比（＞ 0.5 为异常），如有蛋白尿则收集 24 h 尿蛋白（＞ 500 mg 为异常）。表 8-4 总结了狼疮性肾炎肾活检标本的评估
- 直接 Coombs 试验

影像学检查

- 胸部 X 线检查可能存在的肺受累（胸腔积液、肺浸润）

表 8-3　系统性红斑狼疮自身抗体及其临床意义

自身抗体	SLE 患病率	临床意义
抗核抗体		
抗 dsDNA	60%	对 SLE 的特异度为 95%，随着疾病活动而波动，与肾小球肾炎相关
抗 Sm	20%～30%	对 SLE 的特异度为 99%，与抗 U1RNP 抗体相关
抗 U1RNP	30%	抗体与混合性结缔组织病和低频率肾小球肾炎相关
抗 Ro/SSA	30%	与干燥综合征、光敏性、SCLE、新生儿狼疮、先天性心脏传导阻滞相关
抗 La/SSB	20%	与干燥综合征、SCLE、新生儿狼疮、先天性心脏传导阻滞、抗 Ro/SSA 有关
抗组蛋白	70%	与药物引起的狼疮有关
抗磷脂	30%	与动脉和静脉血栓形成、妊娠的发病有关

dsDNA，双链脱氧核糖核酸；SSA，抗干燥综合征相关抗原 A；SSB，抗干燥综合征相关抗原 B；SCLE，亚急性皮肤红斑狼疮；U1RNP，U1 核糖核蛋白

From Firestein GS et al: Kelley's textbook of rheumatology, ed 9, Philadelphia, 2013, Saunders.

表 8-4　狼疮性肾炎肾活检标本评价

肾活检参数	评估
确保样品足够	肾小球 < 10 为不理想标本
光学显微镜染色	苏木精和伊红：鉴别炎症细胞的最佳方法 三色（Masson）：最适用于间质纤维化、肾小球硬化 PAS 染色：识别基底膜异常
免疫荧光研究	可用于识别免疫沉淀物
电子显微镜	有助于确定免疫复合物的分布（内皮下、上皮、膜沉积）和足细胞病变的检测
活动性和慢性指数	有助于完成肾活检报告，作为 2003 年 ISN/RPS 肾活检分类的补充
需要考虑的重要因素	活动指数（尤其是新月体、纤维素样坏死） 慢性化指数（尤其是间质纤维化、肾小管萎缩、肾小球硬化） 肾血管病变（与抗磷脂抗体的存在有关）

ISN，国际肾脏病学会；RPS，肾脏病理学会

From Hochberg MC：Rheumatology，ed 7，Philadelphia，2019，Elsevier.

- 胸痛时心电图检查
- 如果心脏听诊有杂音（可能是新发或不明原因充血性心力衰竭或心包炎）则用超声心动图检查

治疗

非药物治疗

- 避免阳光照射，使用高防晒指数（> 35）的防晒霜
- 筛选和劝告患者避免那些可控的心血管危险因素，如吸烟、饮食不健康、缺乏锻炼、高胆固醇和未控制的高血压（HTN）
- 对育龄备孕患者提供咨询
- 补充钙和维生素 D 预防早期骨质疏松症（见"重点和注意事项"）

常规治疗

- FDA 批准的 SLE 药物只有四种：阿司匹林、类固醇、羟氯喹（1955 年）和贝利木单抗（belimumab，2011 年）
- 治疗应针对受损器官
- 有限和明确的皮质类固醇疗程对各种 SLE 症状是有用的。类固醇治疗应仅限于急性或亚急性症状控制，因为长期使用类

固醇会增加心血管风险和增加器官损害

- 考虑在某些更易患抗疟性溶血性贫血的人群中检查 G6PD
- 在减少红斑、器官损伤、脂质和血栓形成、提高存活率、增强霉酚酸酯（MMF）在狼疮性肾炎中的作用以及预防癫痫方面羟氯喹证据最强。目前建议不要超过 5 mg/（kg·d）的剂量，以降低视网膜毒性的风险
- 甲氨蝶呤和硫唑嘌呤可减少类固醇的使用，适应证包括 SLE 皮肤病和关节炎
- 关节疼痛和轻度浆膜炎通常可以通过非甾体抗炎药或小剂量皮质类固醇得到很好的控制，羟氯喹和甲氨蝶呤对关节炎也有效，贝利木单抗对 SLE 关节和皮肤表现有很好的疗效，来氟米特和利妥昔单抗可考虑用于治疗顽固性关节炎。表 8-5 总结了 SLE 肌肉骨骼病变的治疗方法
- 皮肤表现：
  1. 局部或皮内类固醇对个别盘状病变有帮助，尤其是在头皮
  2. 羟氯喹单用或与奎纳克林和（或）氯喹联合可治疗难治性皮肤病
  3. 难治性病例可采用贝利木单抗、霉酚酸酯、氨苯砜或这几种药物的联合治疗
  4. 表 8-6 总结了 SLE 皮损的一般处理
- 血液学表现：
  1. 皮质类固醇是一线治疗方法。表 8-7 总结了 SLE 主要血液学特征的治疗

表 8-5　系统性红斑狼疮肌肉骨骼病变的治疗方法

	一线治疗	二线治疗	三线治疗	实验治疗
关节炎	HCQ 或 CQ 低剂量糖皮质激素	MTX 来氟米特	贝利木单抗 RTX 抗 -TNF	阿巴西普 西法木单抗
AVN	避免高剂量的皮质类固醇	aPL 阳性患者的抗聚集作用	核心减压 经皮钻孔 关节成形术	
肌炎	大剂量皮质类固醇	MTX 硫唑嘌呤	IVIG RTX	

aPL, 抗磷脂抗体；AVN, 缺血性坏死；CQ, 氯喹；HCQ, 羟氯喹；IVIG, 静脉注射免疫球蛋白；MTX, 甲氨蝶呤；RTX, 利妥昔单抗；TNF, 肿瘤坏死因子。

From Hochberg MC : Rheumatology, ed 7, Philadelphia, 2019, Elsevier.

表 8-6　系统性红斑狼疮皮损的一般处理

	急性期	SCLE	DLE
非药物措施	避光保护 避免使用光敏药物 戒烟	避光保护 避免使用光敏药物 戒烟	避光保护 避免使用光敏药物 戒烟
局部治疗	局部钙调神经磷酸酶抑制剂	局部糖皮质激素 局部钙调神经磷酸酶抑制剂 病灶内的糖皮质激素	局部糖皮质激素 局部钙调神经磷酸酶抑制剂 病灶内的糖皮质激素 R-沙丁胺醇
全身治疗			
一线治疗	抗疟疾药	抗疟疾药	抗疟疾药 糖皮质激素
二线治疗	糖皮质激素	全身性维甲酸	MTX 全身性维甲酸 抗疟联合用药
难治性病例	根据全身性受累情况用药 RTX 贝利木单抗	沙利度胺 来氟米特 MMF IVIG RTX 贝利木单抗	氨苯砜 沙利度胺 贝利木单抗 RTX 来那度胺
正在研究的疗法	阿巴西普	阿巴西普 西法木单抗 阿普斯特	阿巴西普 西法木单抗 阿普斯特

DLE，盘状红斑狼疮；IVIG，静脉注射免疫球蛋白；MMF，霉酚酸酯；MTX，甲氨蝶呤；RTX，利妥昔单抗；SCLE，亚急性皮肤红斑狼疮

From Hochberg MC：Rheumatology，ed 7，Philadelphia，2019，Elsevier.

2. 硫唑嘌呤可用于治疗血小板减少症或溶血性贫血。在第一次使用之前应检查 TPMT 的基因突变

3. 静脉注射免疫球蛋白（intravenous immunoglobulin，IVIG）或利妥昔单抗可用于治疗严重白细胞减少症、自身免疫性溶血性贫血或自身免疫性血小板减少症

- 中枢神经系统表现：

1. 对症治疗头痛，大多数头痛与系统性红斑狼疮无关，应该根据潜在病因进行治疗

2. 可以选择抗惊厥药和抗精神病药物

3. 其他神经精神性 SLE 症状的标准疗法尚未确立

表 8-7　系统性红斑狼疮主要血液学特征的治疗

	一线治疗	二线治疗	三线治疗	实验治疗
血小板减少	糖皮质激素	硫唑嘌呤 CYC IVIG	RTX MMF 环孢素	血小板生成素受体激动剂
自身免疫性贫血	糖皮质激素 *	CYC IVIG	MMF RTX 达那唑	
纯 RBC 再生障碍性贫血	糖皮质激素 *	CYC IVIG	达那唑 环孢素 MMF	EPO
噬血细胞综合征	糖皮质激素 *	CYC 环孢素 PE	IVIG[†] RTX	
TTP	糖皮质激素 *	PE CYC	RTX	

CYC，环磷酰胺；EPO，促红细胞生成素；IVIG，静脉免疫球蛋白；MMF，霉酚酸酯；PE，血浆置换；RBC，红细胞；RTX，利妥昔单抗；TTP，血栓性血小板减少性紫癜。
* 推荐使用甲泼尼龙冲击疗法（3×1000 mg）。
[†] 在合并感染患者中的应用
From Hochberg MC：Rheumatology，ed 7，Philadelphia，2019，Elsevier.

- 肾脏疾病：国际肾脏病学会 / 肾脏病理学会狼疮性肾炎的组织学分型见表 8-8，狼疮性肾炎的严重程度见表 8-9，狼疮性肾炎推荐治疗方案总结在表 8-10（Ⅲ、Ⅳ或伴细胞新月体Ⅳ / Ⅴ型狼疮性肾炎见表 8-11）。诱导期：6 个月治疗

表 8-8　2003 年国际肾脏病学会 / 肾脏病理学会狼疮性肾炎组织学分型

分型	描述类型
Ⅰ	轻度系膜性狼疮性肾炎 光镜下肾小球正常，免疫荧光显示系膜区免疫复合物沉积
Ⅱ	系膜增生性狼疮性肾炎 光镜下可见单纯系膜细胞增多或系膜基质扩张，并有系膜区免疫复合物沉积 免疫荧光或电子显微镜可以看到少数孤立的上皮下或内皮下沉积，但光学显微镜看不到
Ⅲ	局灶性狼疮性肾炎 活动性或非活动性局灶性、节段性或小于 50% 肾小球整个毛细血管内和毛细血管外的肾小球肾炎，通常伴有局灶性内皮下免疫复合物沉积，可有系膜改变

分型	描述类型
Ⅳ	弥漫性狼疮性肾炎 活动性或非活动性弥漫性、节段性或≥ 50% 的肾小球整个毛细血管内或毛细血管外肾小球肾炎，通常伴有弥漫性内皮下免疫复合物沉积，可有系膜改变。当≥ 50% 的受累肾小球有节段性损害时，可分为弥漫性节段性（Ⅳ -S）狼疮性肾炎；当≥ 50% 的受累肾小球有整个损害时，可分为弥漫性整个性（Ⅳ -G）狼疮性肾炎。节段性病变的定义是肾小球病变范围不到肾小球簇的一半。这类病例包括弥漫性钢丝圈套样沉积，但很少或没有肾小球增生
Ⅴ	膜性狼疮性肾炎 光镜、免疫荧光或电子显微镜下可有系膜改变的整个性或节段性上皮下免疫复合物沉积或其形态后遗症 Ⅴ型肾炎可能与Ⅲ型或Ⅳ型肾炎同时发生，在这种情况下，两者都会被诊断出来 Ⅴ型肾炎可能表现为晚期硬化性病变
Ⅵ	晚期硬化性狼疮性肾炎 ≥ 90% 的肾小球硬化，无残余活性

From Hochberg MC：Rheumatology，ed 7，Philadelphia，2019，Elsevier.

表 8-9 狼疮性肾炎的严重程度 *

	组织学分型（ISN/RPS 2003）	↓ GFR†	24 h 蛋白尿> 3 g/d	不良组织学特征‡
轻度	Ⅲ	—	—	—
	Ⅴ	—	—	
中度	Ⅲ	+ / −	+ / −	—
	Ⅳ	−	+ / −	
	Ⅴ	—	+	
重度	Ⅲ～Ⅳ	+ / −	+ / −	+
	Ⅳ	+	+ / −	+ / −
	Ⅲ～Ⅳ	+§	+ / −	+ / −
	Ⅴ	+	+	
	Ⅴ＋Ⅲ～Ⅳ	+ / −	+ / −	+ / −

+，有特征；−，无特征；ISN，国际肾脏病学会；RPS，肾脏病理学会。

* 同时使用皮质类固醇或其他免疫抑制药物可能会改变尿沉渣或组织学结果，应予以考虑。

† 反复性血清肌酐水平升高≥ 30% 和（或）肾小球滤过率（GFR）降低≥ 10%。

‡ 肾小球中细胞性新月体占≥ 30% 和（或）纤维蛋白样坏死占≥ 25% 和（或）活动指数≥ 12 和（或）慢性化指数≥ 4 和（或）活动指数≥ 11 与慢性化指数≥ 3 的组合。

§ 急进性肾小球肾炎（血肌酐在 2～3 个月内增加 1 倍）

From Hochberg MC：Rheumatology，ed 7，Philadelphia，2019，Elsevier.

表 8-10 狼疮性肾炎推荐治疗方案

组织学分型或严重程度	治疗类型	
	诱导	维持
增生的		
轻度	• 大剂量糖皮质激素 [0.5～1 mg/(kg·d)，共4～6周，在3～4个月内每隔一天减量逐渐减少到0.125 mg/(kg·d)] 单独使用或与硫唑嘌呤 [1～2 mg/(kg·d)] 合用 • 如果在3～6个月内无反应，视为中度	• 单独使用低剂量糖皮质激素 (≤0.125 mg/kg，隔天使用) 或与硫唑嘌呤联合使用 • 考虑在每一有效治疗年度的年终进一步缓慢减量
中度	• 甲孕酮 (霉酚酸酯3 g/d) 联合糖皮质激素 [0.5 mg/(kg·d)，然后逐渐减量]，疗程6个月。考虑三次初始冲击的静脉注射甲泼尼龙 (每次500～750 mg冲击)，或者环磷酰胺静脉冲击 (3 g，持续3个月以上)，加糖皮质激素剂量如上所述 • 如果在6～12个月内无反应，按重度处理	• 低剂量糖皮质激素 (≤0.125 mg/kg，隔天)、甲孕酮 (霉酚酸酯2 g/d)，初始反应后18～24个月，然后考虑逐渐减量 • 硫唑嘌呤 [2 mg/(kg·d)]
重度	• 每月静脉注射环磷酰胺 (0.5～1 g/m²)，联合静脉注射甲泼尼龙，疗程6个月。给子基础糖皮质激素量 [0.5 mg/(kg·d)，连续4周；然后逐渐减量]，或 • 甲孕酮 (霉酚酸酯3 g/d) • 如果没有改善，可以考虑甲孕酮，甲孕酮与年调神经磷酸酶抑制剂联合用药，或者利妥昔单抗	• 低剂量糖皮质激素 (≤0.125 mg/kg，每隔几天一次) 与每季度一次静脉注射环磷酰胺冲击相结合，达到预期反应后至少再用1年，或 • 甲孕酮 (霉酚酸酯2 g/d)

续表

组织学分型或严重程度	治疗类型	
	诱导	维持
膜性的		
中度	• 大剂量糖皮质激素单独或与硫唑嘌呤联合使用 [2 mg/(kg·d)]	• 低剂量糖皮质激素单独或与硫唑嘌呤联合使用 [1～2 mg/(kg·d)]
中度至重度	• 大剂量糖皮质激素联合甲孕酮（霉酚酸酯 3 g/d），或 • 每 2 个月一次环磷酰胺冲击治疗（0.5～1 g/m²，共 6 次），或 • 环孢素 A [3～5 mg/(kg·d)] 或他克莫司	• 小剂量糖皮质激素 • 硫唑嘌呤 [2 mg/(kg·d)] • 环孢素 A [3 mg/(kg·d)] 或他克莫司 • 甲孕酮（霉酚酸酯 2 g/d）

From Hochberg MC: Rheumatology, ed 7, Philadelphia, 2019, Elsevier.

表 8-11　狼疮性肾炎的严重程度 *

增生性疾病

轻度	Ⅲ型无严重组织学特征（如新月体、纤维素样坏死）、慢性指数低（如≤ 3）、肾功能正常、非肾病范围的蛋白尿
中度	以上定义的轻度疾病，在最初诱导治疗后无反应或部分反应或延迟缓解（> 12 个月），或组织学特征不良或血清肌酐水平多次反复检查与基线血肌酐值比较至少增加 30% 的局灶性增殖性肾炎，或无不良组织学特征的弥漫性增殖性肾炎（Ⅳ级）
重度	以上定义的中度严重程度但在治疗 6 ～ 12 个月后仍未缓解，或伴有肾功能受损和纤维蛋白样坏死的增殖性疾病或> 25% 的肾小球有新月体，或混合性膜性和增殖性肾炎，或高度慢性化的增殖性肾炎（慢性指数> 4）伴或不伴高活动（慢性指数> 3 和活动指数> 10），或急进性肾小球肾炎（2 ～ 3 个月内血肌酐增加一倍）

膜性肾病

轻度	肾功能正常的非肾病范围蛋白尿
中度	表现为肾功能正常的肾病性蛋白尿
重度	表现为肾功能受损（血清肌酐至少增加 30%）的肾病性蛋白尿

* 同时使用皮质类固醇或其他免疫抑制药物可能会改变尿沉渣和（或）组织学结果，应予以考虑

From Hochberg MC et al：Rheumatology, ed 5, St Louis, 2011, Mosby.

- 典型的治疗诱导期为 6 个月。与单独使用糖皮质激素相比，每间隔 1 个月加用环磷酰胺（CYC）静脉注射在保护肾功能方面更有效。对于某些人群（如白种人），低剂量的 "EuroLupus" 方案可能与高剂量方案同样有效，毒性更小。基于高质量的研究，MMF 被认为等效于 CYC，但具有更好的耐受性和生育状况。MMF 可能更适合非裔美国人和西班牙裔美国人。MMF 和硫唑嘌呤是很好的维持治疗选择
- 严重的非肾性器官疾病：
  1. 治疗非肾性狼疮的系统性随机对照试验的证据相对有限
  2. 诱导治疗采用大剂量环磷酰胺静脉滴注，维持可用硫唑嘌呤或 MMF
  3. IVIG 可考虑用于严重疾病，尤其是合并感染时
  4. 在危重情况下可以考虑血浆置换或血浆交换：这是吉兰-巴雷综合征和血栓性血小板减少性紫癜（TTP）的一线治疗，

　　SLE 相关性溶血性贫血、脑炎和弥漫性肺泡出血（DAH）的二线治疗。感染性并发症常见

- 针对 B 细胞的治疗：

  1. 利妥昔单抗：抗 CD20 单抗。利妥昔单抗作为辅助诱导剂的随机对照试验在肾脏和非肾脏结果方面都是阴性的，但被认为受到研究设计的限制。一些观察性研究显示，其对于其他治疗方案无效的患者有效

  2. 依帕珠单抗：一种抗 CD22 的药物。研究最初显示了积极的数据，但在 2015 年 7 月，两项 SLE Ⅲ 期临床试验均未能达到主要终点，因此该药物不再被研究

  3. 贝利木单抗：减少 B 细胞的激活。在标准治疗的基础上，加用贝利木单抗的患者在皮肤和肌肉骨骼疾病方面表现出改善。接受贝利木单抗治疗的患者 SLE 活动减少，疾病暴发时间缩短，糖皮质激素使用降低，安全数据良好。但进行研究时排除了有中枢神经系统或严重肾脏疾病的患者

  4. 阿巴西普：下调 T 细胞活化。如果加入常规治疗，对于关节炎、疲劳、睡眠改善的数据有限。因阴性数据结果，当其添加到 MMF 或 CYC 作为狼疮性关节炎治疗用药时只能作为辅助药物

  5. 干扰素治疗：干扰素 α（INFα）与系统性红斑狼疮疾病活动的增加有关。INFα 阻断疗法正在进行 Ⅱ 期临床试验。西法木单抗是一种抗 INFα 的单克隆抗体，在初步数据分析中，它减少了 SLE 的中度至重度皮肤黏膜受累，并降低了受影响的关节数量和疲劳评分。西法木单抗的开发已经终止，取而代之的是一种类似的 INFα 阻断剂 anifrolumab

  6. 人们对于研究针对 B 细胞和干扰素的治疗一直很感兴趣，但目前临床上除了上述治疗之外，没有获得 FDA 批准的治疗。新型潜在的靶向治疗方法可能包括阻断 IL17、IL12/23 和 JAK。寻找新的治疗靶标的研究仍然非常活跃且正在进行

- 框 8-1 总结了对非中枢神经系统表现的 SLE 患者的评估和监测建议

处理

- 大多数 SLE 患者都有缓解和加重的经历

框 8-1 对于非肾脏、非中枢神经系统表现的系统性红斑狼疮患者的评估和监测建议

患者综合评估

除了同年龄和同性别的非狼疮患者的标准监护外，对 SLE 患者的评估还必须包括以下方面：

- 每次就诊时按有效指数评估疾病活动
- 每年的器官损害
- 根据每次就诊时患者病史和（或）0～10 VAS（患者总体评分）得出的总体生活质量
- 并存病
- 药物毒性

心血管危险因素

在平时和随访期间至少每年评估一次：

- 吸烟、血管事件（大脑和心血管）、体力活动、口服避孕药、激素治疗和心血管疾病家族史
- 进行血液检测：血胆固醇、血糖
- 检查血压和 BMI［和（或）腰围］
- 注意：一些患者可能需要更频繁地随访（例如，那些服用糖皮质激素的患者）

骨质疏松风险

所有 SLE 患者：

- 应该评估是否摄入足够的钙和维生素 D，定期锻炼情况以及吸烟习惯
- 应根据现有指南决定是否对以下患者进行骨质疏松症的筛查和随访：①绝经后妇女，②服用糖皮质激素或任何其他可能降低骨密度的药物的患者

癌症风险

建议根据一般人群指南进行癌症筛查

感染风险

筛查：SLE 患者有以下情况应进行筛查

- 基于患者风险因素筛查 HIV 感染
- 基于患者危险因素（特别是在给予包括大剂量糖皮质激素在内的 IS 药物之前）筛查 HCV 和 HBV 感染
- 结核病，根据当地指南，特别是在给予包括大剂量糖皮质激素在内的 IS 药物之前应当考虑筛查
- 在治疗过程中，应考虑对特定的患者进行巨细胞病毒检测

接种疫苗：SLE 患者对感染风险高，应该预防。根据 CDC 对使用免疫抑制剂患者的指导方针，最好是在 SLE 不活跃时使用灭活疫苗（特别是流感和肺炎球菌）。对于其他活疫苗接种，建议进行感染风险-效益分析后决定

监测：在随访时，持续评估感染风险，应考虑到以下情况：

- 严重中性粒细胞减少（＜500/mm^3）
- 严重淋巴细胞减少（＜500/mm^3）
- 低 IgG（＜500 mg/dl）

续框

评估频率

对于无活动、无损伤、无合并症的患者，建议每6～12个月评估一次。在这些随访间期间，应强调预防措施

实验室评估

建议监测以下自身抗体和补体：

- 平时：ANA，抗dsDNA，抗Ro，抗La，抗RNP，抗Sm，抗磷脂，C3、C4
- 在妊娠、手术、移植、使用含雌激素治疗之前或出现新的神经或血管事件后，aPL阴性患者的再评估。妊娠前抗Ro抗体和抗La抗体，抗dsDNA/C3、C4可能是疾病活动或缓解的证据

其他实验室评估，每隔6～12个月，非活动性疾病患者应评估：

- CBC
- ESR
- CRP
- 血清白蛋白
- 血清肌酐（或eGFR）
- 尿液分析和尿液蛋白/肌酐比率

注：如果患者正在接受特定药物的治疗，也需要对该药物进行监测

皮肤黏膜受累

据现有的分类标准，应该对患者的皮肤黏膜损伤进行定性，以确定它们是否可能是：

- LE特异性
- LE非特异性
- LE类似的
- 药物相关的

应使用有效的指数（例如CLASI）评估病变的活动性和损害

视力评估

对于接受糖皮质激素或抗疟药治疗的患者，建议在随访期间进行眼科检查。建议根据标准指南平时进行眼科检查。选择服用糖皮质激素的特定患者（其是青光眼或白内障的高危人群）

- 在服用抗疟药的患者中（低风险：对于HCQ，一般情况下治疗5年后才需要进一步检查，在5年治疗后，建议每年进行眼睛评估；高风险：建议每年进行眼睛评估，特别是在使用CQ时）

ANA，抗核抗体；aPL，抗磷脂抗体；BMI，体重指数；CBC，全血细胞计数；CDC，疾病预防控制中心；CLASI，皮肤红斑狼疮病变范围和严重程度指数；CQ，氯喹；CRP，C反应蛋白；eGFR，估计肾小球滤过率；ESR，红细胞沉降率；HBV，乙型肝炎病毒；HCV，丙型肝炎病毒；HCQ，羟氯喹；IgG，免疫球蛋白G；IS，免疫抑制剂；LE，红斑狼疮；SLE，系统性红斑狼疮；VAS，视觉模拟评分。

From Hochberg MC: Rheumatology, ed 7, Philadelphia, 2019, Elsevier.

- 自从强有力的免疫抑制疗法出现以来，新诊断的 SLE 患者的 5 年存活率已提高到 90% 以上，15 年存活率目前是 85%
- 早期死亡与 SLE 活动和感染有关，晚期死亡与心血管疾病有关
- 狼疮性肾炎 15 年内进展到终末期肾病的比率为 10% ～ 30%
- 非裔、亚裔和西班牙裔美国人总体来说预后更差。在发达国家，SLE 患者的主要死亡原因是过早的动脉粥样硬化。由于疲劳、慢性疼痛和认知障碍，许多 SLE 患者的生活质量很差

转诊

- 所有 SLE 患者均需至风湿免疫科接受治疗
- 为有明显血液学异常（如严重溶血性贫血或血小板减少）的患者提供血液学咨询
- 蛋白尿和（或）疑似肾脏受累患者需肾脏科会诊
- 不明原因或异常皮疹患者需皮肤科会诊
- 狼疮性心脏炎、心律失常患者需心脏科会诊
- 所有服用羟氯喹和氯喹的患者需眼科会诊

❗ 重点和注意事项

- SLE 的关节炎通常不会持续晨间僵硬，X 线片上也不会出现侵蚀；狼疮的可逆性关节畸形称为雅库关节病（Jaccoud arthrophthy）
- 心肌梗死在年轻女性患者中的发病率是年龄匹配对照组的 50 倍
- 预防药物不良反应：考虑预防感染和适当的疫苗接种，确保按临床指示每年进行巴氏（Pap）涂片检查和其他癌症筛查，对于使用 CYC 的患者，应考虑保留膀胱和生育能力的干预措施。并行骨骼健康管理
- 根据不多的临床数据，维生素 D 水平 > 40 ng/ml 可能会适度减少疾病活动；此外，根据肿瘤学研究，维生素 D 可以降低血栓形成的风险

相关内容

盘状狼疮（相关重点专题）

推荐阅读

Aringer M: 2019 European League against Rheumatism/American College of Rheumatology classification criteria for systemic lupus erythematosus, *Arthritis & Rheumatology August*1–13, 2019, https://doi.org/10.1002/art.40930.

Bosch X: Systemic lupus erythematosus and the neutrophil, *N Engl J Med* 365:758-760, 2011.

Bruce I et al: Factors associated with damage accrual in patients with systemic lupus erythematosus: results from the Systemic Lupus International Collaborating Clinics (SLICC) Inception Cohort, *Ann Rheum Dis* 74:1706-1713, 2015.

Chowdhary VR: Broad concepts in management of systemic lupus erythematosus, *Mayo Clin Proc* 92(5):744-761, 2017.

Condon M et al: Prospective observational single-centre cohort study to evaluate the effectiveness of treating lupus nephritis with rituximab and mycophenolate mofetil but no oral steroids, *Ann Rheum Dis* 72:1280-1286, 2013.

Fernandes E et al: Exposure to air pollutants and disease activity in juvenile-onset systemic lupus erythematosus patients, *Arthritis Care Res* 67:1609-1614, 2015.

Furie R et al: A phase III, randomized, placebo-controlled study of belimumab, a monoclonalantibody that inhibits B lymphocyte stimulator, in patients with systemic lupus erythematosus, *Arthritis Rheum* 63:3918-3930, 2011.

Gómez-Puerta JA et al: Racial and ethnic differences in mortality and cardiovascular events among patients with end-stage renal disease due to lupus nephritis, *Arthritis Care Res* 67:1453-1462, 2015.

Khamashta M et al: Sifalimumab, an anti-interferon-a monoclonal antibody, in moderate to severe systemic lupus erythematosus: a randomized, double-blind, placebo-controlled study, *Annals of the Rheum Diseases* 75(11):1909-1916, 2016.

Lam NV et al: Systemic lupus erythematosus: primary care approach to diagnosis and management, *Am Fam Physician* 94(4):284-294, 2016.

Navarra SV et al: Efficacy and safety of belimumab in patients with active systemic lupus erythematosus: a randomized, placebo-controlled, phase 3 trial, *Lancet* 377:1721-1731, 2011.

Petri M et al: Vitamin D in systemic lupus erythematosus: modest association with disease activity and the urine protein–to–creatinine ratio, *Arthritis Rheum* 65:1865-1871, 2013.

Torrente-Segarra V et al: Musculoskeletal involvement and ultrasonography update in systemic lupus erythematosus: new insights and review, *Eur J Rheumatol* 5:127-130, 2018.

Tsokos GC: Systemic lupus erythematosus, *N Engl J Med* 365:2110-2121, 2011.

Welcher A: Blockade of INFg normalizes INF-regulated gene expression and serum CXCL10 levels in patients with SLE, *Arthritis Rheum* 67:2713-2722, 2015.

Wu T et al: Metabolic disturbances associated with systemic lupus erythematosus, *PloS One* 7:e37210, 2012.

Kachiu C. Lee

阙一帆 译 刘志勇 审校

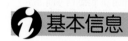 基本信息

定义

盘状红斑狼疮（discoid lupus erythematosus，DLE）是一种慢性炎症性自身免疫性皮肤疾病，可导致严重的毁容和瘢痕，可继发或独立于系统性红斑狼疮（systemic lupus erythematosus，SLE）而发病。

同义词

盘状狼疮

ICD-10CM 编码

L93.0　盘状红斑狼疮

L93.2　其他局限性红斑狼疮

流行病学和人口统计学

- 非洲裔美国人比亚洲裔美国人或白人更常见
- 女性患 DLE 的可能性是男性的 2～3 倍
- DLE 最常见于面部、头皮和耳朵，但也可能出现在黏膜表面，如结膜、鼻黏膜和嘴唇
- DLE 是 SLE 最常见的慢性皮肤表现，约 20%SLE 患者会出现 DLE
- 5%～10% 的 DLE 患者会进展为 SLE；伴广泛、大量病变的患者更有可能进展
- SLE 患病率最高的人群的年龄为 40～60 岁，DLE 患者大多于 20～30 岁起病

体格检查和临床表现

一般表现：

- 早期病变：单个或多个红斑，或紫红色散布丘疹，或上覆鳞

屑的斑块（图 9-1 和图 9-2），常累及毛囊引起毛囊堵塞。强烈的炎症反应会导致触诊时有硬化感（图 9-3）

- 晚期病变：外周色素沉着伴瘢痕形成，中央色素沉着减退，

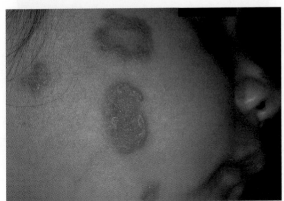

图 9-1 （扫本章二维码看彩图）盘状红斑狼疮（**DLE**）。这位年轻女孩表现为边界清楚、隆起、硬化、红至紫红色的环状斑块。（From Paller AS，Mancini AJ：Hurwitz clinical pediatric dermatology，a textbook of skin disorders of childhood and adolescence，ed 5，Philadelphia，2016，Elsevier.）

扫本章二维码看彩图

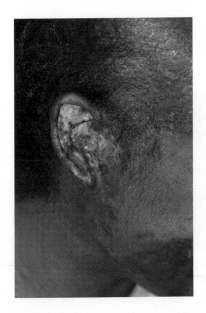

图 9-2 （扫本章二维码看彩图）盘状红斑狼疮（**DLE**）。DLE 患者耳朵常受累。注意边界清楚的紫红色斑块，中心覆盖的鳞屑，炎症后色素沉着和色素脱失。（From Paller AS，Mancini AJ：Hurwitz clinical pediatric dermatology，a textbook of skin disorders of childhood and adolescence，ed 5，Philadelphia，2016，Elsevier.）

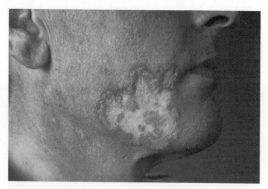

图 9-3 （扫本章二维码看彩图）面部典型盘状红斑狼疮。注意中央瘢痕和红斑过度角化的边界。（From Hochberg MC et al：Rheumatology，ed 5，St Louis，2011，Mosby.）

萎缩（图 9-4）和毛细血管扩张

- 表 9-1 总结了药物诱发的红斑狼疮的临床特点

解剖学分布：

- 常累及头皮、面部、耳朵（耳窝）和手臂伸肌表面（受光照较多部位）
- 黏膜和指甲也可能受累

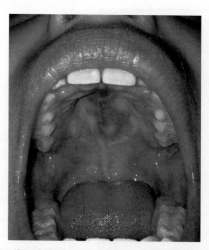

图 9-4 （扫本章二维码看彩图）盘状红斑狼疮。硬腭的色素脱失和萎缩。（From Paller AS，Mancini AJ：Hurwitz clinical pediatric dermatology，a textbook of skin disorders of childhood and adolescence，ed 5，Philadelphia，2016，Elsevier.）

表 9-1　药物诱发的红斑狼疮的临床特点

	皮肤特征	非皮肤性体征	实验室检查	最常见儿科诱发剂
药源性 SLE	光敏感、紫癜、结节性红斑、荨麻疹和等麻疹血管炎、坏死性血管炎 通常不出现：颊部或盘状皮损（TNF 抑制剂除外）、黏膜溃疡、脱发、雷诺现象	发热、关节痛、肌痛、心包炎、胸膜炎、有时会有肝炎 通常不出现：CNS、肾、肺受累 二甲胺四环素会引起肝脏改变	ANA、抗组蛋白抗体、ESR 升高 可能有轻度血细胞减少	二甲胺四环素、偶见于 TNF-α 抑制剂
药源性 SCLE	多环状损伤和（或）丘疹鳞屑性病变、包括腺部病变 不常见的有多形样红斑或水泡性病变、以及环死性血管炎	通常没有关节炎、浆膜炎或主要器官受累	ANA、抗 Ro 抗体、抗 La 抗体	特比萘芬、灰黄霉素、NSAID（吡罗昔康、萘普生）
药源性 CCLE	光敏分布的盘状病变	通常没有其他体征	ANA	TNF-α 抑制剂

ANA，抗核抗体；CCLE，慢性皮肤红斑狼疮 / 盘状狼疮；CNS，中枢神经系统；ESR，红细胞沉降率（血沉）；NSAID，非甾体抗炎药；SCLE，亚急性皮肤红斑狼疮；SLE，系统性红斑狼疮；TNF，肿瘤坏死因子。
From Paller AS，Mancini AJ: Hurwitz clinical pediatric dermatology，a textbook of skin disorders of childhood and adolescence，ed 5，Philadelphia，2016，Elsevier.

病变外形：

- 不规则聚集、融合和斑块变性

病变形态：

- 上覆鳞屑的红斑
- 上覆厚鳞屑的肥厚斑块，很少见
- 毛囊堵塞
- 萎缩
- 不可逆的瘢痕性脱发（34%）
- 可能与 SLE 的其他临床表现（如口腔溃疡、关节炎、胸膜炎、心包炎）有关

病因学

病因未知，但被认为是一种自身免疫性疾病，由环境和遗传因素相互作用引起。

Dx 诊断

临床表现和皮肤活检可确诊。

鉴别诊断

- 表 9-2 比较了各种皮肤结缔组织病
- 烧伤瘢痕
- 皮肤真菌感染
- 环状肉芽肿
- 面部肉芽肿
- 扁平苔藓
- 毛发扁平苔藓
- 银屑病
- 放射性皮炎
- 酒渣鼻
- 结节病
- 瘢痕性脱发
- 亚急性皮肤红斑狼疮
- 梅毒
- 白癜风

表 9-2　自身免疫性皮肤结缔组织病

自身免疫性疾病	血清抗核抗体间接免疫荧光染色图像*	自身抗体对应的核抗原	组织直接免疫荧光
红斑狼疮			
系统性 LE	外周（边缘）、均匀分布、核仁、斑点状	nDNA 或双链 DNA、单链 DNA、组蛋白、核仁 RNA、各种核糖核蛋白、心磷脂、Sm（Smith）、U1-snRNP、HMG-17	有两种或多种颗粒状免疫球蛋白 IgG、IgM 和（或）IgA 和补体 C3 一起在受累和未受累皮肤 BMZ 处沉积（狼疮带）；苔藓样改变伴大量细胞样变，BMZ 纤维蛋白原染色模糊
盘状 LE	通常没有循环抗体	通常检测不到	有两种或多种以上颗粒状免疫球蛋白 IgG、IgM 和（或）IgA 和补体 C3 一起受累皮肤 BMZ 处沉积；苔藓样改变伴大量细胞样变，BMZ 纤维蛋白原染色模糊
亚急性皮肤 LE	细小斑点或斑点状，可能是阴性的	SS-A/Ro、SS-B/La	颗粒细胞间染色，伴或不伴颗粒免疫物沉积于 BMZ 或苔藓样改变
新生儿 LE	细小斑点或斑点状，可能是阴性的	SS-A/Ro、SS-B/La	颗粒状 IgG（经胎盘）在 BMZ 处沉积
药源性 LE	外周、均匀分布	组蛋白	颗粒状免疫物沉积在 BMZ 处
硬皮病			
皮肤硬化病（局限性和泛发性硬皮病）	外周分布	SCL-70、SS-A/Ro、SS-B/La	无特征性改变；可能观察到血管染色

续表

自身免疫性疾病	血清抗核抗体间接免疫荧光染色图像*	自身抗体对应的核抗原*	组织直接免疫荧光
局限性疾病（肢端硬化症，CREST）	着丝点	着丝点，SCL-70，U1-snRNP，HMG-17	无特征性改变；可能观察到血管血管染色
弥漫性疾病（系统性硬化症）	核仁，斑点状	SCL-70，U1- 和 U3-snRNP，RNA pol I、II、III	无特征性改变；可能观察到血管血管染色
皮肌炎、多发性肌炎	斑点状，核仁	Jo-1，PM-Scl，Mi-2，U1-snRNP，SS-A/Ro	无特征性改变；可能观察到苔藓样特征和血管染色
干燥综合征	细斑点状，核仁	SS-A/Ro，SS-B/La，组蛋白，U1-snRNP	无特征性改变；可能观察到血管染色
混合性结缔组织病	斑点状	U1-snRNP，PM-Scl	无特征性改变；可能观察到 BMZ 处的颗粒状免疫物沉积，苔藓样特征和血管染色
重叠和未分化结缔组织病	一种或多种复合表现	上述任一种或多种	
PM-Scl	可能表现为颗粒免疫复合物沉积在 BMZ 处（狼疮带），血管染色或苔藓样改变		

BMZ：基底膜带；CREST：钙质沉着，雷诺现象，食管功能障碍，指端硬化，指端肌炎硬皮病；RNA：核糖核酸；DNA：脱氧核糖核酸；毛细血管扩张；Ig：免疫球蛋白；LE：红斑狼疮；nDNA：核 DNA；PM-Scl，多发性肌炎硬皮病；

From Adkinson NF et al: Middleton's allergy principles and practice, ed 8, Philadelphia, 2014, WB Saunders.

实验室检查

- 单发性 DLE 患者的全血细胞计数通常是正常的
- 单发性 DLE 患者血尿素氮和肌酐正常
- 活动期患者红细胞沉降率（血沉）升高
- 尿检可能显示蛋白尿
- 20% 单发性 DLE 患者中抗核抗体阳性
- 1%～3% 的 DLE 患者中存在抗 Ro（SS-A）和抗 La（SS-B）自身抗体
- 皮肤组织活检具有诊断价值，可见角化过度伴毛囊栓塞；伴 Civatte 小体形成的交界性皮炎；真皮-表皮交界处的嗜黑素细胞；基底膜增厚；血管周围、间质和毛囊周围淋巴细胞浸润

(Rx) 治疗

非药物治疗

使用防护服和 SPF > 30 的广谱防晒霜，以阻挡 UVB 和 UVA 光（如阿伏苯宗，含有辛烷、二氧化钛、氧化锌）。避免正午在阳光下暴晒，穿防晒服。

急性期治疗

- 局部外用激素药膏：需要使用中效至强效激素；面部使用时要小心
- 病灶内注射曲安奈德（3～10 mg/ml）
- 局部外用免疫抑制剂：1% 吡美莫司乳膏和 0.1% 他克莫司软膏
- 全身应用抗疟药：单用硫酸羟氯喹，200 mg，口服，每日 2 次；或联用奎纳克林，100 mg，口服，每日 1 次
- 单发性 DLE 患者应避免全身应用糖皮质激素，因为有副作用风险

慢性期治疗

- 抗疟药物仍然是治疗的基础：羟氯喹 6 mg/kg 或氯喹 4 mg/kg，每日 1 次。也可使用奎纳克林联合治疗
- 二线药物有甲氨蝶呤、阿维 A、异维甲酸和氨苯砜。使用这些药物时应定期行实验室检查
- 三线药物有硫唑嘌呤、沙利度胺、霉酚酸酯、柳氮磺胺吡啶

和口服金制剂

- 耐药的病例，相关症状用其他措施难以处理时，可考虑口服糖皮质激素

预后

如果不加治疗，DLE 可导致严重的永久性皮肤萎缩和瘢痕。

转诊

皮肤科、肾脏科、内科、眼科及风湿免疫科相关领域专家处。

 # 重点和注意事项

- 盘状红斑是 SLE 的 11 项诊断标准之一
- 极少数 DLE 患者可在病变区域发展成皮肤鳞状细胞癌
- 如果颈部以上无 DLE，颈部以下通常不受累。病理活检可明确诊断
- 5% ～ 10% 局限性 DLE 伴发 SLE
- 15% ～ 28% 多发性 DLE 伴发 SLE

相关内容

系统性红斑狼疮（相关重点专题）

推荐阅读

Chang AY et al: Response to antimalarial agents in cutaneous lupus erythematosus: a prospective analysis, *Arch Dermatol* 147(11):1261, 2011.

Garza-Mayers AC et al: Review of treatment for discoid lupus erythematosus, *Dermatol Ther* 29(4):274-283, 2016.

Jessop S et al: Drugs for lupus erythematosus, *Cochrane Reviews*, Oct 7, 2009.

Okon LG, Werth VP: Cutaneous lupus erythematosus: diagnosis and treatment, *Best Pract Res Clin Rheumatol* 27(3):391-404, 2013.

Pieusha Malhotra

王雅娟　译　梅春丽　审校

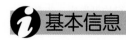 **基本信息**

定义

干燥综合征（SS）是一种以外分泌腺为受损靶器官的慢性自身免疫性疾病。其特征是淋巴细胞和浆细胞浸润和破坏唾液腺、泪腺和腮腺，主要临床表现为眼干、口干。也可出现其他多器官系统受累。

原发性 SS 和继发性 SS 特征如下：

- 原发性：口干（口腔干燥）和眼干（干眼症）是孤立存在的症状。在免疫遗传学上与 HLA-DRB1*0301 和 DRB1*1501 相关，血清学上与抗 Ro/SSA 抗体、抗 La/SSB 抗体相关
- 继发性：与其他自身免疫性结缔组织病相关。免疫遗传学和血清学结果通常与伴随疾病相关（例如 RA 继发与 HLA-DR4 相关）

同义词

SS

干燥综合征 Sicca syndrome

干燥性角膜结膜炎

干燥综合征 Sicca complex

干眼症 / 泪腺功能失调综合征

ICD-10CM 编码
M35.00　干燥综合征未分类
M35.01　干燥综合征伴角膜结膜炎
M35.02　干燥综合征伴肺部受累
M35.03　干燥综合征伴肌病
M35.04　干燥综合征伴肾小管间质病变
M35.09　干燥综合征伴其他器官受累

流行病学和人口统计学

发病率： 4/10 万人，其中 70% 的患者为原发性 SS。

患病率： 人群患病率为 0.2% ～ 2.7%。继发性 SS 也较常见，其中多达 19% 的患者为系统性红斑狼疮（SLE），26% ～ 31% 的患者为类风湿关节炎（RA）和硬皮病。

好发性别： 女性：男性的比率接近 10：1。

年龄： 40 ～ 50 岁是发病高峰，各个年龄段均可发病。儿童患病的报道较少。

危险因素： 所有人种均可发病。高加索人更常见。

体格检查和临床表现

SS 是最常见的自身免疫性疾病之一，所有出现原因不明的症状且抗核抗体阳性的患者都应考虑 SS。

2016 年美国风湿病学会（ACR）/ 欧洲抗风湿病联盟（EULAR）制定的原发性 SS 分类标准：下述 5 项评分总和 ≥ 4 者诊断原发性 SS。

- 唇腺灶性淋巴细胞浸润，且灶性指数 ≥ 1 个灶 /4 平方毫米，为 3 分
- 血清抗 SSA/Ro 抗体阳性，为 3 分
- 至少单眼角膜染色计分（OSS）≥ 5，为 1 分
- 至少单眼泪液分泌试验（Schirmer 试验）≤ 5 mm/5 min，为 1 分
- 未刺激的全唾液流率 ≤ 0.1 ml/min，为 1 分

根据上述诊断标准，SS 的诊断需要下述三个客观诊断测试中至少两个是阳性：

1. 血清抗 SS-A/Ro 和（或）抗 SS-B/La 阳性或类风湿因子阳性和抗核抗体（ANA）阳性，抗核抗体滴度至少为 1：320

2. 唾液腺活检显示局部炎症病灶，每 4 mm^2 唾液腺黏膜组织面积内有 1 个或多个炎症病灶为阳性

3. 眼部染色评分为 3 分或 3 分以上的角膜结膜炎（涂抹于眼睛表面泪膜的特殊染料的消散率，≥ 3 分为阳性）

临床表现：

- 口干、唇干（唇裂）、舌红斑、舌裂分叶（图 10-1）及其他黏膜红斑及分裂、龋齿
- 眼干（结膜充血、角膜溃疡、视力模糊、光泽减退、泪腺肿大、角膜光反射不规则）

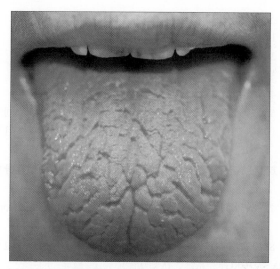

图 10-1　（扫本章二维码看彩图）舌裂分叶。舌裂呈高分叶状是干燥综合征患者唾液腺功能减退的特征性改变。舌乳头萎缩可能是口腔念珠菌病的表现，可以通过抗真菌治疗逆转。（From Hochberg MC：Rheumatology，ed 7，Philadelphia，2019，Elsevier.）

扫本章二维码看彩图

- 唾液腺增大（图 10-2）和功能障碍，随后出现咀嚼、吞咽食物及说话困难，需要频繁饮水。另有唾液黏稠，口中有灼烧感

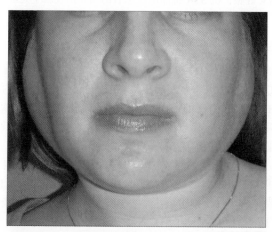

图 10-2　（扫本章二维码看彩图）双侧腮腺肿大。患有干燥综合征的年轻女性，双侧腮腺明显肿大。（From Hochberg MC：Rheumatology，ed 7，Philadelphia，2019，Elsevier.）

- 50% 的患者发生腺体外受累。SS 的多系统表现如下：
  1. 发热 / 乏力
  2. 可能出现皮肤血管炎，通常发生在下肢
  3. 皮肤溃疡，光敏性，雷诺现象
  4. 阴道干燥可继发性交困难和瘙痒
  5. 肺受累包括间质性肺病（NSIP、UIP）；淋巴细胞间质性肺炎（LIP）以及隐源性机化性肺炎（COP）；慢性阻塞性肺疾病；肺纤维化和口腔干燥
  6. 胃肠道：可发生乳糜泻、食管蠕动障碍、I 型自身免疫性肝炎、原发性胆汁性肝硬化和胰腺炎
  7. 肾脏：I 型肾小管酸中毒、范可尼综合征（Fanconi 综合征）、肾小球肾炎和间质性肾炎
  8. 神经系统：周围神经、脑神经或自主神经病变；也可能涉及中枢神经系统，认知功能障碍（"脑雾"）
  9. 肌肉骨骼系统：关节痛和肌病
  10. 血液系统：血细胞减少，高丙种球蛋白血症，冷球蛋白血症。淋巴瘤风险增加，5% ～ 10% 的患者发展为非霍奇金淋巴瘤
  11. RA 和其他结缔组织病在继发性 SS 中很常见
  12. 可并发自身免疫性甲状腺炎
  13. 妊娠：抗 SSA 抗体阳性患者的胎儿出现新生儿红斑狼疮、皮肤症状或先天性心脏传导阻滞的风险增高

病因学

　　干燥综合征是一种病因不明的自身免疫性疾病。本病与某些 HLA-DQ 和 HLA-DR 等位基因相关。有假说认为病毒（如丙型肝炎病毒和 EB 病毒）引起相关临床表现。发病机制涉及多种因素复杂的相互作用，包括免疫稳态和基因表达的表观遗传控制、年龄、性别和环境刺激。

　　超过 90% 的组织浸润细胞是 CD4 ＋记忆性 T 淋巴细胞（70%）和 B 淋巴细胞（20%）。余下的 10% 是浆细胞的混合物、CD8 ＋ T 淋巴细胞、调节性 T 细胞、自然杀伤细胞和树突状细胞。炎症反应主要由 Th1 和 Th17 辅助 T 细胞驱动。

Dx 诊断

鉴别诊断

- 药物相关干燥（如抗胆碱能药、抗组胺药、利尿剂、苯二氮䓬类药物、抗抑郁药）
- 年龄相关的外分泌腺功能障碍
- 张口呼吸，焦虑
- 感染，如病毒感染、艾滋病、丙型肝炎
- 糖尿病，肢端肥大症，V 型高脂血症
- 慢性颌下腺炎
- 移植物抗宿主病
- IgG4 相关性疾病
- 眼部疱疹病变，睑缘炎，角膜擦伤，隐形眼镜刺激
- 维生素 A 缺乏
- 其他：结节病，原发性唾液腺功能减退，放射损伤，淀粉样变
- SS 的诊断流程如图 10-3 所示

评估

检查包括眼部和口腔检查、实验室检查、放射影像学检查，满足原发性和继发性 SS 的诊断标准如下：

- 眼部干燥的症状和客观检查

  1. 泪液分泌试验（Schirmer 试验）（图 10-4）测量试纸条被浸湿的长度＜ 5 mm/5 min 为阳性（正常值＞ 15 mm/5 min）。假阳性率和假阴性率为 15%。

  2. 区域快速线程诊断：使用 pH 指示剂，酚红，无菌棉线。黄色棉线一接触眼泪就会变成红色。

  3. 玫瑰红染色试验阳性。

  4. 滴入荧光素后测定泪液破裂时间及泪液渗透压。

- 口腔干燥的症状和客观检查：

  1. 使用 Lashley 杯或其他方法减少唾液流率。

  2. 小唾液腺活检结果阳性（4 个可评估小叶的平均灶性指数＞ 1 个灶 /4 平方毫米）。

  3. 唾液流率（灵敏度 56%，特异度 81%）：唾液产生率的评估，在两次间隔 15 min 的唾液收集≤ 1.5 ml 为阳性。

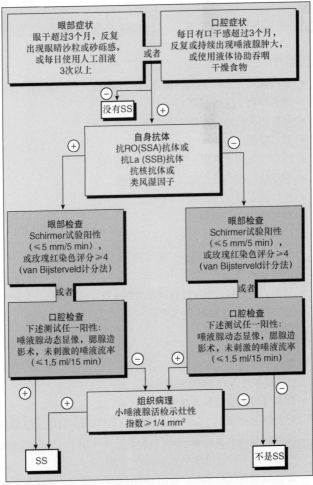

图 10-3　干燥综合征的诊断流程。排除标准包括丙型肝炎或人类免疫缺陷病毒感染，结节病，移植物抗宿主病，既往有淋巴瘤，既往头颈部放疗，抗胆碱能药物的使用。（From Hochberg MC et al：Rheumatology，ed 5，St Louis，2011，Mosby.）

- 系统性自身免疫性疾病相关检查：
  1. 类风湿因子升高（见于 70%～90% 的患者）
  2. 抗核抗体滴度升高，＞1：320（见于 80% 的患者）
  3. 抗 SS-A（Ro）抗体阳性（见于＞60% 患者）或抗 SS-B（La）抗体阳性（见于 40% 的患者）

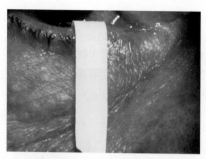

图 10-4 （扫本章二维码看彩图）干燥综合征患者行 **Schirmer** 试验。显示条形滤纸被浸湿的长度＜ 5 mm/5 min。（From Hochberg MC et al：Rheumatology，ed 5，St Louis，2011，Mosby.）

继发性：

- SS 的特征性症状和体征
- 临床特征符合诊断 RA、SLE、多发性肌炎或硬皮病的标准

实验室检查

- ANA 阳性（见于 80% 的患者），同时抗 SS-A 抗体和抗 SS-B 抗体也可能阳性
- 其他异常实验室检查结果可能包括红细胞沉降率（血沉）增快，贫血，白细胞减少，血小板减少，肝功能异常，血清 β 2 微球蛋白水平升高，类风湿因子阳性（50% ～ 60%），高丙种球蛋白血症，抗双链 DNA 抗体阳性（出现蛋白尿），补体 C3 和 C4 降低和冷球蛋白检测阳性（见于 30% 的患者）
- 唾液腺活检结果示局灶性淋巴细胞性涎腺炎，灶性指数≥ 1 个灶 /4 平方毫米腺体组织。可以确诊 SS（金标准）
- 唾液腺超声可以描述唾液腺实质的改变（敏感度 75%，特异度 78%）。病变腺体表现为低回声区，边界凸出
- 腺体 MRI 检查显示实质不均匀，通常与腺体活检相关

℞ 治疗

非药物疗法

- 充分补充液体。改善皮肤干燥，可在沐浴后轻轻吸干，留下少量水分，然后使用润肤霜
- 使用加湿器提高环境湿度

- 正确维护口腔卫生（每日局部使用氟化物，抗菌漱口水，稳定口腔 pH 值），避免发生龋齿
- 使用无糖口香糖和酸柠檬含片刺激唾液分泌
- 定期进行牙科和眼科检查，筛查并发症
- 减少咖啡因摄入和戒烟

常规治疗

- 经常使用人工泪液
- 毒蕈碱激动剂：毛果芸香碱（5 mg 口服 4 次 / 日）或西维美林（30 mg 口服 3 次 / 日），可以有效改善口腔干燥
- 环孢素滴眼液和 lifitegrast（立他司特）滴眼液可能对干眼症有效
- 羟氯喹单用或联合甲氨蝶呤可能对关节痛和皮肤表现有效
- 口服环孢素只能改善主观干燥症状
- 肿瘤坏死因子（TNF）拮抗剂在短期安慰剂对照试验中没有显示出益处
- 据一项关于回顾性研究的综述报道，利妥昔单抗（RTX）在改善口腔干燥症状，缓解显著的唾液腺和泪腺肿胀中显示出部分作用
- 丙酸凝胶可用来治疗阴道干燥
- 全身系统表现根据症状和并发症进行治疗
- 环磷酰胺、硫唑嘌呤、吗替麦考酚酯一般在患者出现危及生命的腺外表现时使用
- 干燥综合征的治疗流程见图 10-5

转诊

- 通常于风湿免疫科就诊
- 当怀疑淋巴瘤时，应转诊给肿瘤科医师
- 妊娠患者抗 SSA/SSB 抗体阳性，需要咨询围产期医生

 重点和注意事项

专家点评

- SS 不常见的临床表现可能与风湿性多肌痛、慢性疲劳综合征、不明原因发热和炎性肌病有关

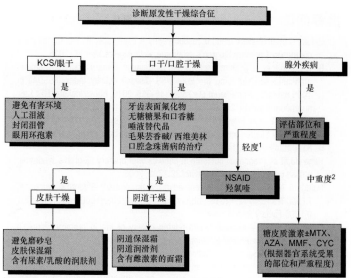

¹躯体疲劳，关节痛/关节炎，肌痛，可触及紫癜但无皮肤溃疡
²NSIP或LIP，间质性肾炎，周围神经系统受累伴运动无力，系统性坏死性血管炎，中枢神经系统
局灶性损害或严重认知功能障碍

图 10-5　干燥综合征的治疗流程。 根据干燥综合征腺外疾病的严重程度，其治疗通常需要多学科协作，包括风湿免疫科医生、眼科医生、牙医 / 口腔外科医生、耳鼻喉科医生和其他专科医生。所有病例均需谨慎使用可能加剧干燥症状的药物，如抗组胺药、抗抑郁药、肌肉松弛剂和其他抗胆碱能药物。腺外疾病的治疗根据器官系统受累的部位和严重程度而定。流程中腺外疾病的治疗方法并无来自随机对照试验研究的证据支持，而是来自根据回顾性分析研究和临床经验总结的专家意见。AZA，硫唑嘌呤；CYC，环磷酰胺；KCS，干燥性角结膜炎；LIP，淋巴细胞间质性肺炎；MMF，吗替麦考酚酯；MTX，甲氨蝶呤；NSAID，非甾体抗炎药；NSIP，非特异性间质性肺炎。（From Firestein GS et al: Kelly's textbook of rheumatology, ed 9, Philadelphia, 2013, Saunders.）

- 原发性 SS 最严重的并发症是非霍奇金淋巴瘤和其他淋巴增生性疾病，与年龄无差异的健康对照组相比，其发病率增加了 10 ～ 44 倍
- 患者若出现腮腺肿大，类风湿因子阳性，低补体 C4，冷球蛋白血症，淋巴细胞减少，以及 EULAR 干燥综合征患者报告指数（ESSDAI）提示较高的疾病活动度，则发生淋巴瘤的风险较高

推荐阅读

Baldini C et al: Salivary gland ultrasonography: a highly specific tool for the early diagnosis of primary Sjögren's syndrome, *Arthritis Res Ther* 17, 2015.

Brito-Zerón P et al: Systemic activity and mortality in primary Sjögren syndrome: predicting survival using the EULAR-SS Disease Activity Index (ESSDAI) in 1045 patients., *Ann Rheum Dis* 75(2):348-355, 2016, https://doi.org/10.1136/annrheumdis-2014-206418.

Gottenberg JE et al: Effects of hydroxychloroquine on symptomatic improvement in primary Sjögren syndrome: the JOQUER randomized clinical trial, *JAMA 16* 312(3):249-258, 2014.

Haga HJ et al: Pregnancy outcome in patients with primary Sjögren's syndrome: a case control study, *J Rheumatol* 32:1734, 2005.

Holdgate N, St Claire EW: Recent advances in primary Sjögren's syndrome, *F1000Res* 5:1412, 2016, https://doi.org/10.12688/f1000research.8352.1 (F1000 Faculty Rev).

Lackner A et al: Assessing health-related quality of life in primary Sjögren's syndrome—the PSS-QoL., *Semin Arthritis Rheum* 48:105-110, 2018.

Lee J et al: Janus kinase 1 inhibition suppresses interferon-induced B cell activating factor production in human salivary gland: potential therapeutic strategy for primary Sjögren's syndrome, *Arthritis Rheumatol* 70(12):2057-2066, 2018.

Lessard CJ et al: Variants at multiple loci implicated in both innate and adaptive immune responses are associated with Sjögren's syndrome, *Nat Genet* 45(11):1284, 2013.

Malladi AS et al: Primary Sjogren's syndrome as a systemic disease: a study of participants enrolled in an international Sjögren's syndrome registry, *Arthritis Care Res* 64:911-918, 2012.

Meijer JM et al: Effectiveness of rituximab treatment in primary Sjögren's syndrome: a randomized, double-blind, placebo-controlled trial, *Arthritis Rheum* 62:960-968, 2010.

Patel R, Shahane A: The epidemiology of Sjögren's syndrome, *Clin Epidemiol* 6:247-255, 2014.

Ramos-Casals M et al: Topical and systemic medications for the treatment of primary Sjögren's syndrome, *Nat Rev Rheumatol* 8:399-411, 2012.

Shiboski CH et al: 2016 American College of Rheumatology/European League against Rheumatism classification criteria for primary Sjögren's syndrome: a consensus and data-driven methodology involving three international patient cohorts, *Ann Rheum Dis* 76:9-16, 2017.

Shiboski SC et al: American College of Rheumatology classification criteria for Sjögren's syndrome: a data-driven, expert consensus approach in the Sjögren's International Collaborative Clinical Alliance cohort, *Arthritis Care Res* 64:475-487, 2012.

Takanori F et al: Interleukin-6/STAT pathway is responsible for the induction of gene expression of REG Iα, a new auto-antigen in Sjögren's syndrome patients, in salivary duct epithelial cells, *Biochem Biophys Rep* 2:69, 2015.

Vivino FB et al: New treatment guidelines for Sjögren's disease., *Rheum Dis Clin North Am* 42(3):531-551, 2016, https://doi.org/10.1016/j.rdc.2016.03.010.

Fred F. Ferri

王雅娟　译　刘志勇　审校

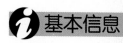 基本信息

定义

雷诺现象（raynaud phenomenon，RP）是一种血管痉挛性疾病，是血管对低温和（或）情绪压力的过度反应，造成暂时性的手指或足趾局部缺血。其临床表现为受低温影响，手指或足趾末梢出现对称性的边界清晰的白色或青紫色变化，而在复温后的一段时间出现皮肤变红。

同义词

原发性雷诺现象或雷诺病

继发性雷诺现象

RP

ICD-10CM 编码

173.0　雷诺综合征

173.00　不伴坏疽的雷诺综合征

173.01　伴有坏疽的雷诺综合征

流行病学和人口统计学

- RP 临床上分为原发性和继发性，影响 3% ～ 5% 的普通人群，其中 15% 是 12 岁以下的儿童，而 60 岁以上的老年人不超过 1%
- 一般在寒冷季节更易发病
- 原发性 RP 通常的发病年龄是 12 ～ 25 岁
- 女性比男性可能更易发病（4 : 1）
- 5% ～ 15% 的原发性 RP 患者在病程后期会进展为另一种疾病（通常为结缔组织病）
- 继发性 RP 倾向于在 35 ～ 40 岁之后发病
- 超过 90% 的硬皮病患者，和大约 30% 的系统性红斑狼疮或干

107

燥综合征患者会出现继发性 RP

体格检查和临床表现

- RP 的典型表现是手指或足趾对冷暴露和复温的双相颜色反应，伴或不伴有疼痛。手指最多见（图 11-1）
  1. 遇冷或者情绪波动导致血管痉挛，手指或足趾会发生变白（苍白）或青紫（发绀）的颜色变化
  2. 当血管痉挛缓解，供血恢复，手指或足趾会变红（潮红），有或无疼痛和感觉异常
- 把手放进冰块中有时也会诱发颜色改变，但是并不建议将此作为诊断依据，因为即使在确诊的 RP 患者中，这种反应也是不一致的
- 手指和足趾的颜色变化轮廓清晰，通常发生在双侧，呈对称性。常累及示指、中指和无名指。拇指少见。然而，如果拇指受累常提示为继发性 RP

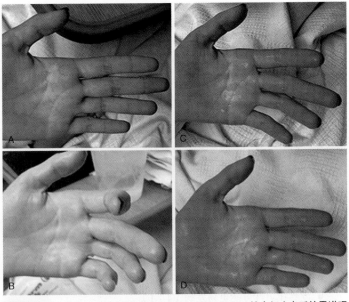

扫二维码看彩图

图 11-1　（扫二维码看彩图）Ehlers-Danlos 综合征患者手的雷诺现象，表明颜色变化与紧张刺激有关。**A.** 正常的手。**B.** 冷刺激后手部血管收缩，颜色变苍白。**C.** 30 s 后，血液再灌注，手指充血变红。**D.** 接触刺激 3 min 后的手。（From Cameron JL，Cameron AM：Current surgical therapy，ed 12，Philadelphia，2017，Elsevier.）

- 指尖最常受累，但是足、耳、鼻、舌头和乳头也可能受累
- RP 患者四肢皮肤可出现紫色或网状的图案，有时是规则的、完整的圆圈（网状青斑）。RP 的持续时间可能在数秒到数小时之间，平均为 15 ～ 20 min
- 病情反复发作会导致慢性皮肤改变，具体表现可包括皮肤变厚和指甲易脆，也可发生溃疡和罕见的坏疽
- 体格检查应该包括以下自身免疫性疾病相关症状的检查，如发热、皮疹、关节炎、眼干、口干、肌痛或心肺异常

病因学

- 原发性 RP 也被称为特发性雷诺现象、原发性雷诺综合征或雷诺病。无其他相关性疾病
- 在原发性 RP 患者中，其一级亲属发病的可能性大约是 25%
- 继发性 RP 与潜在的病理状态或疾病、某些药物的使用或从事特殊职业有关。继发性雷诺现象的原因见框 11-1

框 11-1 继发性 RP 的病因

风湿病
系统性硬化病（CREST 综合征）
干燥综合征
系统性红斑狼疮
Ehlers-Danlos 综合征
类风湿关节炎
皮肌炎
多发性肌炎
混合性结缔组织病

自身免疫性疾病
赖特综合征
血管炎［结节性多动脉炎、过敏性紫癜（Henoch-Schönlein 紫癜）］
抗磷脂抗体综合征
原发性肺动脉高压

内分泌疾病
甲状腺功能减退症
嗜铬细胞瘤
类癌

感染
乙型和丙型肝炎感染
支原体肺炎

药物
环孢素
麦角胺
β 受体阻滞剂
细胞毒药物（博莱霉素、顺铂、长春碱）
溴隐亭
尼古丁
可卡因
柳氮磺胺吡啶
α 干扰素和 β 干扰素
可乐定
拟交感神经药物
口服雌激素避孕药
咖啡因

血管闭塞性疾病
动脉粥样硬化
血管创伤（小鱼际锤击综合征）
血栓闭塞性脉管炎
胸廓出口综合征
血栓栓塞症

血液增殖性疾病
白血病
淋巴瘤
真性红细胞增多症
多发性骨髓瘤
弥散性血管内凝血
冷球蛋白血症
冷凝集素病

神经系统疾病
偏头痛
腕管综合征
多神经病

环境因素
精神紧张
冻伤
手部反复的创伤或损伤

恶性肿瘤
肺、胃、小肠
副癌综合征
神经纤维瘤

From Cameron JL，Cameron AM：Current surgical therapy，ed 12，Philadelphia，2017，Elsevier.

Dx 诊断

临床标准：

- 确诊 RP：冷暴露时，双相颜色变化反复发作
- 疑诊 RP：冷暴露时，单相颜色变化伴麻木或感觉异常
- 排除 RP：冷暴露时无颜色变化

原发性 RP 的诊断标准：

- 对称性发作
- 无组织坏死、溃疡、坏疽或周围血管疾病
- 根据患者的病史和体格检查未发现其他原因
- 甲襞毛细血管检查阴性
- 抗核抗体检测（ANA）阴性
- 红细胞沉降率（血沉）正常

提示继发性 RP 的临床表现：

- 发病年龄大于 30 岁
- 男性
- 发作时呈不对称性，伴有疼痛或者与缺血性皮肤损伤有关
- 临床特征提示结缔组织病
- 特异性抗体和红细胞沉降率（血沉）升高
- 甲襞毛细血管显微镜检查发现微血管疾病的证据
- 鉴别原发性和继发性 RP 非常重要，因为两者的治疗显著不同。原发性 RP 和继发性 RP 的临床特征总结见表 11-1

表 11-1　原发性和继发性雷诺现象的特征

特征	原发性 RP	继发性 RP
年龄	年轻（＜ 30 岁）	年长（＞ 30 岁）
性别	女性	男性（取决于继发病因）
发病率	最常见	不常见
家族倾向	是	是
合并其他疾病	无，特发性	同系统性疾病相关
血管缺损	自主神经系统功能失调	结缔组织或血管的结构改变
相关症状	无	关节炎、指（趾）硬化病、心肺异常、皮疹

特征	原发性 RP	继发性 RP
发作频率	遇刺激发作	周期性和刺激触发
症状严重程度	长期轻度发作	严重和致残的疼痛
分布	对称	不对称
持续时间	自限性	需要治疗（药物、手术）
严重并发症	无	缺血和溃疡
毛细血管显微镜检查	正常（对称、薄、均匀）	异常（血管扩张、不规则、细长、扭曲）
血管检查	搏动正常	搏动异常
红细胞沉降率（血沉）	正常	升高
血清学检查	阴性	抗核抗体、自身抗体
C 反应蛋白	正常	升高

From Cameron JL，Cameron AM：Current surgical therapy，ed 12，Philadelphia，2017，Elsevier.

鉴别诊断

- 神经源性胸廓出口综合征或腕管综合征
- 冻伤或寒冷天气受伤
- 药物反应（麦角胺、化疗药物）
- 动脉粥样硬化、血管栓塞性疾病
- 血栓闭塞性脉管炎（Buerger 疾病）、栓塞性疾病
- 手足发绀
- 网状青斑
- 重复运动损伤

评估

- 一旦确诊 RP，区分原发性和继发性将有助于治疗和评价预后
- 患者出现症状的年龄较小、病史和体格检查正常、甲襞毛细血管检查正常、无肢端缺血性病变，则考虑诊断原发性 RP。这些患者可以临床监测，而无需任何进一步的检查
- 如果怀疑继发性 RP，建议进行适当的实验室检查（见"实验室检查"），继发性 RP 患者的甲襞毛细血管检查阳性

实验室检查

- 初始评估应包括血常规、血清电解质、血尿素氮、血肌酐、血沉、抗核抗体系列、性病相关抗体、类风湿因子、尿常规
- 如果病史、体格检查和上述实验室检查提示可能有继发原因，则需要进行特异性血清学检查（如抗着丝点抗体、抗 Scl70、冷球蛋白、补体和血清蛋白电泳）

  无创血管检测包括手指收缩压、分段血压测量、冷恢复时间（测量手指对寒冷的血管收缩和扩张反应），指尖热成像，热刺激激光多普勒血流检测（测量环境变暖时皮肤血流的相对变化）

影像学检查

- RP 的诊断不应基于实验室检测，并且影像学检查也不能取代详细的病史采集和体格检查
- 多普勒超声可显示掌弓和指动脉的通畅情况
- 磁共振血管造影可用于大动脉成像
- 血管造影术是动脉成像的金标准
- 甲襞毛细血管显微镜检查可鉴别原发性和继发性 RP
- 显微摄影和热成像检查也有助于诊断 RP

(Rx) 治疗

非药物治疗

- 避免使用可诱发 RP 的药物（见"病因学"）
- 避免冷刺激和突然的温度变化。冬天或在进入冷环境（例如冷库）前穿戴保暖的手套、帽子和衣物
- 避免紧张的情况，并使用放松技术阻止 RP 发作

急性期治疗

- 迅速终止发作的措施包括像风车一样旋转手臂，将双手放在温水中或像腋窝这样温暖的身体褶皱中，以及摆动手臂
- 药物治疗用于有严重缺血表现的 RP 患者，或者生活质量受到影响、正常活动难以进行且预防方法不起作用的患者。常用治疗药物见表 11-2

表 11-2　雷诺现象常用治疗药物

药物	剂量
口服药物	
硝苯地平（或其他长效钙通道阻滞剂）	10～20 mg，2 次 / 日或 3 次 / 日
西地那非	25～50 mg，3 次 / 日
草酸萘呋胺	100～200 mg，3 次 / 日
烟酸肌醇酯	1 g，3 次 / 日或长效烟酸肌醇酯，1.5 g，2 次 / 日
莫西赛利	40～80 mg，1 次 / 日（治疗 2 周，若无效则停用）
静脉药物	
伊洛前列素	静脉输液初始速度为 1 μg/h（外周血管），每 30 min 增加 1 μg，直至达到最大耐受剂量（最大剂量不能超过 3 μg/h）。每天输液 6 h 以上，每次 3～7 天
前列腺素 E1	60 μg 加入 250 ml 生理盐水，静脉输液 3 h 以上，每日 1 次，连用 5～6 天。严重的患者，可以每 6 周重复一次，以应对寒冷的天气，特别是当患者合并严重缺血或指部溃疡时，应通过中心静脉给药

From Hochberg MC: Rheumatology, ed 7, Philadelphia, 2019, Elsevier.

长期管理

- 二氢吡啶类钙通道阻滞剂（例如硝苯地平、氨氯地平、非洛地平、尼索地平、依拉地平）是治疗 RP 最有效的药物，也是首选药物。常用药物为氨氯地平或硝苯地平

- 氨氯地平的剂量是 2.5～10 mg/d。硝苯地平最常用的规定剂量为 10～20 mg 在冷暴露前 30 min 使用。如果症状长期存在，口服硝苯地平 30～180 mg，1 次 / 日，通常有效

- 如果钙通道阻滞剂不能有效控制症状，可加用或更换为磷酸二酯酶抑制剂（西洛他唑、己酮可可碱、西地那非）。西地那非开始剂量为 20 mg/d。血管紧张素Ⅱ受体阻滞剂（氯沙坦）和选择性 5- 羟色胺再摄取抑制剂（氟西汀）也有一定的疗效

- 一些潜在的治疗药物包括血管扩张药物，如硝普钠、肼屈嗪、罂粟碱、米诺地尔、烟酸和灰黄霉素。外用 1% 硝酸甘油或左旋精氨酸、烟酸乙酯、烟酸己酯、水杨酸呋酯也可能有效，特别是担心低血压的时候

- α 受体拮抗剂，如哌唑嗪和苯氧苄明，治疗 RP 也有一定的疗效
- 前列腺素，包括吸入伊洛前列素，静脉滴注伊前列醇、前列地尔和他达拉非，可能有望用于严重的 RP。然而，还需要更多的临床应用和对照研究
- 抗氧化剂，如葡萄糖酸锌，已经被用来减少组织损伤
- 有证据表明 N- 乙酰半胱氨酸和普罗布考能改善 RP 病情
- 在严重缺血性事件的急性期，可以考虑抗凝治疗，包括静脉滴注普通肝素或皮下注射低分子量肝素，以及加用阿司匹林。所有伴有缺血性溃疡或血栓事件的继发性 RP 患者均需口服阿司匹林（81 mg/d），然而，应当谨慎使用，因为理论上阿司匹林可通过抑制前列环素加重血管痉挛。除非有高凝状态的证据，不建议长期使用肝素或华法林抗凝
- 对于严重 RP 患者伴有可重建性动脉闭塞性疾病，可以进行血管旁路移植术
- 对于无法重建的血管闭塞性疾病或难以药物治疗的单纯血管痉挛患者，可考虑交感神经切除术
- 当近端动脉闭塞并发指动脉痉挛时，手部显微外科血管重建术和指动脉重建术可改善指动脉灌注和促进手指溃疡愈合
- 缺血性指损应给予局部抗生素治疗，并每日用肥皂和清水冲洗。发展为干性坏疽的手指应允许进行自动离断截肢。外科手术截肢仅限于伴有顽固性疼痛或深部组织感染的患者

处理

RP 患者的预后取决于病因。

- 原发性 RP 患者病情较轻，通常采用非药物治疗即可控制并保持稳定
- 原发性 RP 可自行缓解
- 继发性 RP 患者，尤其是伴有硬皮病、CREST 综合征或血栓闭塞性脉管炎，可能发展成严重的缺血性手指溃疡、坏疽和自体截肢
- 雷诺现象病情进展的特征见框 11-2

转诊

- 如果诊断为继发性胶原血管病，需到风湿免疫科相关领域专家处就诊

框 11-2　RP 病情进展的特征

临床特征
- 发病年龄偏大（＞35 岁）
- 成年后冻疮复发
- 常年血管痉挛
- 非对称性发作
- 指（趾）硬化或其他结缔组织病相关症状
- 手指溃疡
- 指腹凹陷性瘢痕

实验室检查
- 炎性指标升高
- 检测到自身抗体
- 血管性血友病因子抗原升高

甲襞显微镜检查
- 影像显微镜下异常血管

From Hochberg MC：Rheumatology，ed 7，Philadelphia，2019，Elsevier.

- 如果发现有溃疡、坏疽或者手指丧失的风险，需到血管外科就诊

 # 重点和注意事项

- 大多数 RP 患者可以由基础医疗机构进行诊治
- 鉴别原发性 RP 和继发性 RP 是重要的，继发性的原因可能会在确诊 RP 后 10 年才出现。在疾病发作时立即采取行动很重要。应鼓励患者采取以下措施：
  1. 保暖
  2. 戒烟
  3. 避免使用加重病情的药物
  4. 控制压力
  5. 锻炼
  6. 去看医生

推荐阅读

Shapiro SC, Wigley FM: Treating Raynaud phenomenon: beyond staying warm, *Cleveland Clinic J Med* 84:797-804, 2017.

Wigley FM, Flavahan NA: Raynaud phenomenon, *N Engl J Med* 375:556-565, 2016.

第 12 章　包涵体肌炎
Inclusion Body Myositis

Emma H. Weiss, Matthew P. Wicklund, Joseph S. Kass

孟浩　译　梅春丽　审校

 基本信息

定义

包涵体肌炎（inclusion body myositis，IBM）是最常见的获得性特发性肌病，发病年龄在 50 岁以后。特发性炎性肌病包括多发性肌炎（polymyositis，PM）、皮肌炎（dermatomyositis，DM）、自身免疫性坏死性肌病和包涵体肌炎。它们与肌纤维炎症和反复性肌无力有关。尽管 IBM 被归类为炎性肌病，但其潜在的病理生理学机制尚未阐明，而且抗炎药不能改善肌无力。

同义词

IBM

ICD-10CM 编码

G72.41　包涵体肌炎（IBM）

流行病学和人口统计学

发病率：（0.22 ～ 0.79）/10 万人；在亚裔和非裔美国人中不常见。

患病率：（0.5 ～ 7.1）/10 万人。

好发性别：男女比例 1.3 : 1。

好发年龄：87% 的人发病年龄在 50 岁以上；平均年龄为 60 岁。

发病高峰：70 岁。

风险因素：未知。

遗传学：家族性病例不到 10%。

体格检查和临床表现

- 起病隐匿、缓慢进展的近端小腿和远端手臂无力
- 从症状发作到诊断的时间通常需要数年至十年。大多数患者报告平均存在 5 ～ 7 年的既往无力病史

- 腿部功能缺失往往早于手臂无力
- 主要的临床特征包括股四头肌的早期无力和萎缩（难以爬楼梯、从椅子上站起来和下车）以及手腕和手指屈肌无力和萎缩（难以抓握、打开罐子和转动门把手）。踝关节背屈无力比较明显时，也可能导致足下垂和绊倒
- 检查力量时，在大多数患者的一个或多个肌群中可以看到两侧不对称。这与对称性的、近端受累的多发性肌炎和大多数肌营养不良形成对比
- 大约 1/3 到一半的病例出现吞咽困难和（或）轻度面部肌肉无力。吞咽困难可能是主要症状
- 虽然通常没有感觉，但 1/3 的病例在体检和（或）电诊断测试中有周围神经病变的证据
- 10%～15% 的患者伴有自身免疫性疾病，如系统性红斑狼疮、干燥综合征、硬皮病、结节病或血小板减少症。然而，与多发性肌炎和皮肌炎不同，IBM 并不预示着增加心脏病、肺病或癌症的风险

病因学

IBM 的发病机制尚不清楚。已有炎症、变性、病毒和朊病毒等病因假说，但均未得到证实。

Dx 诊断

鉴别诊断

- 多发性肌炎（表 12-1）
- 皮肌炎
- 肌萎缩性脊髓侧索硬化症
- 迟发性肌营养不良
- 酸性麦芽糖酶缺乏症

评估

- 全面的神经学检查，重点是运动检查
- 应进行神经传导检查以排除其他原因，并进行肌电图检查以记录肌病
- 确诊 IBM 需要在肌肉活检中具有以下特征（图 12-1）：①炎

表 12-1 特发性炎性肌病亚型的临床和实验室特征

临床特征	皮肌炎	多发性肌炎	包涵体肌炎
年龄	儿童和成人	成人[a]	> 50 岁的成人
疾病发作	亚急性	亚急性	慢性
肌无力	近端	近端	选择性模式[b]
对称性	对称	对称	非对称
全身症状	是[c]	是[c]	是[d]
皮肤变化	是[e]	否	否
钙质沉着	是[f]	很少	否
伴发结缔组织病	是[g]	是[g]	是[h]
伴发恶性肿瘤	是	是	是
血清酶的实验室特征[i]	正常或高	正常或高	正常或高
肌电图异常[j]	是	是	是
肌活检异常	肌束萎缩，毛细血管耗竭，斑片状 MHC Ⅰ 类表达和微梗死	CD8＋T 淋巴细胞侵袭非坏死性纤维，纤维上 MHC Ⅰ 类表达	CD8＋T 细胞侵袭、MHC 表达、空泡纤维和纤维中的管状丝状内含物

CD8＋T 淋巴细胞：细胞毒性的 T 淋巴细胞；MHC：主要组织相容性复合体
[a] 儿童少见
[b] 早期累及手指屈肌，腕屈肌或腕伸肌无力，累及股四头肌
[c] 部分患者有吞咽困难、滑膜炎和间质性肺病
[d] 部分患者有吞咽困难
[e] Gottron 征和淡紫色皮疹
[f] 尤其在儿童
[g] 合并硬皮病、系统性红斑狼疮、类风湿关节炎、干燥综合征和混合性结缔组织病
[h] 与干燥综合征相关，但很少与其他结缔组织病相关
[i] 血清肌酸激酶、天冬氨酸转氨酶、乳酸脱氢酶和醛缩酶从正常到非常高的水平不等
[j] 皮肌炎伴自发放电的肌特发性运动单位电位，多发性肌炎伴或不伴自发放电的肌特性运动单位电位，包涵体肌炎伴或不伴自发放电的运动单位电位混合模式

From Firestein GS et al: Kelley's textbook of rheumatology, ed 9, Philadelphia, 2013, WB Saunders.

症，②炎性细胞侵袭健康肌纤维，③液泡，④刚果红染色、TDP-43 或电镜下肌丝染色显示淀粉样沉积

实验室检查

● 肌酸激酶水平（疾病早期轻度升高，但低于正常水平的 10 倍；

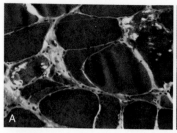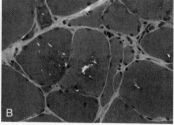

图 12-1 （扫二维码看彩图）包涵体肌炎活检的三色、苏木精和伊红染色。注意红边包涵体（**A**）和肌纤维大小的显著变化（**A 和 B**）。（Courtesy Dr. Paul Plotz.）

扫二维码看
彩图

随着疾病的进展，肌酸激酶水平可能恢复正常）
- 在进行肌肉活检前，应进行完整的血细胞计数和凝血检查

影像学检查

MRI 可显示前臂掌侧肌群萎缩及信号异常，并伴有股直肌相对保留正常的股四头肌萎缩。

 治疗

非药物治疗

- 使用辅助性移动设备（例如拐杖、助行器和轮椅）的物理治疗和专业治疗是治疗的主要手段
- 有时膝关节矫形器或踝足矫形器可以改善并延长下肢活动

急性期治疗

无。

慢性期治疗

- 专家们尚未发现任何药物能显著改善临床症状。皮质类固醇激素、甲氨蝶呤、静脉注射免疫球蛋白、抗 T 淋巴细胞球蛋白、依那西普、干扰素 β-1a 和氧雄龙的临床试验均未显示能够改善肢体力量的功能
- 简短、小规模的家庭锻炼可改善肌肉力量
- IBM 通常对治疗不敏感

补充和替代疗法

一些患者选择补充肌酸、辅酶 Q10 或锂进行自我治疗。目前没有证据支持这些治疗方法。

转诊

- 疑似 IBM 的患者应该转诊给具有神经肌肉医学专业知识的神经科医师
- 物理治疗和专业治疗可帮助患者改善行走状况和精细运动
- 语言治疗可以帮助治疗吞咽困难的症状

预后

在这种迟发性、缓慢进行性疾病中，预期寿命没有显著改变。一些患者在疾病发作后 10 ～ 20 年需要使用轮椅。

 重点和注意事项

专家点评

- 与 PM 和 DM 相比，IBM 的肌无力通常会影响远端和近端肌肉。尽管通常是对称的，但肌肉分布可能是不对称的
- 诊断的关键在于检查时发现腕部和（或）手指屈肌（特别是 DIP 处指深屈肌）的无力

预防

未知。

患者和家庭教育

有关患者信息和支持小组的信息，请访问：www.ninds.nih.gov/Disorders/All-Disorders/Inclusion-Body-Myositis-Information-Page 和 www.myositis.org.

相关内容

炎性肌病（相关重点专题）

推荐阅读

Greenberg SA: Inclusion body myositis, *Curr Opin Rheumatol* 23:574, 2011.

Daphne Scaramangas-Plumley

万春琴　刘岗　译　刘志勇　审校

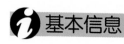 基本信息

定义

风湿性多肌痛（polymyalgia rheumatica，PMR）是一种以颈部、肩部和骨盆腔肌肉疼痛和僵硬为特征的炎症性疾病，晨起加重，主要发生于老年人。PMR 可单独发生，也可合并巨细胞动脉炎（giant cell arteritis，GCA）。

同义词

关节炎性类风湿综合征

PMR

ICD-10CM 编码

M31.5　风湿性多肌痛伴巨细胞动脉炎

M35.3　风湿性肌痛症

流行病学和人口统计学

发病率 / 流行率：在美国，发病率为 52.5/10 万；其随年龄增长而增加。患病率为 0.5% ～ 0.7%。斯堪的纳维亚和北欧人口发病率较高。

好发性别：女：男为 2：1。

好发年龄：几乎只发生于 50 岁以上的老年人，发病高峰为 70 ～ 80 岁。

体格检查和临床表现

- PMR 患者在确诊前通常有 1 ～ 3 个月的症状
- 对称性肌肉出现酸痛和僵硬，晨起加重。僵硬会随着一段时间的不活动而复发

- 颈部、肩部、下背部、臀部以及大腿部肌肉受累。偶尔也会影响躯干和手臂肌肉。肩膀通常先受影响，PMR 疼痛分布如图 13-1 所示

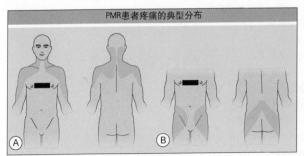

PMR患者疼痛的典型分布

图 13-1　（扫二维码看彩图）风湿性多肌痛（PMR）患者疼痛的典型分布。 阴影区域显示 PMR 患者的典型疼痛部位，包括（**A**）肩带和颈部区域疼痛的分布和（**B**）骨盆带疼痛的分布。（From Hochberg MC：Rheumatology，ed 7，Philadelphia，2019，Elsevier.）

扫二维码看彩图

- 伴随疼痛和僵硬的全身症状可能还有疲劳、乏力、体重减轻、食欲不振和低热等
- 体格检查可发现肩关节（最常见）、颈椎和髋部的活动范围受限。可能有三角肌下和肩峰下滑囊炎和周围关节滑膜炎。尽管会受到疼痛的限制，但运动检查正常
- 高热、盗汗、视力障碍、头痛或颌跛行（jaw claudication）应高度怀疑巨细胞动脉炎，应立即完善进一步的评估

病因学

病因不明，但 PMR 和 GCA 都与 HLA-DR4 单倍型有关。无论 PMR 还是 GCA，都可以观察到血液中 Th17 细胞升高和 Treg 细胞减少。

 诊断

鉴别诊断

见框 13-1。

检查

- 初步实验室检查：红细胞沉降率（ESR）、C 反应蛋白（CRP）、

框 13-1　风湿性多肌痛的鉴别诊断

- 类风湿关节炎
- 肩袖综合征
- 肩、髋关节骨关节炎
- 纤维肌痛
- 多肌炎／皮肌炎
- 脊柱关节炎
- 系统性红斑狼疮
- 血管炎
- 副肿瘤性肌痛
- 感染相关性肌痛
- RS3PE（血清阴性对称性滑膜炎伴凹陷性水肿综合征）
- 帕金森病
- 甲状腺功能减退症

全血细胞计数（CBC）、磷酸肌酸激酶（CPK）

- 大多数患者 ESR > 40 mm/h，CRP 升高可能比 ESR 升高更为常见
- CBC 可表现为正常细胞性贫血和血小板增多
- CPK 正常。抗体（ANA、RF、CCP）通常为阴性
- 图 13-2 描述了一种不伴 GCA 的 PMR 的诊断流程，表 13-1 和表 13-2 详述了 PMR 的各种分类标准

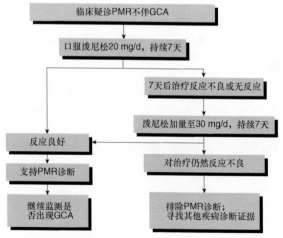

图 13-2　无巨细胞动脉炎的风湿性多肌痛诊断流程。（From Firestein GS et al：Kelly's textbook of rheumatology，ed 9，Philadelphia，2013，Saunders.）

表 13-1　2012 年欧洲抗风湿病联盟 / 美国风湿病学会风湿性多肌痛分类标准 *

标准	包括超声检查结果的评分	不包括超声检查结果的评分
1. 晨僵持续时间 > 45 min	2	2
2. 髋部疼痛或活动受限	1	1
3. RF 或抗 CCP 抗体阴性	2	2
4. 无其他关节受累	1	1
5. 至少一侧肩部伴三角肌下滑膜炎和（或）肱二头肌腱鞘炎和（或）盂肱关节滑膜炎（后侧或腋侧），并且至少一侧髋关节具有滑膜炎和（或）股骨转子滑囊炎	1	—
6. 双肩有三角肌下滑囊炎、肱二头肌腱鞘炎或盂肱关节滑膜炎	1	—

注：* 不包括超声检查结果的评分 ≥ 4 分，或包括超声检查结果的评分 ≥ 5 分，归类为风湿性多肌痛

表 13-2　风湿性多肌痛分类标准

Chuang 标准
1. 年龄 ≥ 50 岁
2. 双侧疼痛和僵硬 ≥ 1 个月，涉及以下 2 个区域：颈部或躯干，肩膀或手臂近端区域，臀部或大腿近端部分
3. 红细胞沉降率（血沉）> 40 mm/h
4. 排除 GCA 之外的其他诊断
具有上述所有这些标准的可确诊 PMR

Healey 标准（22）
1. 持续疼痛（至少 1 个月），涉及以下两个区域：颈部、肩部和骨盆带
2. 晨僵持续 > 1 h
3. 泼尼松的快速反应（≤ 20 mg/d）
4. 无其他能引起肌肉骨骼症状的疾病
5. 年龄 > 50 岁
6. 红细胞沉降率（血沉）> 40 mm/h
满足以上所有标准即可诊断 PMR

Bird 标准（23）*
1. 双侧肩膀疼痛和（或）僵硬
2. 发病 < 2 周
3. 初始红细胞沉降率（血沉）> 40 mm/h
4. 晨僵 > 1 h
5. 年龄 > 65 岁
6. 抑郁或体重减轻
7. 双侧上臂压痛

* 如果符合上述任何三项或三项以上，即可诊断为可能风湿性多肌痛（PMR）。存在任何三种或以上的标准诊断的 PMR，其敏感性为 92%，特异性为 80%。
GCA，巨细胞动脉炎（From Hochberg MC: Rheumatology, ed 7, Philadelphia, 2019, Elsevier.）

- 超声、MRI 和 PET 可识别滑囊炎或腱鞘炎（2012 PMR 分类标准的特征），这将增加诊断的敏感性和特异性

Rx 治疗

- 泼尼松 15 ～ 20 mg/d，通常在 3 天内显著改善。多达 1/3 的患者可能在 4 周时不能完全缓解
- 可能需要根据体重、症状严重程度和合并症（如糖尿病、高血压或心力衰竭）调整剂量
- 如果症状持续 1 周不改善，增加剂量 5 mg。如症状持续不缓解则需要考虑其他诊断
- 如果夜间症状令患者烦恼，可以尝试分次服用泼尼松
- 泼尼松的初始剂量应维持 4 ～ 8 周。然后每 2 ～ 4 周逐渐减少激素用量，达到用最低剂量来保持无症状。当剂量达到 10 mg/d 时，应缓慢减少，通常为每月减少 1 mg
- 在逐渐减量的过程中，往往会出现典型皮疹，可通过增加泼尼松 10% ～ 20% 来控制。大多数患者需要用激素治疗 1 ～ 2 年，另一些患者则无法完全减停。应定期间断监测临床反应、ESR 和 CRP
- 应考虑保护胃，注意骨骼健康，尽早补充钙和维生素 D。如有必要，可以考虑预防性使用双膦酸盐
- 不建议常规使用辅助治疗，但某些病例（顽固性病例、使用激素存在高风险）可考虑使用甲氨蝶呤。没有证据显示 TNF 抑制剂对 PMR 有益处。最近发现托珠单抗（IL-6i）可能对甲氨蝶呤禁忌证患者有益，最近已经被批准用于治疗 GCA

! 重点和注意事项

应密切监测 PMR 患者进展为巨细胞动脉炎。对泼尼松反应不完全或者疼痛和肿胀有进展趋势时应重新评估不同诊断的可能性，如类风湿关节炎。

相关内容

巨细胞动脉炎（相关重点专题）

系统性血管炎（相关重点专题）

推荐阅读

Buttgereit F et al: Polymyalgia rheumatica and giant cell arteritis: a systematic review, *J Am Med Assoc* 315(22):2442-2458, 2016.

Caylor T, Perkins A: Recognition and management of polymyalgia rheumatica and giant cell arteritis, *Am Fam Physician* 88(10):676-684, 2013.

Cimmino MA et al: The correct prednisone starting dose in polymyalgia rheumatica is related to body weight but not to disease severity, *BMC Muscoskel Disord* 12:94, 2011.

Dasgupta B et al: Provisional classification criteria for polymyalgia rheumatism: a European League against Rheumatism/American College of Rheumatology collaborative initiative, *Ann Rheumat Dis* 71:484-492, 2012.

Dejaco C et al: 2015 Recommendations for the management of polymyalgia rheumatica: a European League Against Rheumatism/American College of Rheumatology collaborative initiative, *Ann Rheum Dis* 74(10):1799-1807, 2015.

Matteson EL, Dejaco C: Polymyalgia rheumatica, *Ann Intern Med* 166(9):ITC65-ITC80, 2017. Review.

Weyand C, Goronzy JJ: Giant-cell arteritis and polymyalgia rheumatica, *N Engl J Med* 371:50-57, 2014.

（FMF）

Daphne Scaramangas-Plumley

王雅娟　译　梅春丽　审校

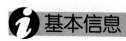 **基本信息**

定义

　　家族性地中海热（FMF）是一种具有遗传性的周期性发热综合征，1 型 FMF 表现为反复发作的短暂的炎性反应和浆膜炎。2 型 FMF 以淀粉样变为首发表现。

同义词

　　　　家族性淀粉样变性多神经病
　　　　良性阵发性腹膜炎
　　　　家族性阵发性多浆膜炎
　　　　复发性多浆膜炎
　　　　周期性发热
　　　　FMF

ICD-10CM 编码
E85.0　　家族性淀粉样变性多神经病

流行病学和人口统计学

　　患病率：不同种族的患病率不同。FMF 主要见于地中海东部地区的人群（如亚美尼亚人、阿拉伯人、土耳其人、犹太人），其他种族人群也有发病。亚美尼亚人的患病率为 1/500 人，土耳其血统人群的患病率估计在 1/1000 人。多达 1/5 的这些种族背景人群是 FMF 致病基因的携带者。

　　好发性别和年龄：男女患病比例是（1.5 ～ 2）：1。本病通常在 20 岁之前发病，绝大多数的初次发作发生在 10 岁之前，40 岁以后发病非常少见。

遗传性：遗传方式主要是常染色体隐性遗传。*MEFV* 基因突变是多数病例的致病原因，该基因编码的蛋白被称为 Pyrin（吡啉，或翻译为"炎素"更贴切）。目前已知的 MEFV 突变超过 80 个。然而有 10%～20% 符合 FMF 诊断标准的病例没有发现突变。

危险因素：受影响的一级亲属；考虑进行基因检测。

体格检查和临床表现

- 反复发作的发热和严重疼痛，起病突然并且不定时发作，通常持续 1～3 天后可自行缓解
- 几乎所有患者都有阵发性腹痛。查体可有压痛、拒按、反跳痛和腹肌紧张，常被误诊为急腹症
- 多达一半的患者由于胸膜炎或膈下炎症引起胸部症状
- 关节炎通常为单关节或少关节炎，常累及大关节（如膝关节、踝关节、髋关节）。关节疼痛程度常与局部肿胀程度不成比例
- 高达 50% 的患者可有丹毒样皮疹，通常发生在下肢（图 14-1）
- 少见表现包括长时间发热性肌痛，心包炎，睾丸炎，无菌性脑膜炎，游走性多关节炎，过敏性紫癜，骶髂关节炎，不孕症

病因学

MEFV 是目前已知的唯一致病基因，*MEFV* 基因突变是本病的原因。*MEFV* 基因编码 Pyrin 蛋白，该蛋白在固有免疫系统中起作用，帮助调节炎性小体。FMF 确切的发病机制目前仍不明确。

Dx 诊断

鉴别诊断

- 其他周期性发热综合征（见表 14-1）
- 系统性风湿性疾病（如类风湿关节炎、系统性红斑狼疮、成人 Still 病、腹部血管炎）
- 感染

评估

本病的诊断主要根据详细的病史，包括特征性临床症状、种族

扫二维码看
彩图

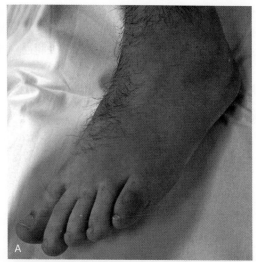

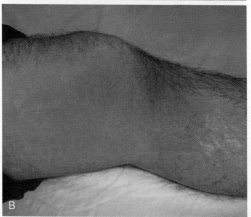

图 14-1 （扫二维码看彩图）家族性地中海热皮疹。**A.** 家族性地中海热（FMF）的丹毒样红斑（ELE）：足部的红斑斑块。**B.** 家族性地中海热（FMF）丹毒样红斑（ELE）：下肢的红斑斑块。（From Callen JP et al：Dermatologic signs of systemic disease，ed 5，2017，Elsevier.）

特征以及家族史。基因检测阴性不能排除诊断。如果基因检测阴性但临床高度考虑该诊断，可进行秋水仙碱治疗反应试验。治疗有效则支持该诊断。

实验室检查

- 血常规：白细胞和中性粒细胞升高

表 14-1　遗传性周期性发热综合征

				遗传性周期性发热综合征		
					冰冻蛋白相关周期性综合征（CAPs）	
	FMF	HIDS	TRAPS*	MWS	FCAS†（1 和 2）	NOMID（CINCA）
人种	西班牙牙系犹太人、阿拉伯人、土耳其人、亚美尼亚人	主要是荷兰人、北欧人群	任何人种	任何人种	任何人种	任何人种
遗传方式	AR	AR	AD	AD	AD	AD
致病基因	MEFV	MVK‡	TNFRSF1A	NLRP3（CIAS1）	NLRP3（CIAS1）；NLRP12	NLRP3（CIAS1）
染色体	16p13.3	12q24	1q44	1q44	1q44	1q44
编码蛋白	Pyrin	甲羟戊酸激酶	TNF 受体 -1A	Cryopyrin	Cryopyrin；monarch-1	Cryopyrin
发作持续时间	1～3 天	3～7 天	经常 >7 天	1～2 天	数分钟至 3 天	持续 + 加重
皮肤黏膜病变	类丹毒性红斑及水肿	红斑性斑疹和水肿性丘疹，可变为紫癜；偶尔出现口腔溃疡	红斑斑块和水肿斑块（常为环状或蛇形）；后期形成瘀斑；口腔	荨麻疹样丘疹和斑块	寒冷引起的荨麻疹样斑块；疹丘疹和斑块	荨麻疹丘疹和斑块；偶发口腔溃疡

续表

| | 遗传性周期发热综合征 | | | 冰冻蛋白相关周期性综合征（CAPs） | | |
	FMF	HIDS	TRAPS*	MWS	FCAS† （1和2）	NOMID（CINCA）
皮损分布	小腿、足部	广泛分布于面部、躯干和四肢 和阴道溃疡	肢端远侧的游走性分布，伴随肌痛。分布范围也可以更广泛 溃疡少见	广泛分布于面部、躯干和四肢	四肢>躯干、面部	广泛分布于面部、躯干和四肢
腹痛和浆膜炎	腹膜炎>胸膜炎>心包炎	腹痛，但很少有浆膜炎	腹膜炎>胸膜炎、心包炎	腹痛，但很少有浆膜炎	少见	少见
肌肉骨骼表现	单关节炎>少关节型关节炎>肌痛	关节痛>少关节炎>关节炎>肌痛	游走性肌痛>关节痛>单关节炎	肌痛（"撕裂样肢体疼痛"），关节痛>大关节的少关节型关节炎	关节痛>肌痛	骨骺和髌骨过度生长、关节炎、关节变形
眼部表现	不常见	不常见	眶周水肿，结膜炎，葡萄膜炎少见	结膜炎、巩膜炎、视盘水肿	结膜炎	结膜炎、葡萄膜炎、视盘水肿、失明
神经系统表现	无菌性脑膜炎少见	头痛	头痛	感音神经性耳聋、头痛	头痛	感音神经性耳聋；无菌性脑膜炎、癫痫

续表

	遗传性周期性发热综合征			冰冻蛋白相关周期性综合征（CAPs）		
	FMF	HIDS	TRAPS*	MWS	FCAS†（1和2）	NOMID（CINCA）
其他临床表现	急性阴囊肿胀；脾肿大	颈部 LAN, HSM	阴囊疼痛；脾肿大，偶见			LAN, HSM；面部畸形——额角突出，眼睛突出
淀粉样变	在 M694V 纯合子患者中最常见	少见	约 15% 的患者	约 25% 的患者	不常见	晚期并发症
典型皮肤病变的炎性浸润表现	中性粒细胞	中性粒细胞和（或）淋巴细胞；常见轻度血管炎	淋巴细胞，单核细胞和少量中性粒细胞	中性粒细胞和（或）淋巴细胞（稀疏）	中性粒细胞（血管周围）	中性粒细胞（血管周围＋皮肤附件周围）
皮肤血管炎	LCV/HSP（5%～10%），PAN（约1%）	LCV/HSP	小血管淋巴细胞性炎症（少见）			
实验室检查异常指标§	浆膜腔积液中 C5a 抑制物减少	血清 IgA1 和 IgD 升高‖（>100 IU/ml）；发作时尿中检测到甲羟戊酸钠；淋巴细胞甲羟戊酸激酶减少	血清可溶性 TNF 受体 1 降低（疾病发作期间＜1 ng/ml）			

续表

		遗传性周期性发热综合征		冰冻蛋白相关周期性综合征（CAPs）		
	FMF	HIDS	TRAPS*	MWS	FCAS†（1 和 2）	NOMID（CINCA）
治疗	使用秋水仙碱预防治疗；NSAID，TNF 抑制剂，沙利度胺，中草药	急性发作期使用糖皮质激素；NSAID，TNF 抑制剂，沙利度胺	急性发作期使用糖皮质激素；阿那白滞素；TNF 抑制剂（如依那西普）；辛伐他汀	糖皮质激素；IL-1/IL-1 受体拮抗剂：利纳西普，卡那单抗，阿那白滞素	IL-1/IL-1 受体拮抗剂	IL-1/IL-1 受体拮抗剂

AD，常染色体显性遗传；AR，常染色体隐性遗传；CINCA，慢性婴幼儿神经、皮肤和关节综合征；FCAS，家族性寒冷性自身炎症综合征；FMF，家族性地中海热；HIDS，伴周期性发热的高 IgD 综合征；HSM，肝脾肿大；HSP，过敏性紫癜；Ig，免疫球蛋白；LAN，淋巴结肿大；LCV，白细胞破碎性血管炎；MWS，Muckle-Wells 综合征；NOMID，新生儿发病的多系统炎症性疾病；NSAID，非甾体抗炎药；PAN，结节性多动脉炎；TNF，肿瘤坏死因子；TRAPS，肿瘤坏死因子受体相关性周期性发热综合征。

* 包括家族性爱尔兰热。

† 又称家族性寒冷荨麻疹。

‡ 等位基因伴甲羟戊酸尿症，表现为畸形形态，精神运动迟缓，进行性小脑共济失调，与 HIDS 的周期性发热和其他特征相似。

§ 行基因分析确诊。

‖ IgD 水平偶尔正常；在 FMF 和 TRAPS 中也可以看到 IgD 升高

Courtesy，Julie V Schaffer，M.D. In Bolognia J：Dermatology，ed 4，Philadelphia，2018，Elsevier.

- 急性炎性指标升高：红细胞沉降率（血沉）、C 反应蛋白、纤维蛋白原、血清淀粉样蛋白 A
- 关节腔穿刺液检查提示无菌性炎性滑膜液
- 尿蛋白分析需关注肾脏淀粉样变
- *MEFV* 基因突变（75% 的患者突变位点为 V726A、M694V、M694I、M680I、E148Q）
- 腹部探查手术结果通常没有阳性发现

影像学检查

在急性发作期，如果有腹膜炎、胸膜炎或关节炎，可能会看到腹腔气液平面、胸腔积液和（或）滑膜积液

Rx 治疗

本病的主要治疗目标是①避免急性发作；②避免发展为淀粉样变。

急性期治疗和长期管理

- 急性期对症支持治疗包括静脉输液、非甾体抗炎药、止痛
- 控制急性发作的一线治疗药物是秋水仙碱，使用剂量为 0.6 ～ 1.8 mg/d
  1. 如果秋水仙碱无效，可能是秋水仙碱无反应或耐药，或者需要重新诊断
  2. 患者孕期可继续使用秋水仙碱，哺乳期也可安全使用
  3. 如果秋水仙碱确实治疗无效，应考虑生物制剂。IL-1 抑制剂 [阿那白滞素（anakinra）、利纳西普（rilonacept）、卡那单抗（canakinumab）] 为 FMF 的二线治疗。5% ～ 10% 的患者对秋水仙碱耐药。也有成功使用沙利度胺、TNF 抑制剂和托珠单抗治疗本病的报道

处理

使用秋水仙碱治疗，大部分患者经治疗后没有症状，并发 AA 型淀粉样变也不常见。

转诊

风湿免疫科相关领域专家处就诊。

重点和注意事项

专家点评

- 大部分患者在 20 岁以前发病，疾病发作持续时间为 1～3 天。秋水仙碱是预防疾病发作和防止并发淀粉样变的标准治疗药物。孕期也可以继续使用秋水仙碱。如果秋水仙碱治疗无效，诊断需重新考虑。FMF 的最常见并发症是 AA 型淀粉样变，肾脏是最容易受累的器官
- 出乎意料的是 FMF 患者的癌症发病率明显低于普通人群

预防

FMF 患者的一级亲属无论有无症状，均需要进行基因检测。

患者和家庭教育

登录网站 https：//rarediseases.info.nih.gov/diseases/6421/disease

推荐阅读

Brenner R et al: Familial Mediterranean fever and incidence of cancer: an analysis of 8,534 Israeli patients with 258,803 persons-years, *Arthritis Rheumatol* 70:127-133, 2018.

De Benedetti S et al: Canakinumab for the treatment of autoinflammatory recurrent fever syndromes, *NEJM* 378(20):1908-1919, 2018.

Ozen S et al: EULAR recommendations for the management of familial Mediterranean fever, *Ann Rheum Dis* 75:644-651, 2016.

Padeh S, Berkun Y: Familial Mediterranean fever, *Curr Opin Rheumatol* 28:523-529, 2016.

第15章　严重过敏反应
Anaphylaxis

Rory Merritt

王雅娟　译　杜英臻　审校

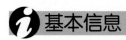 **基本信息**

定义

严重过敏反应（anaphylaxis）是一种严重的过敏反应，起病迅速，危及生命。本病的特点是出现呼吸系统、心血管系统、消化系统症状以及皮肤表现，同时出现针对特定过敏原反应的血流动力学改变。类严重过敏反应同严重过敏反应密切相关，但其发病是由非免疫球蛋白 E（IgE）因素介导而触发肥大细胞和嗜碱性粒细胞介质的释放。

同义词

类严重过敏反应（anaphylactoid reaction）

ICD-10CM 编码
T78.2　过敏性休克，未分类，初次起病
T78.00XA　因不明食物引起的严重过敏反应，初次起病
T80.52XA　因接种疫苗引起的严重过敏反应，初次起病
T63.94XA　接触未指明的有毒动物的毒性反应，未确定，初次起病

流行病学和人口统计学

发病率： 美国严重过敏反应的发病率为（50～2000）/10 万人。其终身患病率为 0.05%～2%，死亡率为 1%。食物的严重过敏反应率为 0.0004%，青霉素为 0.7%～10%，造影剂为 0.22%～1%，昆虫叮咬后为 0.5%～5%。在美国，每年因为严重过敏反应死亡的人数接近 2000 人。

体格检查和临床表现

- 荨麻疹，瘙痒，皮肤潮红，血管性水肿（表 15-1）

表 15-1　过敏性休克的血流动力学异常

	起病	疾病未治疗早期（数分钟）	持续休克
血压	↓	↓↓	↓↓↓
脉搏	↑	↑	↑↑
心输出量	↑	↓	↓↓
PVR	↓	→↓（*）	→↑↓（*）
血管内容量	→↓	↓	↓↓↓

* PVR，外周血管阻力。* 可变化，可能取决于体内代偿反应

- 呼吸困难，咳嗽，喘息，气短
- 恶心，呕吐，腹泻，吞咽困难
- 低血压，心动过速，虚弱，头晕，全身不适，血管塌陷（表15-2）

表 15-2　严重过敏反应的症状和体征：发生频率

体征或症状	病例百分比（%）
皮肤表现	＞90
荨麻疹和血管性水肿	85～90
皮肤潮红	45～55
无皮疹瘙痒	2～5
呼吸系统症状	40～60
呼吸困难，喘息	45～50
上呼吸道血管性水肿	50～60
鼻炎	15～20
头晕、晕厥、低血压	30～35
腹部症状	
恶心，呕吐，腹泻，绞痛	25～30
其他	
头痛	5～8
胸骨下疼痛	4～6
惊厥	1～2

病因学

　　严重过敏反应是由于嗜碱性粒细胞和肥大细胞突发全身性地释放组胺和其他炎症介质，从而导致黏膜水肿和皮肤荨麻疹。几乎任何物质都可以诱发严重过敏反应。急性发作时，严重过敏反应的原因通常无法判定。

- 食品及食品添加剂：花生、坚果、鸡蛋、贝类、鱼、牛奶、水果、大豆
- 药物：抗生素（特别是青霉素和磺胺类药物）、胰岛素、过敏原提取物、阿片、疫苗、非甾体抗炎药、造影剂、链激酶
- 环境因素：蜜蜂或黄蜂蜇伤、蛇毒、火蚁毒
- 血液制品：血浆、免疫球蛋白、冷沉淀物、全血
- 乳胶
- 经常与免疫型和非免疫型过敏反应相关的物质总结见框 15-1

框 15-1　经常与免疫型和非免疫型严重过敏反应相关的物质总结

免疫机制

IgE 介导

　　食物（坚果、贝类、水果等）

　　毒液（带刺的昆虫）

　　药物（β - 内酰胺类抗生素、非甾体抗炎药、神经肌肉阻断剂等）

　　天然乳胶

　　精液

　　放射造影剂（某些病例）

非 IgE 介导

　　放射造影剂（大多数病例）

　　右旋糖酐

　　单克隆抗体（利妥昔单抗）

　　药物（β - 内酰胺类抗生素、非甾体抗炎药等）

　　天然乳胶

　　精液

非免疫机制

　　药物（阿片类、鱼精蛋白等）

From Parrillo JE，Dellinger RP：Critical care medicine，principles of diagnosis and management in the adult，ed 5，Philadelphia，2019，Elsevier.

Dx 诊断

鉴别诊断

- 内分泌疾病（类癌，嗜铬细胞瘤）
- 癔症，焦虑障碍
- 系统性肥大细胞增多症
- 肺栓塞，血清病，血管迷走神经反应
- 严重哮喘（临床关键鉴别点是严重过敏反应表现为症状突然发作，而不是哮喘症状的进行性加重的病史）
- 鲭鱼肉中毒
- 局部血管性水肿
- 感染性休克或其他形式的血管扩张性休克
- 气道异物

评估

　　检查的目的是排除其他类似严重过敏反应的情况。鉴于严重过敏反应可能危及生命，治疗不应拖延。严重过敏反应的临床诊断标准见框 15-2。

框 15-2　严重过敏反应的临床诊断标准

满足以下三项条件之一时，高度考虑严重过敏反应

1. 急性发病（几分钟至几小时），累及皮肤、黏膜组织，或两者都有（如全身性荨麻疹、瘙痒或潮红、嘴唇 / 舌头 / 悬雍垂肿胀），且至少有下列一种情况：

　　a. 呼吸系统症状（如呼吸困难、喘鸣 / 支气管痉挛、哮鸣音、PEF 降低、低氧血症）

　　b. 血压降低，或其相关的终末器官功能障碍（如肌张力减退、晕厥、尿失禁）

　　或者

2. 患者接触可疑过敏原后几分钟至数小时内有下述 2 项及以上的症状快速发作

　　a. 皮肤黏膜组织症状（如各种皮疹、瘙痒或潮红、嘴唇 / 舌头 / 悬雍垂肿胀）

　　b. 呼吸系统症状（如呼吸困难、喘鸣 / 支气管痉挛、哮鸣音、PEF 降低、低氧血症）

　　c. 血压下降或相关症状（如肌张力减退、晕厥、尿失禁）

> d. 持续的胃肠道症状（如腹部绞痛、呕吐）
>
> 或者
>
> 3. 患者接触已知过敏原后，几分钟至数小时内血压下降
>
> 　a. 婴儿和儿童：收缩压低于相应年龄的正常值（年龄特异性）或收缩压
> 　　降低＞ 30%
>
> 　b. 成人：收缩压＜ 90 mmHg 或比基础值下降＞ 30%

PEF，峰流速

From Parrillo JE, Dellinger RP: Critical care medicine, principles of diagnosis and management in the adult, ed 5, Philadelphia, 2019, Elsevier.

实验室检查

- 因为严重过敏反应是典型的临床诊断，实验室检查通常没有帮助
- 血清和尿组胺水平，血清类胰蛋白酶水平升高可用于诊断严重过敏反应，但这些检测在紧急情况下并不常用

影像学（或辅助）检查

- 通常对诊断没有帮助
- 胸片可用于判断气道异物，或者肺组织病理检查用于急性呼吸系统损害的患者
- 所有突然失去意识或有胸痛、呼吸困难的患者以及任何老年患者均考虑进行心电图检查。严重过敏反应患者的心电图通常显示窦性心动过速

Rx 治疗

非药物治疗

- 建立和保护气道。必要时保证供氧
- 迅速建立静脉通路，并给予输液（例如生理盐水）
- 心电监护

急性期治疗

- 成人以及大于 30 kg 儿童应迅速给予肾上腺素（浓度为 1∶1000），0.3 ～ 0.5 mg，肌内注射（大腿外侧）。体重小于 30 kg 儿童肌注肾上腺素（浓度为 1∶1000）剂量按 0.01 mg/kg 计算。

肌肉内给药是首选，因为它能更有效、更快速地使药物上升到有效血药水平。如果症状持续，可在 5 ～ 15 min 后重复使用

- 辅助治疗包括 H1 和 H2 受体拮抗剂，如苯海拉明 25 ～ 50 mg 静注或肌注（轻型患者可口服）、法莫替丁 20 ～ 40 mg 静注（轻型患者可口服）。H1 受体拮抗剂虽然可以改善皮肤红斑和瘙痒，但不如肾上腺素有效。并且因为其起效时间为 1 ～ 2 h，在缓解上气道梗阻或改善低血压方面无效

- 糖皮质激素起效缓慢，因此在急性发作时无效。然而，为了防止出现持续性的或者反复发作的严重过敏反应，大多数情况均应使用糖皮质激素。常用的药物是泼尼松、甲泼尼龙（成人剂量为 40 ～ 250 mg 静脉注射；儿童剂量为 1 ～ 2 mg/kg）或地塞米松

- 雾化吸入 β 受体激动剂控制支气管痉挛，如沙丁胺醇，2.5 ～ 5.0 mg，20 min 后可重复使用

- 静脉注射肾上腺素（1：10 000 浓度）用于晶体复苏后的难治性低血压或者心脏循环衰竭患者

- 服用 β 受体阻滞剂的患者可能对初始治疗无反应，可考虑静脉注射胰高血糖素

- 严重过敏反应的治疗药物和其他制剂见于表 15-3

- 严重过敏反应患者的治疗流程见图 15-1

 # 重点和注意事项

专家点评

- 建议对患者进行有关疾病性质和预防措施的教育。既往有过敏发作或已知过敏原的病史是确定高危患者最可靠的方法

- 应提供预充肾上腺素的注射器［EpiPen 或 EpiPen Jr.（肾上腺素）自动注射笔］，指导患者如何使用，嘱咐其随身携带。学龄儿童应在合适的工作人员协助下，在学校多备一支肾上腺素自动注射笔

- 建议患者携带或佩戴医用警示标识，描述引起严重过敏反应的物质

- 曾对放射造影剂有反应的患者，应避免使用放射造影剂。使

表 15-3　严重过敏反应的治疗药物和其他制剂

治疗	作用机制	剂量	不良反应
患者急救处置（根据症状的严重程度）			
肾上腺素	α1-、β1-、β2-受体肾上腺素能作用	0.01 mg/kg，最多 0.5 mg 大腿外侧 IM Adrenaclick、Auvi-Q、EpiPen Jr./EpiPen： 8～25 kg 0.15 mg IM ≥25 kg 0.3 mg IM 肾上腺素自动注射器： 7.5～15 kg 0.1 mg 15～25 kg 0.15 mg ≥25 kg 0.3 mg	心动过速、高血压、精神紧张、头痛、恶心、烦躁、震颤
西替利嗪（液体）	抗组胺药物（H1 受体拮抗剂）	西替利嗪：5 mg/5 ml 0.25 mg/kg，最多 10 mg PO	低血压、心动过速、嗜睡
替代药物：苯海拉明	抗组胺药物（H1 受体拮抗剂）	1.25 mg/kg，最多 50 mg PO 或 IM	低血压、心动过速、嗜睡、异常兴奋
转运至急诊室			
个体化急救处置（根据症状的严重程度）			
肾上腺素	α1-、β1-、β2-受体肾上腺素能作用	0.01 mg/kg，最多 0.5 mg 大腿外侧 IM 肾上腺素自动注射器： 7.5～15 kg 0.1 mg	心动过速、高血压、精神紧张、头痛、恶心、烦躁、震颤

续表

治疗	作用机制	剂量	不良反应
		15～25 kg 0.15 mg ≥ 25 kg 0.3 mg 每剂 0.01 ml/kg（浓度为 1：1000），最多 0.5 ml IM 每 10～15 min 可重复一次 严重低血压：以每剂 0.01 ml/kg（浓度为 1：10 000）慢速静推	
吸氧和气道管理			
扩容治疗			
晶体（生理盐水或乳酸林格液）		第 1 小时 30 ml/kg	根据血压反应滴定速率如可耐受，使患者仰卧，两腿抬高
胶体（羟乙基淀粉）		10 ml/kg 快速静滴后缓慢输注	根据血压反应滴定速率如可耐受，使患者仰卧，两腿抬高
抗组胺药物			
西替利嗪（液体）	抗组胺药物（H1 受体拮抗剂）	西替利嗪：5 mg/5 ml 0.25 mg/kg，最多 10 mg PO	低血压，心动过速，嗜睡
替代药物：苯海拉明	抗组胺药物（H1 受体拮抗剂）	1.25 mg/kg，最多 50 mg PO，IM 或 IV	低血压，心动过速，嗜睡，异常兴奋

续表

治疗	作用机制	剂量	不良反应
雷尼替丁	抗组胺药物（H2 受体拮抗剂）	1 mg/kg，最多 50 mg IV 缓慢给药	头痛，精神错乱
替代物：西咪替丁	抗组胺药物（H2 受体拮抗剂）	4 mg/kg，最多 200 mg IV 缓慢给药	头痛，精神错乱
糖皮质激素			
甲泼尼龙	抗炎作用	甲泼尼龙（IV）：1～2 mg/kg，最多 125 mg IV 甲泼尼龙（IM）：1 mg/kg，最多 80 mg/kg IM	高血压，水肿，精神紧张，躁动
泼尼松	抗炎作用	1 mg/kg，最多 75 mg PO	高血压，水肿，精神紧张，躁动
硫酸沙丁胺醇雾化溶液	β 受体激动剂	0.83 mg/ml（3 ml），通过面罩氧气雾化	心悸，精神紧张，中枢神经系统反应，心动过速；支气管痉挛无反应时补充肾上腺素；可能会重复使用
急救后处理			
抗组胺药物		西替利嗪（5～10 mg/d）或氯雷他定（5～10 mg/d），连续 3 天	
糖皮质激素		可选：每天口服泼尼松（1 mg/kg，最多 75 mg），连续 3 天	

145

续表

治疗	作用机制	剂量	不良反应

预防治疗

预备肾上腺素自动注射器和抗组胺药物

提供患者紧急情况时管理的书面预案（从网站 http：//www.aap.org or http：//www.foodallergy.org 下载）

随访评估以确定/确认病因

昆虫叮咬过敏的免疫疗法

患者教育

关于避免过敏原的宣教

关于识别过敏反应早期症状的知识

强调识别过敏症状早期治疗，避免全身过敏反应

鼓励佩戴医用首饰或标志

IM，肌内注射；IV，静脉注射；PO，口服

From Kliegman，RM：Nelson textbook of pediatrics，ed 21，Philadelphia，2020，Elsevier.

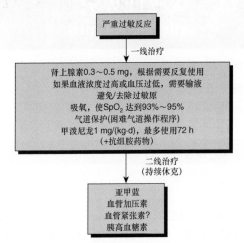

图 15-1　严重过敏反应患者的治疗流程。SpO₂，脉搏血氧仪测量的血氧饱和度。
（From Parrillo JE，Dellinger RP：Critical care medicine，principles of diagnosis and management in the adult，ed 5，Philadelphia，2019，Elsevier.）

　　用甲泼尼龙或苯海拉明的预处理方案适用于那些过去有造影剂反应的患者

- 螫伤后立即进行毒液免疫治疗是有效的，治疗时间建议在过敏反应发生后维持长达 5 年

推荐阅读

Lieberman P et al: Anaphylaxis—a practice parameter update, *Ann Allergy Asthma Immunol* 115(5):341-384, 2015.

Lieberman PL: Recognition and first-line treatment of anaphylaxis, *Am J Med* 127:S6-S11, 2011.

Mustafa SS: Anaphylaxis. Available at http://emedicine.medscape.com/article/135065-overview#a0101.

Nowak RM et al: Anaphylaxis on the other front line: perspectives from the emergency department, *Am J Med* 127:S34-S44, 2014.

Sclarda et al: Anaphylaxis: underdiagnosed, underreported, and undertreated, *Am J Med* 127:S1-S5, 2014.

Williams PM, Arnold JJ: Anaphylaxis: recognition and management, *Am Fam Physician* 84(10):1111-1118, 2011.

第16章 变应性鼻炎
Allergic Rhinitis

Fred F. Ferri

王雅娟 译 杜英臻 审校

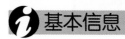 基本信息

定义

变应性鼻炎是指鼻腔吸入变应原后的高敏反应，是由辅助 T 细胞 2（Th2 细胞）驱动、免疫球蛋白（Ig）E 介导的鼻黏膜非感染性炎症。主要症状为打喷嚏、流清涕、鼻痒和鼻塞。变应性鼻炎发作可以呈季节性或者常年性。

同义词

花粉热

IgE 介导性鼻炎

季节性变应性鼻炎

过敏性鼻炎

ICD-10CM 编码

J30.1 花粉所致变应性鼻炎

J30.2 其他季节性变应性鼻炎

J30.3 其他变应性鼻炎

J30.4 变应性鼻炎，未分类

流行病学和人口统计学

- 在美国，变应性鼻炎的患病率为 10% ～ 20%，其中儿童的患病率达 40%
- 发病的平均年龄为 8 ～ 12 岁
- 因出现鼻部症状而就诊于家庭医生处的变应性鼻炎患者占 30% ～ 60%

体格检查和临床表现

- 鼻腔静脉淤血所致鼻甲黏膜苍白或发紫（有别于病毒性鼻炎

表现为黏膜红肿）

- 鼻息肉
- 咽后壁淋巴滤泡增生所致鹅卵石样表现
- 咽喉红肿，结膜和巩膜充血
- 清鼻涕
- 临床表现：通常包括打喷嚏、鼻塞、咳嗽、鼻后滴流、嗅觉丧失、感觉耳塞

病因学

- 春天的花粉，秋天的豚草（北美植物），夏天的草地
- 粉尘，尘螨，动物过敏原
- 烟和其他刺激性气体
- 香水，洗涤剂，肥皂
- 情绪激动，气压变化或气温变化

Dx 诊断

鉴别诊断

- 感染性鼻炎（鼻窦炎；病毒性、细菌性或真菌性鼻炎）
- 药物性鼻炎（可卡因、拟交感神经类滴鼻剂所致）
- 血管运动性鼻炎（例如：空气污染诱发）
- 鼻中隔阻塞（例如：鼻中隔偏曲），鼻息肉，鼻肿瘤
- 系统性疾病［例如：韦格纳肉芽肿、甲状腺功能减退（罕见）］

评估

- 首先确定患者是否需要进行诊断相关检测或接受经验性治疗
- 如果症状典型、诊断明确，通常不需要进行诊断相关检测，详细询问病史有助于确定变应原
- 对于标准治疗不能控制的变应性鼻炎患者，变应原检测可帮助确定变应原，有助于此类患者避免接触变应原并指导免疫治疗。变应原检测可以通过皮肤测试或放射变应性吸附测试进行。新一代血清 IgE 检测也是确定变应原的好方法。皮肤测试或者血清 IgE 测试是用于验证患者过敏史与 IgE 介导的过敏反应是否一致的最好手段，同时也广泛应用于诊断不明确或复杂的病例

- 鼻分泌物涂片是否检出中性粒细胞以排除感染原因，嗜酸性粒细胞的检出（提示过敏可能）可能对某些患者的诊断有帮助
- 外周血嗜酸性粒细胞计数对过敏性诊断没有帮助

Rx 治疗

非药物治疗

- 维持没有过敏原的环境，具体方法包括用防过敏材料包裹床垫和枕头、去除地毯、去除动物皮毛排泄物等，以及移除垃圾收集固定装置
- 使用空气净化器和粉尘过滤器有一定帮助
- 保持环境湿度在 50% 以下以避免产生尘螨和真菌
- 使用空调，尤其是在卧室内；怀疑对动物过敏的患者不要养宠物
- 针灸治疗季节性变应性鼻炎存在争议。最近的一项研究发现，无论是同单独使用假针灸治疗还是同单独使用缓解症状的药物治疗相比，针灸治疗均可以显著改善患者的生活质量以及 8 周抗组胺药物治疗的效果
- 鼻腔生理盐水喷雾可有效缓解鼻腔干燥和充血。可以通过洗鼻壶或者球形注射器使用预先配置的生理盐水（非处方药物）进行鼻腔冲洗

急性期治疗

- 明确患者鼻塞是由于鼻甲黏膜肿胀还是黏液堵塞，前者最好使用减充血剂，后者使用抗组胺药物更有效
- 鼻用糖皮质激素治疗非常有效，是变应性鼻炎的一线治疗药物。适用于 12 岁及以上的变应性鼻炎患者。需要指导患者正确使用鼻用糖皮质激素，并告诉患者该治疗至少使用 1 周才能改善症状。常用的药物有以下几种
  1. 丙酸倍氯米松鼻喷雾剂：一次每鼻孔 1 ～ 2 揿，一日 2 次
  2. 氟替卡松鼻喷雾剂：首次用量为一次每鼻孔 2 揿，一日 1 次，或者为一次每鼻孔 1 揿，一日 2 次，一旦症状得到适当控制后，剂量减至一次每鼻孔 1 揿，一日 1 次
  3. 氟尼缩松鼻喷雾剂：首次用量为一次每鼻孔 2 揿，一日 2 次

4. 布地奈德鼻喷雾剂：一次每鼻孔 2 揿，一日 2 次，或者每个鼻孔喷 4 次

5. 对于年龄在 12 岁及以上的季节性变应性鼻炎患者，最好的治疗方法是联合使用鼻用糖皮质激素和鼻用抗组胺药物。鼻用减充血剂会致鼻腔干燥、灼热感以及鼻腔和咽喉疼痛。而且，如果单独连续使用减充血剂超过 5 天，也可能会再次出现鼻塞

6. 氮卓斯汀是抗组胺鼻腔喷雾剂，对季节性变应性鼻炎有效，奥洛他定鼻喷雾剂是作用于 H1 受体的抗组胺药，可选择用于治疗轻度至中度季节性变应性鼻炎

- 大部分一代口服抗组胺药物副作用有明显镇静及抗胆碱能作用，因此没有明显抗胆碱能及镇静作用的第二代抗组胺药物作为首选，二代抗组胺药物包括氯雷他定、盐酸非索非那定、西替利嗪、左西替利嗪、地氯雷他定

- 孟鲁司特是一种白三烯受体拮抗剂，常用于治疗哮喘，也可有效治疗变应性鼻炎。成人常用剂量为 10 mg，每日一次

- 口服减充血剂，如伪麻黄碱，常与 H 受体抗组胺药物联合应用治疗变应性鼻炎

慢性期治疗

- 色苷酸钠：肥大细胞膜稳定剂，可作为预防用药，通常每个鼻孔各喷一揿，每天 3 ~ 4 次，在接触过敏原前 2 周开始使用，每天用药 3 ~ 4 次

- 免疫疗法通常用于上述治疗效果不佳的患者，传统的免疫疗法是皮下注射逐步增加剂量的变应原。FDA 已经批准了几种变应原（Oralair、Grastek、Ragwitek、Odactra）提取物作为舌下含服免疫治疗

处理

通过避免接触过敏原和合适的药物治疗，大多数患者症状可有效缓解。

转诊

对于治疗效果不佳的严重患者或者诊断不明确的患者，应做过敏原筛查试验。

推荐阅读

Brinkhaus B et al: Acupuncture in patients with seasonal allergic rhinitis, *Ann Intern Med* 158(225):234, 2013.

Wallace DV: Pharmacological treatment of seasonal allergic rhinitis: synopsis of guidance from the 2017 joint force on practice parameters, *Ann Intern Med* 167:876-881, 2017.

Wheatley LM, Togias A: Allergic rhinitis, *N Engl J Med* 372:456-463, 2015.

第 17 章　IgG4 相关疾病
IgG4-Related Disease

Long Pham

王鹏　译　杜英臻　审校

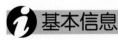 基本信息

定义

　　IgG4 相关疾病（IgG4-RD）是一种纤维炎性疾病，可导致几乎每个器官的肿块样和组织破坏性损害（表 17-1）。

表 17-1　IgG4 相关疾病及相关病症的命名

器官	首选名	曾用名
胰腺	IgG4 相关胰腺炎	I 型自身免疫性胰腺炎
眼	IgG4 相关眼病	嗜酸性血管中心性纤维化，多灶性纤维硬化
泪腺	IgG4 相关泪腺炎	Mikulicz 综合征
眼眶软组织	IgG4 相关眼眶炎症	
眼眶假瘤	IgG4 相关眼眶假性肿瘤	眼眶假瘤
眼外肌疾病	IgG4 相关眼眶肌炎	
唾液腺	IgG4 相关涎腺炎	Mikulicz 综合征
腮腺	IgG4 相关腮腺炎	Mikulicz 综合征
颌下腺	IgG4 相关颌下腺疾病	Mikulicz 综合征，Kuttner 肿瘤
硬脑脊膜	IgG4 相关硬脑膜炎	
垂体	IgG4 相关垂体炎	自身免疫性垂体炎
甲状腺	IgG4 相关甲状腺炎	Riedel 甲状腺炎，多灶性纤维硬化
主动脉或动脉	IgG4 相关主动脉炎或主动脉周炎	淋巴浆细胞性主动脉炎，炎性主动脉瘤
纵隔	IgG4 相关纵隔炎	多灶性纤维硬化，纵隔纤维化
腹膜后腔	IgG4 相关腹膜后纤维化	多灶性纤维硬化，Ormond 病

器官	首选名	曾用名
肠系膜	IgG4 相关肠系膜炎	
皮肤	IgG4 相关皮肤病	皮肤假性淋巴瘤
淋巴结	IgG4 相关淋巴结病	
胆管	IgG4 相关硬化性胆管炎	硬化性胆管炎
胆囊	IgG4 相关胆囊炎	
肝	IgG4 相关肝病	
肺	IgG4 相关肺疾病	嗜酸性血管中心性纤维化，间质性肺炎
胸膜	IgG4 相关胸膜炎	
心包膜	IgG4 相关心包炎	
肾	IgG4 相关肾脏疾病	
乳房	IgG4 相关乳腺炎	
前列腺	IgG4 相关前列腺炎	前列腺炎

From Hochberg MC et al：Rheumatology，ed 7，Philadelphia，2019，Elsevier.

同义词

Ⅰ型自身免疫性胰腺炎

米库利奇综合征

ICD-10CM 编码

D89.89　其他涉及免疫机制的特定疾病

流行病学和人口统计学

发病率和患病率：确切的发病率和患病率尚不清楚。大多数流行病学信息来自日本对自身免疫性胰腺炎（AIP）的研究。

好发性别/年龄：在 765 名患者的两个研究队列中，症状出现的平均年龄分别为 57.7 岁和 59.5 岁。男性发病率略高，约为 3：2。

风险因素：烟草、石棉暴露、过敏、恶性肿瘤史。

体格检查和临床表现

- IgG4-RD 患者平均诊断时间为 1.8 年

- 临床表现取决于受累器官的分布，几乎所有的器官都可能受累
- 亚急性发病，包括疲乏和体重减轻等全身症状。关节痛和韧带附着端病可能存在；然而，滑膜炎是非典型的表现
- IgG4 RD 可能涉及泪腺、唾液腺、眼眶、鼻窦、甲状腺（慢性纤维性甲状腺炎）、淋巴结、主动脉和周围结缔组织（主动脉炎、主动脉周围炎）、肺 [结节、毛玻璃结节（GGO）、胸膜增厚、间质性肺疾病（ILD）]、肾脏（肾小管间质性肾炎）、胰腺（自身免疫性胰腺炎）、胆道系统、皮肤（皮肤假性淋巴瘤）和淋巴结
- 神经系统受累包括硬脑膜炎、垂体炎和外周神经炎症或肿大
- IgG4-RD 也可能引起腹膜后纤维化（RPF），表现为背部、腹部、大腿的轻度局限性疼痛；肾积水和下肢水肿

病因学

目前还不清楚，而且这种疾病只在很短的时间内被发现。这种疾病被认为是自身免疫性疾病，CD4 ＋和 T－滤泡辅助细胞发挥作用。IgG4 抗体不被认为是致病性的。

Dx 诊断

鉴别诊断

广泛，取决于所涉及的器官系统：

- 淋巴瘤，恶性肿瘤（胰腺癌）
- 原发性硬化性胆管炎
- 结节病
- 大血管血管炎，抗中性粒细胞胞质抗体（ANCA）相关血管炎
- 埃德海姆-切斯特（Erdheim-Chester）病
- 干燥（Sjögren）综合征
- 眼眶假瘤

评估

- 根据病史，临床表现，实验室检查以及影像学和组织病理结果进行诊断
- Umehara 等提出了诊断标准（见框 17-1），将 IgG4-RD 分为三类：明确的，很可能的和可能的。明确的诊断需要满足临

框 17-1　IgG4 相关疾病的综合诊断标准

1. 临床研究显示单个或多个器官具有特征性弥漫性或局部性肿胀或肿块
2. 血液学检查显示血清 IgG4 水平升高（≥ 135 mg/dl）
3. 组织病理学研究显示以下两个发现
　（1）组织学发现：明显的淋巴细胞和浆细胞浸润和纤维化
　（2）IgG4 阳性浆细胞浸润：IgG4 与 IgG 阳性细胞比例＞ 40%，IgG4 阳性浆细胞 / 每高倍视野＞ 10
　其中：（1）＋（2）＋（3）满足时是确诊的；
　（1）＋（3）满足时是很可能的；
　（1）＋（2）满足时是有可能的。
与各器官的恶性肿瘤（如癌症、淋巴瘤）和类似疾病（如 SS、PSC、Castleman 病、继发性腹膜后纤维化、Wegener 肉芽肿合并多血管炎、结节病、嗜酸性肉芽肿合并多血管炎等）进行鉴别是很重要的，应尽可能多地进行组织病理学检查
即使患者不能用 CCD 标准诊断 IgG4-RD，也可以用器官特异性诊断 IgG4-RD 的标准进行诊断

CCD，综合临床诊断；IgG4-RD，IgG4 相关疾病；PSC，原发性硬化性胆管炎；SS，干燥综合征

From Umehara H et al: Comprehensive diagnostic criteria for IgG4-related disease（IgG4-RD）,2011. Modern Rheumatol 22：21-30,2012. In Hochberg MC et al.：Rheumatology,ed 7, Philadelphia，2019，Elsevier.

　　床、血液学和组织病理学标准。临床证据包括一个或多个器官系统肿胀或肿块的存在。血清 IgG4 ＞ 135 mg/dl 满足血液学必要条件。组织学显示明显的淋巴细胞、浆细胞浸润和纤维化；应显示每高倍视野 IgG4 阳性浆细胞浸润＞ 40%，并且 IgG4 阳性浆细胞超过 10 个

● 最近对横断面队列的分析表明，IgG4-RD 可能聚集在四个彼此独立的组别中：

1. 第 1 组的特征是胰腺肝胆疾病，例如自身免疫性胰腺炎（AIP）
2. 第 2 组包括腹膜后纤维化（RPF）和主动脉受累
3. 第 3 组包括仅限于头部和颈部的疾病
4. 第 4 组的特征是头部和颈部受累以及腺外、全身性受累

实验室检查

● 血清 IgG4 既不敏感也不特异，据报道低至 51% 的患病人群阳性。在血管炎和恶性肿瘤中也有 IgG4 升高。IgG4 作为一

种生物标志物是不可靠的，因为它可能在疾病复发期间保持正常，或者无论临床反应如何而升高

- 测定血浆成浆细胞浓度（如果有）
- 其他实验室检查可能包括外周血嗜酸性粒细胞计数，血清 IgE、C3、C4 和尿酸（UA）
- 可以考虑免疫血清学检查，包括 SSA、SSB 和 ANCA

影像学检查

- 影像学检查经常显示受累区域的器官增大和肿块样病变（图 17-1 和图 17-2）
- 席纹状纤维化和闭塞性静脉炎是典型的组织病理学病变。各器官系统的组织学表现是一致的（图 17-3）

Rx 治疗

非药物治疗

无症状或疾病局限的患者可以接受期待治疗（观察等待）。

急性期治疗

- 糖皮质激素是缓解诱导的首选药物。最佳治疗方法尚不清楚，方法基于小规模病例研究。类固醇通常在 2 周内改善症状，2

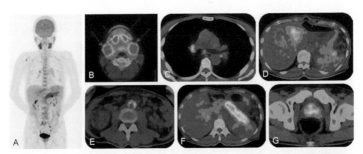

图 17-1 （扫本章二维码看彩图）IgG4 相关疾病（IgG4-RD）中的多器官受累。A. 用 18F- 氟脱氧葡萄糖正电子发射断层成像 / 计算机断层成像（18F-FDG PET/CT）可显示 IgG4-RD 的多器官受累情况。18F-FDG 在双侧下颌下腺（B）、纵隔淋巴结（C）、肝假性肿瘤（D）、动脉炎（E）、自身免疫性胰腺炎（F）和前列腺炎（G）中的摄取增加。（From Hochberg MC et al: Rheumatology, ed 7, Philadelphia，2019，Elsevier.）

扫本章二维码看彩图

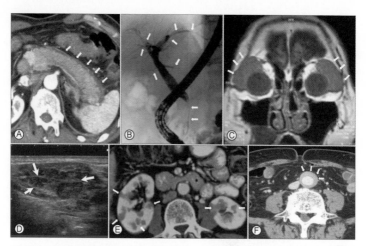

图 17-2 IgG4 相关疾病的影像学表现。A. Ⅰ 型自身免疫性胰腺炎的弥漫性胰腺肿胀和假包膜样结构（箭头所示）。**B.** IgG4 相关硬化性胆管炎的内镜逆行胰胆管造影显示下胆总管和肝内胆管狭窄（箭头）。**C.** IgG4 相关眼病的磁共振成像显示双侧泪腺增大（箭头）。**D.** IgG4 相关颌下腺疾病的超声图像显示，下颌下腺内多个低回声区被线性高回声结构包围（箭头）。**E.** IgG4 相关肾脏疾病的增强计算机断层成像（CT）显示多个低度增强病变（箭头）。**F.** IgG4 相关主动脉炎的增强 CT 图像显示腹主动脉壁明显增厚（箭头）。（From Hochberg MC et al: Rheumatology, ed 7, Philadelphia, 2019, Elsevier.）

　个月内缓解

- 泼尼松的起始剂量包括 0.6 mg/(kg·d) 和（或）泼尼松 40 mg/d，疗程 4 周，逐渐减量，用药时间超过 3 ～ 6 个月
- 当重要器官受累时，如主动脉炎、腹膜后纤维化、胆道近端狭窄、肾小管间质性肾炎、脑膜炎、胰腺肿大和心包炎，建议使用紧急治疗

慢性期治疗

　　并非所有患者都需要类固醇减量制剂（steroid-sparing agent）；然而，硫唑嘌呤、甲氨蝶呤、麦考酚酸莫酯、6- 巯基嘌呤、他克莫司、环磷酰胺和利妥昔单抗已被使用。在一项前瞻性研究中，利妥昔单抗（1000 mg，第 1 天，15 天）已被证明是有效的，即使没有合用糖皮质激素治疗。

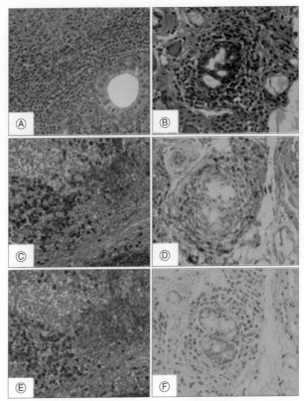

图 17-3 （扫本章二维码看彩图）**IgG4** 相关疾病的组织病理学。D 图为浆细胞 IgG4 染色，F 图为典型的席纹状纤维化。（From Hochberg MC et al：Rheumatology，ed 7，Philadelphia，2019，Elsevier.）

转诊

- 风湿免疫科就诊
- 必要时消化科或与可疑器官相关的专科会诊

❗ 重点和注意事项

- 识别 IgG4-RD 的挑战之一为未能考虑本诊断
- IgG4-RD 可能影响几乎所有器官和（或）解剖部位
- IgG4-RD 可能近似恶性肿瘤、感染或其他炎症和血管疾病

推荐阅读

Carruthers MN et al: Rituximab for IgG4-related disease: a prospective, open-label trial, *Ann Rheum Dis* 74:1171-1177, 2015.

Kamisawa T et al: IgG4-related disease, *Lancet* 385(9976):1460-1471, 2015.

Khosroshahi A et al: International consensus guidance statement on the management and treatment of IgG4-related disease: international consensus statement on IgG4-RD management, *Arthritis & Rheumatology* 67(7):1688-1699, 2015.

Lang D et al: IgG4-related disease: current challenges and future prospects, *TCRM* 12:189-199, 2016.

Stone JH, Deshpande V: IgG4-Related disease, *N Engl J Med* 365:539-551, 2012.

Umehara H et al: Comprehensive diagnostic criteria for IgG4-related disease (IgG4-RD), *Mod Rheumatol* 22(1):21-30, 2012.

Wallace ZS et al: Plasmablasts as a biomarker for IgG4-related disease, independent of serum IgG4 concentrations, *Ann Rheum Dis* 74(1):190-195, 2015.

Wallace ZS et al: Clinical phenotypes of IgG4-related disease: an analysis of two international cross-sectional cohorts, *Ann Rheum Dis* 78:406-412, 2019.

Wang L et al: Failure of remission induction by glucocorticoids alone or in combination with immunosuppressive agents in IgG4-related disease: a prospective study of 215 patients, *Arth Res & Ther* 20(1):65, 2018.

Valerie Carter，Dominick Tammaro

魏冲 译 杜英臻 审校

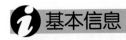 基本信息

定义

IgA 血管炎 [IgA vasculitis，IgAV，以前称为过敏性紫癜，Henoch-Schönlein purpura（HSP）] 是一种全身、小血管、IgA 免疫复合物介导的白细胞碎裂性血管炎，其特征是可触及的紫癜、腹痛、肾脏疾病和关节炎 / 关节痛，也可能伴有胃肠道（gastrointestinal，GI）出血。

同义词

Henoch-Schönlein 紫癜

过敏性紫癜

变应性紫癜

HSP

ICD-10CM 编码

D69.0 变应性紫癜

流行病学和人口统计学

发病率：每年有（3～27）例 /10 万儿童。成人约为 1/10 万。

患病率：最常见的血管炎见于儿童和较年轻的年龄组；见于白人和亚洲人群（主要来自韩国和日本），比黑人患者多 3～4 倍。

好发性别和年龄：男女比例约为 2∶1。主要从 3 岁到 12 岁，高峰发病年龄在 4～6 岁，尽管这种疾病可以在年长的青少年和年轻人中看到；90% 的患者＜ 10 岁。年龄越大提示预后越差。

发病高峰期：秋末至初春，夏季少见。在成年人中看不到季节性变化。

遗传学：最近的研究已经确定了遗传易感性因素，但家族性复发是非常罕见的。与 HLA-DRB1*01 等位基因相关的 HLA2 类区域似

转化酶（angiotensin converting enzyme，ACE）、IL* 和 HLA-B*35 基因与较差的肾脏表型有关。

危险因素： 没有正式确定的危险因素；然而，病毒沉淀剂已被认为可引发疾病。

体格检查和临床表现

- 相关区域可触及的紫癜（图 18-1），尤其是下肢（手掌和脚掌）以及承受压力的区域，例如成人的腰带部位或幼儿的臀部。面部受累少见

- 多达 2/3 的患者出现胃肠道症状。常见的表现为腹痛、恶心、呕吐、腹泻、痉挛、便血和黑便。并发症包括胃肠道出血（20%～30%）、肠缺血、肠套叠（1%～5%）和肠穿孔（＜1%）。胰腺炎和无结石胆囊炎是罕见的并发症

- 皮下水肿

- 关节痛和关节炎占 60%～85%。通常为寡关节，影响下肢和大关节。关节周围肿胀和压痛也有发现

- 通常在患病的第 1 个月内，多达 80% 的大龄儿童肾脏受累。不到 5% 进展到终末期肾衰竭，这是发病的主要原因。肾脏表现可能从孤立性血尿或蛋白尿到严重的新月体性肾小球肾炎

- 10%～20% 的男孩会出现阴囊疼痛和肿胀，从而继发睾丸扭转

扫本章二维码看彩图

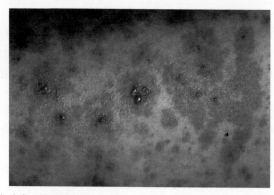

图 18-1 （扫本章二维码看彩图）一例 **IgA** 血管炎患者的可触及的紫癜。（From Hoffman R et al ［eds］: Hematology: basic principles and practice, ed 4, Philadelphia, 2005, Saunders.）

- 中枢神经系统（central nervous system，CNS）受累少见，但可表现为精神错乱、虚弱、视觉缺陷或意识损害

病因学

- 推测的病因是暴露于引起抗体形成的触发抗原
- 抗原抗体（免疫）复合物沉积，随后存在于皮肤的小动脉和毛细血管壁、肾系膜和胃肠道
  免疫球蛋白 A（immunoglobulin A，IgA）沉积最为常见
- IgA1 糖基化异常是导致该疾病患者血清半乳糖缺陷 IgA1 水平升高的主要原因
- 推测的抗原触发因素包括药物、食物、免疫、上呼吸道疾病和其他病毒性疾病。儿童最常见的是 A 组链球菌感染所致沉淀因子，高达 1/3 的病例可见。在儿童病例中，有 30%～65% 会先发生非特定的上呼吸道感染。病例报告中已经描述了各种沉淀因子，例如：细小病毒 B19、幽门螺杆菌和膀胱内卡介苗（用于治疗膀胱癌）
- 相关病例报告描述了一些药物治疗后可出现 IgA 血管炎，包括免疫抑制剂（如依那西普、英夫利昔单抗、阿达木单抗）和更广泛使用的药物，例如万古霉素、泮托拉唑和布洛芬。疫苗接种与 IgAV 的发生无相关性

Dx 诊断

- 通常是临床诊断。非血小板减少性紫癜（图 18-2）对诊断至关重要。皮肤或肾活检显示血管壁 IgA 沉积有助于缩小鉴别诊断范围
- 皮肤表现最常见，主要影响浅表小血管。IgA 血管炎的常见临床表现见框 18-1
- 皮肤活检显示白细胞碎裂性血管炎。肾活检显示系膜 IgA 沉积
- 美国风湿病学会标准中的以下四项有两项存在时，诊断灵敏度为 87.1%，特异度为 87.7%：
  1. 可触及的紫癜，与血小板减少无关
  2. 首次出现症状时年龄＜ 20 岁
  3. 肠绞痛
  4. 活检时小动脉或小静脉壁的粒细胞浸润

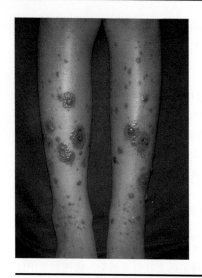

图 18-2 （扫本章二维码看彩图）一名 7 岁 IgA 血管炎女孩的下肢出现广泛可触及的紫癜。（From Hochberg MC et al：Rheumatology，ed 5，St Louis，2011，Mosby.）

框 18-1　过敏性紫癜/IgA 血管炎患者的临床特征 *

皮肤（所有患者均有受累）	**肾（20%～60%）**
可触及的紫癜	镜下血尿
瘀点	蛋白尿
瘀斑	肉眼血尿
水疱	急性肾炎或肾炎综合征
溃疡	高血压
黄斑病变	急性肾衰竭
荨麻疹病变	**泌尿生殖器**
皮下水肿	睾丸炎
关节（高达 82%）	阴囊水肿
关节炎或关节痛	输尿管狭窄
胃肠系统（50%～75%）	睾丸扭转
腹痛	**神经病学**
胃肠出血	CNS 血管炎
肠梗死	头痛
肠穿孔	癫痫发作
十二指肠梗阻	视觉异常和语言障碍
肠套叠	面瘫
急性胰腺炎	周围神经病
肝胆受累	**肺**
蛋白丢失性肠病	肺泡出血
	肺间质浸润

CNS，中枢神经系统。
* 从常见到罕见顺序列出
From Hochberg MC：Rheumatology，ed 7，Philadelphia，2019，Elsevier.

- 2010 年，一个欧洲联盟（欧洲风湿病防治联合会 / 儿科风湿病国际试验组织 / 儿科风湿病欧洲协会）发布了一套有效的诊断标准，这些标准显示出 100% 的敏感度和 87% 的特异度。该标准描述了紫癜或瘀斑，以及以下一项或多项：
  1. 腹痛
  2. 在组织病理学上主要是 IgA 沉积
  3. 关节炎或关节痛
  4. 肾脏受累

鉴别诊断

- 结节性多动脉炎
- 急腹症
- 脑膜炎球菌血症
- 落基山斑疹热
- 冷球蛋白血症性血小板减少性紫癜
- 过敏性脉管炎
- 显微镜下多血管炎
- 肉芽肿病合并多血管炎（Wegener 肉芽肿病）

评估

病史，体格检查，实验室检查，皮肤或肾活检。

实验室检查（表 18-1）

- 实验室异常不能明确 IgA 血管炎，但可能有助于识别并发症和排除其他疾病
  1. 电解质，血尿素氮，肌酐
  2. 尿液分析
  3. 全血细胞计数
  4. 凝血酶原时间，纤维蛋白原，纤维蛋白降解产物
  5. 血液培养
  6. 皮肤或肾活检
- 可见白细胞增多和嗜酸性粒细胞增多
- 大约 50% 的患者 IgA 水平升高
- 可能存在肾小球肾炎（镜下血尿，蛋白尿，红细胞铸型）
- 病理检查可能有助于诊断

表 18-1　过敏性紫癜 /IgA 血管炎的实验室特征

检查	可能的结果
初步检查	
全血细胞计数	可能显示白细胞增多或贫血
急性期反应（ESR 或 CRP）	正常或升高
尿液分析	正常，血尿或蛋白尿
大便检查	正常，阳性
再次检查（根据临床特征和上述异常结果而定）	
尿蛋白 / 肌酐	正常，增高，肾病范围
肾功能检查	正常，肌酐升高，低白蛋白血症
平卧位腹部平片，胸部平片	正常，气胸 / 气腹
腹部超声检查	肠壁增厚，肠套叠
鉴别诊断试验	有待区分的疾病
血培养	特定感染
影像检查和相关活检	与 PAN 鉴别
ANCA	ANCA 相关性血管炎
抗核抗体，抗双链 DNA，补体 3	SLE，低补体荨麻疹性血管炎

ANCA，抗中性粒细胞胞质抗体；CRP，C 反应蛋白；ESR，红细胞沉降率；PAN，结节性多动脉炎；SLE，系统性红斑狼疮

From Hochberg MC：Rheumatology, ed 7, Philadelphia, 2019, Elsevier.

1. 典型的皮肤活检结果包括表皮下出血，以及有 IgA/C3 沉积的坏死性增厚小血管
2. 尽管系膜 IgA 沉积常见，但没有一个特征性的肾脏病理改变

影像学检查

影像学表现通常不能诊断 IgA 血管炎，尽管某些表现可能有助于缩小鉴别诊断和（或）筛查并发症。

 治疗

非药物治疗

疼痛管理、充分的水化和营养等支持性照护是主要的干预措施，

因为多达 94% 的儿童和 87% 的成人会自行好转。

急性期治疗

- 对于严重的关节炎和（或）腹痛，通常给予口服泼尼松 1 ～ 2 mg/（kg·d）治疗 2 周。等效剂量的甲泼尼龙具有相同疗效
  1. 一项双盲、随机、对照试验（随机对照试验，RCT）发现，早期应用泼尼松治疗可减轻腹痛和关节症状，但不能阻止肾脏受损。一旦出现肾损害，它在治疗肾脏疾病方面是有效的
- 改善全球肾脏病预后组织（Kidney Disease：Improving Global Outcomes，KDIGO）指南建议对儿童和成人 IgA 血管炎相关的肾炎进行相同的治疗
  1. 对于持续性蛋白尿的肾炎，建议给予血管紧张素转化酶抑制剂（ACEI）或血管紧张素受体阻滞剂（ARB）治疗
  2. 如果未成功且肾小球滤过率（GFR）> 50 ml/（min·1.73 m²），则建议采取与 IgA 肾炎类似的治疗方法，即延长（6 个月）糖皮质激素方案
  3. 患者有新月体性肾小球肾炎合并肾功能恶化或与 IgA 血管炎有关的肾病综合征，应将其视为患有新月体性 IgA 肾炎；此类治疗包括皮质类固醇和环磷酰胺
  4. 最近的病例分析和个案报告显示，关于共 12 例经活检证实的肾受累患者，他们的类固醇＋/－免疫抑制剂治疗失败，但给予利妥昔单抗治疗后可改善肾功能或蛋白尿或血尿
  5. 霉酚酸酯已被证明对患有肾病范围蛋白尿的耐糖皮质激素的儿童有用，但是最近的一项包含 RCT 的分析并未显示出其具有强大的优势
  6. 一项 RCT 对 24 位肾病范围蛋白尿或活检结果为新月体性过敏性紫癜肾炎（Henoch-Schonlein purpura nephritis，HSPN）的患儿进行研究，比较了甲泼尼龙与环孢素，结果发现 3 个月内用环孢素 A 治疗的所有 11 例患者的蛋白尿消退，而甲泼尼龙组的 13 例中只有 7 例患者的蛋白尿消退。甲泼尼龙组中的 6 例没有蛋白尿消退的患者，再接受环孢素治疗后，有 5 例显示对其有反应
  7. 并非所有患有肾炎或肾病范围蛋白尿的患者都对这些治疗有反应；他们最终可能需要进行肾移植

8. 图 18-3 说明了有或没有肾脏受累的 IgA 血管炎患者的实用随访流程

- 给予 8 例 IgA 血管炎儿童患者静脉注射免疫球蛋白（intravenous immunoglobulin，IVIG）可改善严重的胃肠道受累（其定义为剧烈疼痛、胃肠道出血和蛋白丢失性肠病）。已发现 IVIG 可减慢或终止表皮生长因子受体（epidermal growth factor receptor，eGFR）对肾炎患者的作用。一系列研究将血浆置换设定为患有严重肾脏和肾外并发症的成人患者治疗的有效补充

慢性期治疗

- 即使最初发作后没有肾脏受累，也应在前 6 个月内每 2 ～ 4 周进行尿液分析和测量血压，以检测肾脏疾病的发展和进展
- 硫唑嘌呤可以使 IgA 血管炎复发患者更早停用皮质类固醇

补充和替代疗法

没有补充或替代治疗方案被证明对 IgA 血管炎有效。

预后

- 预后极好，大多数患者可在 4 周内自行恢复

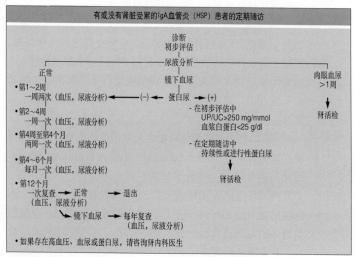

图 18-3　有或没有肾脏受累的 IgA 血管炎患者的实用随访流程。UC，尿肌酐；UP，尿蛋白。（From Hochberg MC：Rheumatology，ed 7，Philadelphia，2019，Elsevier.）

- 严重的胃肠道或肾脏受累患者需要住院治疗
- 发病年龄的增长通常与发病率有关。终末期肾病（end-stage renal disease，ESRD）发生在 10%～30% 的成人患者，这些成人患者在 15 岁时即患 IgA 血管炎，慢性肾功能不全是最常见的长期疾病，对成人的影响大于对儿童的影响
- 多达 1/3 的患者复发，特别是在初次发作后的前 4～6 个月内复发，最常见的是肾脏受累患者。复发的特点是不如初始发作时严重。对于复发的患者，可能需要根据症状的严重程度进行免疫抑制治疗

转诊

根据临床表现于风湿免疫科、肾内科或普通外科就诊。

 重点和注意事项

- 与 IgA 血管炎有关的受累器官为皮肤、关节、胃肠道和肾脏
- 可触及的紫癜、腹痛、关节炎和肾脏受累是常见的临床表现
- 胃肠道症状和关节炎可能先于皮疹。皮肤和肾脏表现同时发生
- 大多数患者在首发症状出现后 4 周内自行恢复
- 在所有 IgA 血管炎的患者中，只有 5% 发生终末期肾病

相关内容

Henoch-Schönlein 紫癜（患者资料）

推荐阅读

Chapter 11: Henoch-Schönlein purpura nephritis. *Kidney Int Suppl* 2(2):218-220, 2012.

Fotis L et al: Azathioprine therapy for steroid-resistant Henoch-Schönlein purpura: a report of 6 cases, *Pediatr Rheumatol* 14:37, 2016.

González-Gay MA: IgA vasculitis: genetics and clinical and therapeutic management, *Curr Rheumatol Rep* 20(5):24, 2018, https://doi.org/10.1007/s11926-018-0735-3. Review. PubMed PMID: 29611051.

Hočevar A et al: IgA vasculitis in adults: the performance of the EULAR/PRINTO/PRES classification criteria in adults, *Arthritis Res Ther* 18:58, 2016.

Hwang HH, Lim IS, Choi BS, Yi DY: Analysis of seasonal tendencies in pediatric Henoch-Schonlein purpura and comparison with outbreak of infectious diseases, *Medicine* 97:e12217, 2018.

Jauhola O et al: Cyclosporine A vs. methylprednisolone for Henoch-Schonlein nephritis: a randomized trial, *Pediatr Nephrol* 26:2159-2166, 2011.

Mills JA, Michel BA, Bloch DA: The American College of Rheumatology 1990 criteria for the classification of Henoch-Schönlein purpura, *Arthritis Rheum* 33:8, 1990.

Miray Kisla Ekinci R et al: Recurrent henoch schonlein purpura without renal involvement successfully treated with methotrexate, *Scott Med J* 2018, 2018:36933018809816. https://doi.org/10.1177/0036933018809816.

Piram M, Mahr A: Epidemiology of immunoglobulin A vasculitis (Henoch-Schönlein): current state of knowledge, *Curr Opin Rheumatol* 25:171-178, 2013.

第19章　结节性多动脉炎
Polyarteritis Nodosa

Sarah Aziz, DO Candidate, Syeda M. Sayeed

王雅娟　译　杜英臻　审校

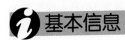 基本信息

定义

结节性多动脉炎（PAN）是仅累及中小动脉的系统性血管炎综合征。该病的组织学特征是动脉中膜的坏死性炎症和动脉的炎性细胞浸润。该病与抗中性粒细胞胞质抗体（ANCA）没有关系。

同义词

结节性动脉周围炎

PAN

坏死性动脉炎

ICD-10CM 编码

M30.0　结节性多动脉炎

流行病学和人口统计学

- 发病率是每年 1/10 万人
- 乙型肝炎和丙型肝炎的患者中发病率升高
- 无性别优势
- 发病年龄通常在 40 岁至 60 余岁
- 儿童也可发病
- 没有种族差异
- 患病率是（2 ~ 33）/100 万
- 与毛细胞白血病有关

体格检查和临床表现

- 大于 90% 的患者病程为亚急性
- 体重下降
- 恶心、呕吐、头痛

171

- 睾丸疼痛或压痛（合并乙肝患者更常见）
- 24% ～ 80% 的患者出现肌痛、乏力或者下肢压痛
- 神经病变（多发性单神经炎），足下垂
- 皮肤表现为软结节、网状青斑、可触及紫癜、手指和足趾的溃疡
- 饭后腹痛、呕血、便血，严重病例偶有腹泻和胃肠道出血
- 肝功能异常
- 不对称多关节炎（倾向于累及下肢大关节）；真正的滑膜炎只发生在少数患者身上
- 肺血管炎则提示其他疾病
- 发热（PAN 经常是不明原因发热的原因），可以是间断的低热，也可以是伴有畏寒的高热
- 冠状动脉缺血性梗死时会出现胸痛，心脏受累会出现心包炎、心肌病以及心律失常
- 心动过速是常见的、突出的症状
- 肾脏缺血和肾周血肿会继发高血压

病因学

- 尚不明确
- 乙型肝炎病毒（HBV）感染相关的 PAN 可能是免疫复合物介导的疾病
- 丙型肝炎、毛细胞白血病以及人类免疫缺陷病毒（HIV）感染也和有些病例相关

Dx 诊断

鉴别诊断

- 冷凝球蛋白血症
- 系统性红斑狼疮
- 感染（如亚急性细菌性心内膜炎、旋毛虫病、立克次体病）
- 血质不调（高黏度综合征）
- 过敏性紫癜（IgA 血管炎）
- 肉芽肿性多血管炎（韦格纳肉芽肿）
- 显微镜下多血管炎
- 川崎病
- 嗜酸性肉芽肿性多血管炎（EGPA）

- 巨细胞动脉炎
- HIV 感染
- 药源性血管炎
- 麦角中毒
- 职业危害

评估

　　确诊需结合实验室检查、动脉造影以及中小动脉活检。本病临床表现多样并且取决于受累的动脉和器官（80% 以上的患者发生肾脏受累）。疑诊 PAN 的患者需要做的检查见表 19-1。

表 19-1　疑似结节性多动脉炎（PAN）患者的检查

化验检查	支持 PAN 诊断	支持其他诊断	说明
C 反应蛋白升高	＋		支持全身炎症反应
红细胞沉降率（血沉）升高	＋		支持全身炎症反应
血肌酐升高	＋/－	＋/－	如果尿常规未见血尿和蛋白尿，血肌酐升高可能提示肾缺血或梗死。然而，明显的血尿（尤其是红细胞管型）和蛋白尿则提示肾小球疾病，而不支持 PAN
肝功能异常	＋		提示肝炎可能，HBV 感染或者 PAN 累及肝动脉引起缺血性肝炎
HBV 血清学阳性	＋		HBV 相关结节性多动脉炎患者可阳性
贫血	＋		慢性炎症或者胃肠道失血所致
ANCA 阳性		＋	提示其他类型的血管炎，例如嗜酸性肉芽肿性多血管炎或显微镜下多血管炎（MPA）
肌酸激酶升高	＋/－	＋/－	正常或轻度升高，即使存在肌肉受累
血培养阳性		＋	排除心内膜炎或者其他感染性类血管炎疾病
HCV 血清学和冷球蛋白检测阳性		＋	

化验检查	支持 PAN 诊断	支持其他诊断	说明
类风湿因子和 ACPA 阳性		+	用来排除类风湿关节炎, 特别是对主要表现为关节炎的患者
ANA 和抗 dsDNA 阳性		+	用于临床特征与 SLE 或其他结缔组织病类似的患者
HIV 阳性		+	

ACPA, 抗瓜氨酸蛋白抗体; ANA, 抗核抗体; ANCA, 抗中性粒细胞胞质抗体; dsDNA, 双链脱氧核糖核酸抗体; HBV, 乙型肝炎; HCV, 丙型肝炎; HIV, 人体免疫缺陷病毒; SLE, 系统性红斑狼疮

具备以下 10 项中的 3 项就可考虑诊断 PAN, 这一标准的敏感度为 82%, 特异度为 86%。

1. 体重下降 > 4 kg
2. 网状青斑
3. 睾丸疼痛或压痛
4. 肌痛、乏力和下肢压痛
5. 神经病变
6. 新出现的舒张压 > 90 mmHg
7. 尿素氮（BUN）和肌酐升高
8. 乙型肝炎病毒检测阳性
9. 动脉造影显示小或大动脉瘤、动脉局部狭窄及两端扩张
10. 中小动脉活检可见坏死性炎性浸润

实验室检查

- 尿素氮或肌酐升高, 乙型肝炎或丙型肝炎阳性
- 红细胞沉降率和 CRP 升高, 贫血, 血小板增多, 嗜酸性粒细胞增多, 蛋白尿, 血尿
- 受累部位（如肌肉、神经）处中小动脉活检阳性的特异度 > 90%。常见活检部位是腓肠肌和腓肠神经
- 结节性多动脉炎病情活动的特征性病理表现为环状或节段性血管壁的多种细胞炎症浸润伴纤维蛋白样坏死
- 抗核抗体和类风湿抗体检测一般是阴性的, 但是可以检测到非特异性低滴度
- 单克隆丙种球蛋白病和 HIV 相关的血清和尿液免疫固定电泳

也可用于辅助诊断

影像学检查

对于活检阴性或无合适活检部位的患者，需要行动脉造影检查。肠系膜血管造影能发现肾动脉、肠系膜动脉（图 19-1）或者肝动脉的动脉瘤。相对无创技术，比如 CT 血管造影和 MRI 血管造影，有助于该病病情和疗效的评估。

神经传导检查用于有神经病变的结节性多动脉炎患者，可以帮助评估是否行神经或肌肉活检。

 治疗

非药物治疗

高血压患者需要低盐饮食。

急性期治疗

- 泼尼松 1 mg/（kg·d），起始剂量较高，逐渐减量，总疗程平均 9 个月或更长
- 仅有皮肤病变的患者可单独使用糖皮质激素，或者联合甲氨蝶呤或硫唑嘌呤
- 对于多器官受累的严重 PAN 患者，环磷酰胺［1.5 ～ 2 mg/

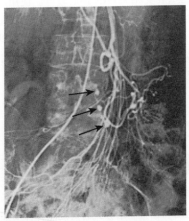

图 19-1　PAN 患者的肠系膜上动脉造影。 肠系膜上动脉分支可见数个小动脉瘤（箭头处）。（Courtesy Dr. A.W. Stanson. From Harris ED et al：Kelley's textbook of rheumatology，ed 7，2005，WB Saunders.）

（kg·d）] 和糖皮质激素联合治疗能获得很好的疗效。一旦患者病情缓解则需要进入慢性期治疗阶段，治疗需调整为低毒性免疫调节治疗，如甲氨蝶呤或硫唑嘌呤，同时应逐渐减少口服泼尼松的剂量

- 如果患者对环磷酰胺和糖皮质激素耐药，可以使用激素冲击疗法治疗数月，然后改用吗替麦考酚酯、硫唑嘌呤或甲氨蝶呤等替代药物
- 确诊为乙型肝炎的患者需要给予适当的抗病毒治疗（干扰素 α-2b 或拉米夫定，联用或不联用血浆置换治疗）
- 对于严重的急性乙型肝炎相关 PAN 的患者，血浆置换疗效有限

慢性期治疗

监测感染和潜在的并发症，例如血栓形成、梗死或器官坏死。由于肾脏受累而导致的高血压患者，给予血管紧张素转化酶抑制剂治疗。

预后

未接受治疗的患者，其 5 年生存率 < 15%。糖皮质激素治疗可将 5 年生存率提高到大约 50%。而联合使用糖皮质激素和免疫抑制剂治疗的患者，其 5 年生存率可 > 80%。肾脏及胃肠道受累严重的患者预后不佳。仅局限于皮肤受累的患者预后较好，并且乙型肝炎相关 PAN 比非乙型肝炎相关 PAN 预后较好。使用环磷酰胺的患者需要定期检查血常规，监测有无白细胞减少。环磷酰胺会增加不孕、脊髓发育不良、淋巴瘤、膀胱癌的风险。而且，如果联合使用大剂量激素，患者易患卡氏肺孢子虫肺炎（PCP）。因此，建议密切随访病情和预防 PCP。

就诊指南

疑诊 PAN 的患者需于风湿免疫科就诊。

 重点和注意事项

- 本病患者接受治疗后，需终身进行严密随访来预防复发
- 戒烟、运动和调整生活方式有可能减少并发症的发生

Joseph S. Kass，Arun Swaminathan，Sachin Kedar

周岳廷 译 童瑾 胡晶晶 梅春丽 审校

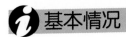 **基本情况**

定义

巨细胞动脉炎（giant cell arteritis，GCA）是一种节段性系统性肉芽肿性动脉炎，常累及 50 岁以上个体的中、大动脉。炎症主要针对颅外头颈部血管分支（颈外动脉、颞动脉、睫状动脉和眼动脉）。主动脉、锁骨下动脉和肱动脉也会受到影响。颅内动脉炎少见。

同义词

- 颞动脉炎
- 颅动脉炎
- GCA
- 霍顿病

ICD–10CM 编码

M31.5 巨细胞动脉炎伴多肌痛风湿病

M31.6 其他巨细胞动脉炎

流行病学与人口统计学

发病率：大于 50 岁人群中每 10 万人中约有 20 例新病例；发病率最高的是 60～80 岁的患者。

流行率：每 10 万人中有 200 例；这是最常见的原发性血管炎；女性/男性比例为 2～4；在白种人中更常见。

体格检查和临床表现

GCA 可出现以下临床表现：

- 头痛，通常与梳头时注意到的明显头皮压痛有关（发梳痛觉过敏）

- 全身症状（发热、体重减轻、厌食、疲劳）
- 风湿性多肌痛（躯干和近端肌群疼痛和僵硬）
- 视觉障碍（短暂或永久性单眼或双眼视觉丧失）
- 咀嚼时下巴和舌头间歇性运动障碍，咀嚼牛排等固体食物时尤为突出
- 表 20-1 描述了 GCA 的非典型表现

  GCA 中的重要体格检查表现：

- 血管检查：颞动脉压痛、搏动减弱和结节状（ropy）（图 20-1）；可见上肢脉搏减弱或消失

病因学

病因不明的血管炎。已确定与 HLA-DRB*04 有关。最近在巨细

表 20-1　巨细胞动脉炎的非典型表现

不明原因发热

呼吸道症状（尤其是咳嗽）

耳喉表现

　舌炎

　舌梗死

　喉咙痛

　听力丧失

大动脉疾病

　主动脉瘤

　主动脉夹层

　肢体跛行

　雷诺现象

神经系统表现

　周围神经病

　短暂性脑缺血发作（TIA）或卒中

　痴呆

　谵妄

心肌梗死

肿瘤样病变

　乳房肿块

　卵巢子宫肿块

抗利尿激素分泌不当综合征（SIADH）

微血管病性溶血性贫血

From Harris ED et al: Kelly's textbook of rheumatology, ed 7, Philadelphia, 2005, Saunders.

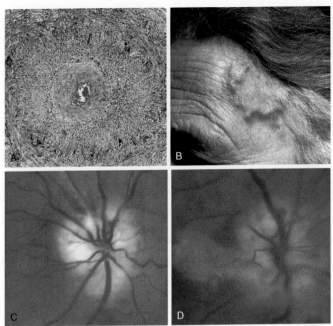

图 20-1 （扫二维码看彩图）巨细胞动脉炎。**A.** 组织学显示跨壁肉芽肿性炎症，内弹力层破裂，内膜增生，管腔明显狭窄。**B.** 颞浅动脉无搏动，结节状，增厚。**C.** 缺血性视神经病变。**D.** 缺血性视神经病变和睫状视网膜动脉阻塞。（From Kanski JJ, Bowling B：Clinical ophthalmology，a systematic approach，ed 7，Philadelphia，2010，Saunders.）

扫二维码看彩图

胞动脉炎的组织病理学标本上证实了颞动脉血管壁内水痘-带状疱疹病毒的病毒颗粒、抗原和 DNA 的存在。

Dx 诊断

　　临床病史和血管检查仍然是诊断的基础。图 20-2 中描述了 GCA 的诊断流程图。美国风湿病学会提出了分类标准，以帮助诊断 GCA。疑似血管炎患者出现三个或三个以上下述标准被认为提示 GCA：

- 发病年龄＞ 50 岁
- 新发或新型的局限性头痛
- 颞动脉异常，包括压痛或搏动减弱
- Westergren 红细胞沉降率（ESR）升高（通常＞ 50 mm/h）

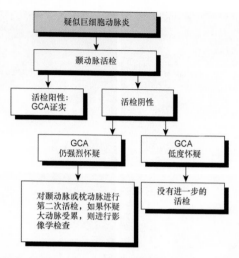

图 20-2　巨细胞动脉炎（GCA）的诊断流程图。（From Firestein GS et al: Kelly's textbook of rheumatology, ed 9, Philadelphia, 2013, Saunders.）

- 颞动脉活检提示血管炎和单核细胞浸润或肉芽肿性改变

鉴别诊断

- 其他血管炎综合征
- 非动脉炎性前部缺血性视神经病变（NAION）
- 垂体卒中
- 原发性淀粉样变
- 短暂性脑缺血发作、卒中
- 感染
- 隐匿性肿瘤、多发性骨髓瘤

实验室检查

- 红细胞沉降率（血沉）升高，尽管高达 22% 的 GCA 患者在治疗前血沉正常
- C 反应蛋白（CRP）通常包括在实验室检查中；它可能比 ESR 更敏感。CRP 通常在 ESR 升高之前升高
- 轻度至中度正细胞性贫血，血小板计数升高

影像学检查

影像学检查在 GCA 诊断中不起主要作用，很少具有适应证：

- 颞动脉彩色多普勒超声（CDUS）可在颞动脉受累处产生三个特征性表现：外腔"晕"、节段性动脉狭窄和严重病例的动脉管腔闭塞。颞动脉彩色多普勒超声诊断 GCA 的敏感度为 40%～75%，特异度为 79%～83%。临床应用并不优于活检的临床检查
- 如果没有开始类固醇治疗，颞浅动脉手术活检的禁忌证患者可以进行颞动脉增强 MRI 检查。MRI 对临床诊断为 GCA 患者颞动脉受累的敏感度为 78.4%，特异度为 90.4%
- 外周血管功能不全的患者需要进行臂部血管造影
- 氟（18F）脱氧葡萄糖（18F-FDG）正电子发射断层成像／计算机断层成像（18F-FDG PEA/CT）可用于检测 GCA 中的大血管炎症。其对于上颌动脉或颞动脉的敏感度为 64%，对于椎动脉的敏感度为 82%，特异度为 100%

Rx 治疗

急性期治疗

- 如果临床怀疑 GCA，应在实验室或影像学检查结果回报前即开始治疗
- 临床重症患者的标准治疗为：静脉注射甲泼尼龙（250～1000 mg，d1 至 d3），例如缺血性视神经病变导致视力丧失等
- 口服泼尼松 [1 mg/（kg·d）]：高剂量口服方案应至少持续到症状缓解和红细胞沉降率（血沉）恢复正常；通常在治疗开始后 3～4 周。类固醇减量非常缓慢（每月减量 10%～20%），应监测临床症状以及血沉和 CRP。当剂量 < 10 mg/d 时，每月减量 1 mg。治疗可能持续 2 年或更长时间
- 尽管皮质类固醇传统上是首选的治疗方法，但托珠单抗，一种 IL-6 受体阻滞剂，最近被 FDA 批准用于治疗 GCA。与单用泼尼松治疗的患者相比，联用托珠单抗和泼尼松治疗的患者病情缓解更快，类固醇减量更快，病情缓解维持时间更长
- 没有证据表明其他类固醇替代剂的作用

预后

- 类固醇治疗可显著改善缺血性视神经病变患者的全身症状，但不能改善视力。在一项研究中，只有 4% 的缺血性视神经

病变患者在视力和中央视野方面都有所改善
- 发作管理：如果患者出现严重发作，重复泼尼松诱导治疗。如果患者发作症状轻微，增加 10% ～ 20% 泼尼松剂量，并减缓减量过程

转诊

- 颞动脉活检时转诊至外科或眼科
- 长期免疫抑制治疗者转诊至风湿免疫科

 # 重点和注意事项

- 如果临床怀疑有 GCA，应立即开始治疗。通常包括 50 岁以上的患者，表现为严重头痛和全身症状的可疑 GCA 患者。医生等待实验室或病理证实后才开始治疗，可能导致视力丧失的风险增加。未经治疗的 GCA 导致的失明是永久性的
- 颞动脉活检应尽快进行，但应在开始类固醇治疗后 2 周内进行。活检结果可能在皮质类固醇开始使用后 2 ～ 6 周内保持阳性
- 颞动脉活检前不应停止治疗

专家点评

- 风湿性多肌痛和 GCA 之间的关系尚不清楚，但两者经常共存。它们被认为是同一疾病在梯度或疾病谱上的不同点
- 临床表现是继续泼尼松治疗的主要标准而非血沉。血细胞比容（红细胞压积）正常的临床无症状患者出现血沉升高时应怀疑其他可能（如感染、肿瘤）
- GCA 与主动脉瘤发生的风险显著增加相关，通常为一种晚期并发症并可能导致死亡。对于慢性 CGA 患者，建议每年进行一次胸片检查，对于临床可疑的患者，建议进行急诊胸部 CT 或 MRI 检查
- GCA 也与心肌梗死、卒中和外周血管疾病的风险增加有关
- 据报道，联合服用低剂量阿司匹林（81 mg/d）对进一步降低失明风险有效。在将其推荐为标准治疗之前，可能还需要额外的试验

相关内容

系统性血管炎（相关重点专题）

推荐阅读

Buttgereit F et al: Polymyalgia rheumatica and giant cell arteritis: a systematic review, *JAMA* 315(22):2442-2458, 2016.

Hoffman GS: In the clinic: giant cell arteritis, *Ann Intern Med ITCG7*, Nov 1, 2016.

Nielsen BD et al: Simple dichotomous assignment of cranial artery inflammation by conventional 18F-FDG PET/CT shows high accuracy for the diagnosis of giant cell arteritis: a case controlled study, *Eur J Nucl Med Mol Imaging* 46(1):184-193, 2019.

Stone JH et al: Trial of tocilizumab in giant-cell arteritis, *N Engl J Med* 377:317-328, 2017.

Tomasson G et al: Risk for cardiovascular disease early and late after a diagnosis of giant-cell arteritis, *Ann Int Med* 160:73-80, 2014.

Weyand C, Goronzy JJ: Giant-cell arteritis and polymyalgia rheumatica, *N Engl J Med* 371:50-57, 2014.

Bradley Schlussel

王雅娟　译　杜英臻　审校

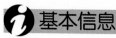
基本信息

定义

血管炎是血管壁及周围出现炎性细胞浸润，随后发生血管壁坏死，最终导致组织缺血。结缔组织病相关性血管炎被定义为继发性血管炎。容易继发血管炎的结缔组织病包括类风湿关节炎（rheumatoid arthritis，RA）、系统性红斑狼疮（systemic lupus erythematosus，SLE）和干燥综合征（Sjögren syndrome，SS）。然而，包括系统性硬化病（systemic sclerosis，SSc）、复发性多软骨炎、原发性抗磷脂综合征、炎症性肌病和混合性结缔组织病在内的其他结缔组织病很少发生血管炎。血管炎通常分为大、中、小血管炎。结缔组织病继发的血管炎可以是任何类型，其中以小血管炎最为常见。

同义词

结缔组织紊乱相关血管炎

CTD

ICD-10CM 编码

M35.9　系统性结缔组织病未分类

流行病学和人口统计学

- 类风湿性血管炎：估计 1% ～ 5% 的 RA 患者会发生血管炎，没有种族或民族差异。发病率呈下降趋势
- 狼疮血管炎：患病率估计在 11% ～ 36%
- 干燥综合征相关性血管炎：大概 10% 的原发性干燥综合征患者会发生皮肤血管炎，而系统性血管炎少见

184

- 其他结缔组织病：罕见，但预后常较好

体格检查和临床表现

一般表现

- 全身症状：疲劳，肌痛，体重减轻，发热
- 皮肤表现：甲襞病变（裂片形出血），可触及紫癜，下肢溃疡，脂膜炎，指坏疽，网状青斑，荨麻疹，Janeway 皮损，Osler 结节
- 神经系统表现：多发性单神经炎，双侧肢体末端对称性多发感觉运动神经病变，横贯性脊髓炎
- 眼部表现：巩膜外层炎，巩膜炎，溃疡性角膜炎
- 心脏表现：心律失常，心包炎，主动脉炎
- 胃肠道表现：胰腺炎，腹膜炎，结肠炎
- 肺部表现：炎症性肺部疾病，肺泡出血
- 肾脏表现：肾小球性肾炎

注意：因为血管炎会致全身血管受损，所以任何器官都有可能受累（例如肾脏血管的炎性破坏导致肾脏受损）。

最常见综合征

- 类风湿性血管炎：
  1. 类风湿性血管炎最常见的临床表现为皮肤病变和周围神经病变
  2. 本病虽需要先明确诊断断类风湿关节炎，但是也有少数情况是以血管炎症状为首发症状
  3. 本病大多数患者的类风湿关节炎病程长、病情不能控制且具有侵袭性，表现在有类风湿结节，类风湿因子（RF）和抗瓜氨酸蛋白（anti-CCP）抗体滴度水平高
  4. 确诊通常需要受累的器官组织活检
- 狼疮血管炎：
  1. 皮肤病变是最常见的临床表现
  2. 最常见的皮肤病变类型包括可触及紫癜、瘀点、丘疹结节样病变、网状青斑、脂膜炎、甲裂片形出血
- 干燥综合征相关性血管炎：
  1. 血管炎是干燥综合征最常见的腺外症状之一
  2. 最常见的皮肤病变是可触及紫癜，这种病变通常提示为白细胞破裂性血管炎

3. 干燥综合征继发性血管炎和其伴随的原发性血管炎很难区分，干燥综合征可以合并其他原发性血管炎，包括 ANCA 相关性血管炎、结节性多动脉炎。此外还应评估冷球蛋白血症

病因学

血管炎通常反映了与其相关的结缔组织病的病理生理学改变。

 诊断

鉴别诊断

- 感染
- 高凝状态（血栓性血小板减少性紫癜、溶血性尿毒症综合征）
- 恶性肿瘤（白血病、淋巴瘤）
- 原发性血管炎

评估

诊断通常需要结合多种临床资料，包括完整的病史和体格检查、实验室检查、影像学检查，有时还需要皮肤或其他受累器官的病理活检。由于本病同结缔组织病相关，还需要符合相关结缔组织病的诊断标准。

实验室检查

- 红细胞沉降率（血沉）/C 反应蛋白
- 全血细胞计数和血小板
- 白蛋白
- 补体检查
- 血尿素氮和肌酐
- 尿常规
- 抗核抗体、类风湿因子、抗瓜氨酸蛋白（anti-CCP）抗体
- 抗双链 DNA（dsDNA）（如果患者有提示狼疮的病史）
- 抗中性粒细胞胞质抗体（ANCA），包括特异性 ANCA［蛋白酶 3 阳性和髓过氧化物酶阳性的抗中性粒细胞胞质抗体（抗 PR3-ANCA 和抗 MPO-ANCA）］

影像学和其他检查

- 影像学检查取决于疾病的临床表现，例如对于主动脉炎或肾动脉血管炎患者，血管造影、计算机断层血管造影（CTA）或者磁共振血管成像（MRA）检查可能有助于疾病诊断
- 病变部位的病理活检非常重要，根据受累器官不同可以行皮肤、神经、肌肉以及肾脏的活检。组织活检有助于疾病的最终确诊以及排除类血管炎疾病

治疗

初始治疗主要是治疗相关的结缔组织病，是否需要免疫抑制治疗取决于血管炎的严重程度。

长期管理

可能需要延长免疫抑制治疗来避免复发。

转诊

风湿免疫科就诊。

重点和注意事项

专家点评

有结缔组织病病史的患者如果出现新的皮肤病变或者全身症状，就需要评估是否有血管炎。相反地，如果患者出现血管炎，也需要考虑是否有潜在的结缔组织病。

血管炎和血管病变的鉴别很重要，后者是非炎症性血管病变，是一些结缔组织病（比如系统性红斑狼疮、系统性硬化症）病理生理改变中不可缺少的一部分。

相关内容

类风湿关节炎（相关重点专题）

干燥综合征（相关重点专题）

系统性红斑狼疮（相关重点专题）

系统性血管炎（相关重点专题）

推荐阅读

Barile-Fabris L et al: Vasculitis in systemic lupus erythematosus, *Curr Rheumatol Rep* 16(9):440, 2014.

Cozzani E et al: Vasculitis associated with connective tissue diseases, *G Ital Dermatol Venereol* 150:221-232, 2015.

Makol A et al: Rheumatoid vasculitis an update, *Curr Opin in Rheum* 27(1):63-70, 2015.

Scofield R: Vasculitis in Sjögren's syndrome, *Curr Rheumatol Rep* 13(6):482-488, 2011.

Kachiu C. Lee

王鹏　译　杜英臻　审校

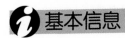 基本信息

定义

嗜酸性肉芽肿伴多血管炎（EGPA），原名 Churg-Strauss 综合征（CSS），又称过敏性肉芽肿性脉管炎，是一种多系统肉芽肿性血管炎，以严重哮喘、慢性鼻–鼻窦炎和嗜酸性粒细胞增多症为特征。表22-1 列出了 EGPA 的诊断标准和定义。

同义词

过敏性血管炎

过敏性肉芽肿

过敏性肉芽肿和血管炎

Churg-Strauss 综合征（CSS）

表 22-1　EGPA（Churg-Strauss 综合征）的分类标准和定义

诊断标准	
美国风湿病学会（首选；要求 6 项中的 4 项）	Lanham 标准（需要全部 3 个）
哮喘 嗜酸性粒细胞增多（＞10% 白细胞总数） 神经病（单神经病或多神经病） 肺浸润（迁移性或一过性） 副鼻窦异常（疼痛、压痛或放射学异常） 血管外嗜酸性粒细胞（包括动脉、微动脉或微静脉的活组织检查）	哮喘 嗜酸性粒细胞增多（＞10% 白细胞总数或＞1.5×10^9） 至少影响两个或更多肺外部位的系统性血管炎

From Hochberg MC, et al: Rheumatology, ed 5, St. Louis, 2011, Mosby.

ICD-10CM 编码

M31.30 韦格纳肉芽肿病（无肾脏受累）

流行病学和人口统计学

- 美国的总发病率为每 100 万人 2.4 例。在哮喘患者中，EPGA 的年发病率估计为每 100 万患者中平均 34.6 例
- 通常发生在平均 40 岁的年龄，在 ≥ 65 岁的患者中并不常见。在儿童中很少见，但当发生心肺受累时表现为侵袭性形式
- 无性别差异
- ANCA 相关性血管炎中最罕见，但核周抗嗜中性粒细胞胞质抗体（p-ANCA）相关性血管炎中最常见
- 心脏或胃肠道受累和年龄 ≥ 65 岁是预后较差的指标
- 经治疗，1 年生存率约为 90%，5 年生存率为 62%

体格检查和临床表现

　　EPGA 的临床表现通常由三个部分重叠的阶段组成，这些阶段可能连续也可能不连续：

- 前驱阶段：
  1. 严重的成年哮喘，伴或不伴过敏性鼻炎、特应性皮炎、鼻窦炎、头痛、咳嗽和喘息
  2. 先于系统性血管炎发生数年
- 嗜酸性 / 组织浸润阶段：
  1. 肺、心肌和胃肠道的外周嗜酸性粒细胞增多和嗜酸性粒细胞浸润，伴有或不伴有肉芽肿
  2. 咳嗽、发热、厌食、体重减轻、出汗、乏力、恶心、呕吐、腹痛和腹泻的症状和体征
  3. 40% 的 EGPA 患者在这一阶段表现为哮喘、肺阴影和嗜酸性粒细胞增多
- 系统性血管炎阶段：
  1. 尽管任何器官均可受到影响，但坏死性血管炎的发展在临床上主要出现在周围神经、皮肤和肾脏
  2. 症状和体征包括发热、疲乏、体重减轻
- 皮肤受累很常见，且在 50% 以上的患者中可见。它可以分为三类：
  1. 红斑性斑丘疹（类似多形性红斑）

2. 出血性病变（与风团有关）

3. 皮肤和皮下结节

病因学

病因不明，但被认为是自身免疫介导的过程（见"专家点评"）。

Dx 诊断

- 临床表现和活检显示嗜酸性血管炎
- 美国风湿病学会（ACR）制定了无血管炎患者的 EGPA 诊断标准（表 22-1）。符合 6 项标准中的任何 4 项或 4 项以上时的灵敏度为 85%，特异度为 99.7%。对于血管炎患者，哮喘和嗜酸性粒细胞增多症对 EGPA 的敏感度为 90%，特异度为 99%

鉴别诊断

- 结节性多动脉炎（PAN）
- 肉芽肿伴多血管炎［GPA，以前称为韦格纳（Wegener）肉芽肿］和显微镜下多血管炎
- 肺出血肾炎综合征
- 莱夫勒（Loeffler）综合征
- 嗜酸性粒细胞增多综合征
- 类风湿关节炎
- 白细胞碎裂性血管炎

尽管与 PAN 或 GPA 患者相似，有时也会被分为一组，但 EGPA 在以下方面有所不同：

- EGPA 血管炎累及小动脉、静脉和小静脉
- EGPA 与 PAN 不同，主要累及肺
- 与 GPA 相比，EGPA 中肾脏受累少得多。与 GPA 中的肺部病变通常累及上呼吸道相比，EGPA 常累及周围肺实质
- EGPA 表现为嗜酸性肉芽肿伴坏死性血管炎

实验室检查

- 全血细胞计数和分类：嗜酸性粒细胞增多 > 10% 是美国风湿病学会（ACR）的诊断标准
- 血尿素氮和肌酐可能轻度升高，提示肾脏累及

- 尿液分析可显示轻度血尿和蛋白尿
- 24 h 尿蛋白；> 1 g/d 是预后不良因素
- 在 40% ～ 60% 的患者中发现 p-ANCA。ANCA 阴性并不排除 EGPA
- 抗蛋白酶 3（PR3）抗体阳性
- IgE 通常升高
- 谷草转氨酶、谷丙转氨酶和肌酸磷酸激酶的升高可能表明肝或肌肉（骨骼或心脏）受累
- 类风湿因子可能为阳性
- 活检有助于明确诊断。外科肺活检是金标准。经支气管活检很少有帮助。坏死性血管炎和血管外坏死性肉芽肿通常伴有嗜酸性粒细胞浸润，提示 EGPA。血管外组织中存在嗜酸性粒细胞对 EGPA 最为特异

影像学检查

- 嗜酸性 / 组织浸润阶段和系统性血管炎阶段胸部 X 线异常：双侧不对称斑片状游走性浸润，间质性肺病，少量胸腔积液或结节性浸润（图 22-1）
- 与 GPA 中的病变相反，EGPA 中的肺病变是非空洞性的
- 鼻旁窦膜可能显示鼻窦混浊，这是 ACR 的诊断标准之一
- 肠系膜缺血或肾脏受累的患者有时需要进行血管造影

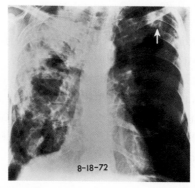

图 22-1　过敏性血管炎和肉芽肿病。后前位胸片显示哮喘患者右肺周围空气间隙实变，左肺上叶有结节（箭头）。(From McLoud TC [ed]：Thoracic radiology：the requisites，St Louis，1998，Mosby.)

Rx 治疗

非药物治疗

氧疗：在重度哮喘急性加重期时应用

药物治疗

以下五个因素提示预后不良（五因素评分）并确定免疫抑制治疗的危害性：

1. 蛋白尿 > 1 g/d
2. 肌酐 > 1.58 mg/dl
3. 心血管受累
4. 胃肠道受累
5. 中枢神经系统受累

急性期治疗

- 如果没有不良预后因素存在，则应选择皮质类固醇治疗。泼尼松 0.5 ～ 1.5 mg/（kg·d）为起始剂量，持续 6 ～ 12 周，然后当临床疾病缓解时在 1 年逐渐减少至 10 mg/d，对类固醇的反应可能很明显。广泛性疾病的患者可能需要静脉注射皮质类固醇
- 患者嗜酸性粒细胞计数和红细胞沉降率（血沉）的下降表明对治疗有反应。p-ANCA 与疾病活动没有相关性
- 对于严重疾病，环磷酰胺与皮质类固醇联合使用

慢性期治疗

- 对于一个或多个预后不良因素的患者，将免疫抑制剂［环磷酰胺 1 ～ 2 mg/（kg·d）］与皮质类固醇作为一线治疗。环磷酰胺的理想持续时间为 6 ～ 12 个月
- 对于皮质类固醇治疗无效或 EGPA 复发的患者，环磷酰胺治疗被认为是第二线疗法
- 硫唑嘌呤［2 mg/（kg·d）］或高剂量注射用免疫球蛋白对重症患者和对皮质类固醇无反应的患者有效
- 皮质类固醇，联合干扰素 α，也用于难治性病例，但可能难以耐受
- 有哮喘持续症状的患者即使血管炎不再存在，也需要长期使

用皮质类固醇

- 使用甲氨蝶呤（每周 15 ～ 25 mg）或硫唑嘌呤 [2 mg/（kg · d）] 维持治疗是环磷酰胺的替代药物

预后

- 治疗后超过 90% 的患者获得了临床缓解。停止治疗后复发很常见（约 26%）
- 治疗后的 5 年生存率为 60% ～ 90%，而在 7 年生存期时降至 50%。哮喘通常会持续存在，对周围神经的缺血性损伤可能是永久性的
- 未经治疗的 EPGA 的 5 年生存率为 25%
- 死亡通常是由进展的难治性血管炎、心肌受累（约占死亡的 50%）或严重胃肠道受累（肠系膜缺血、胰腺炎）引起的

转诊

- 转诊至呼吸科以进行诊断和治疗是适当的
- 患者应于风湿免疫科密切随访。患者通常需要长期的免疫抑制药物

 重点和注意事项

专家点评

- EGPA 与其他血管炎的区别在于，成年性哮喘几乎普遍存在，一般先于所有其他症状。过敏或哮喘常无家族史
- 血管炎可能在前驱期数年后才出现
- 高达 77% 的 EGPA 前驱期患者需要口服类固醇来控制哮喘
- 在临床上表现出明显器官受累之前，患者一般会出现体重减轻、发热和全身乏力的全身症状
- 血管炎引起的周围神经受累通常表现为多发性神经炎。患者可能出现突然的足部或手腕下垂，以及一个或多个末梢神经分布的感觉障碍
- 大多数胃肠道受累患者都有症状。胃肠炎、急腹症、胆囊炎、胃肠道出血、肠穿孔和肠系膜缺血在 EGPA 患者中都有报道
- 大多数 EGPA 患者对皮质类固醇激素治疗有反应，不需要细胞毒性治疗

- 如先前报道，当治疗哮喘的口服糖皮质激素减量或停药时，会出现 EGPA 典型症状，而不是由白三烯受体 1 拮抗剂触发

- 与 GPA 相比，患者更常出现特应性、哮喘或过敏性鼻炎病史。EGPA 中的嗜酸性粒细胞增多通常大于 1000 个嗜酸性粒细胞 / 立方毫米，与之相比，GPA 嗜酸性粒细胞数量较少（< 500 个嗜酸性粒细胞 / 立方毫米）

- 高达 60% 的 EGPA 患者心脏受累，是导致死亡的主要原因

推荐阅读

Baldini C et al: Clinical manifestations and treatment of Churg-Strauss syndrome, *Rheum Dis Clin North Am* 36(3):527-543, 2010.

Comarmond C et al: Eosinophilic granulomatosis with polyangiitis (Churg-Strauss), *Arthritis Rheum* 65(1):270-281, 2013.

Nicole B. Yang, Anthony M. Reginato

刘凯雄 译 杜英臻 审校

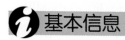 **基本信息**

定义

肉芽肿伴多血管炎（granulomatosis with polyangiitis，GPA），既往称"Wegener 肉芽肿"，是一种常累及上、下呼吸道及肾脏的多系统坏死性血管炎，是一种 ANCA 相关性肉芽肿性小血管炎。临床表现与受累脏器包括血管、呼吸道、肾脏、皮肤、神经系统、骨骼、消化道有关。

同义词

GPA

Wegener 肉芽肿（WG）

ICD-10CM 编码
M31.3　Wegener 肉芽肿

流行病学和人口统计学

发病率：最新美国流行病学数据显示发病率为 3/100 000，男女比例接近，白人多见。

平均发病年龄：41 岁。

体格检查和临床表现

- 临床表现与疾病行程、脏器受累程度有关。部分患者仅累及上呼吸道，而无系统性血管炎表现；系统性累及患者表现为早期广泛多部位累及，病情危重
- 常见表现
  1. 上呼吸道：慢性鼻炎，慢性中耳炎，乳突炎，鼻结痂、阻塞和鼻衄，鼻中隔穿孔，鼻泪管狭窄，马鞍鼻（图 23-1），气管、声门下狭窄。超过 90% 的 GPA 患者至少有一个以上鼻部症状
  2. 眼：结膜炎，溃疡性角膜炎，巩膜炎，视神经病变，葡萄

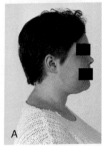
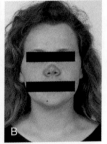

扫本章二维码看彩图

图 23-1 （扫本章二维码看彩图）1 例 GPA 患者的马鞍鼻（From Kelley's textbook of rheumatology，ed 8，Philadelphia，2009，Elsevier.）

膜炎，眼球凸出

3. 耳：感觉性和传导性听力丧失，耳漏，多软骨炎

4. 口腔：慢性口腔黏膜溃疡，桑葚样牙龈炎

5. 肺：结节，肺浸润影，积液，空洞，咯血（6% ～ 85%）

6. 肾：快速进展肾小球肾炎（38% ～ 70%），镜下血尿伴或不伴红细胞管型、蛋白尿

7. 皮肤：关节伸侧皮肤结节，皮肤坏死（图 23-2），紫癜，荨

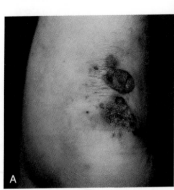
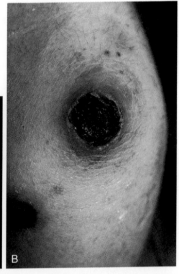

图 23-2 （扫本章二维码看彩图）肉芽肿伴多血管炎（**GPA**）（过去称 **Wegener** 肉芽肿）。一例女性 GPA 患者足踝（**A**）和肘关节（**B**）溃疡性、痛性坏疽。（From Paller AS，Mancini AJ：Hurwitz clinical pediatric dermatology，a textbook of skin disorders of childhood and adolescence，ed 5，Edinburgh，2016，Elsevier.）

麻疹和网状青斑

8. 神经系统：多发单神经炎和周围神经病（15%～40%），脑膜炎（硬脑脊膜炎），头痛。中枢神经系统受累（7%～11%）

9. 骨骼肌肉系统：单发或多发关节炎（无畸形），通常累及大关节（60%）

10. 其他：发热（23%～30%），体重下降（50%）和疲劳（61%）

病因学

原因未明。复杂免疫介导疾病，推测由肉芽肿炎症进展至系统性血管炎。危险因素包括基因、感染和环境。

 诊断

鉴别诊断

- 其他肉芽肿性肺疾病：结节病、淋巴瘤样肉芽肿病、嗜酸性肉芽肿伴多血管炎（EGPA，过去称 Churg-Strauss 综合征）、坏死性支气管中心性肉芽肿病。表 23-1 描述 ANCA 相关性血管炎

表 23-1 抗中性粒细胞胞质抗体相关性血管炎的鉴别诊断要点

特点	显微镜下多血管炎	GPA	EGPA（Churg-Strauss 综合征）	评论
肾小球肾炎	+++	+++	+	进行性肾衰竭在 EGPA 中不常见
肺部浸润影或结节	++	+++	+++	EGPA 中出现哮喘和嗜酸性粒细胞增多
肺泡出血	++	++	+	
上呼吸道累及	+	+++	++	耳、鼻和咽喉累及多见于 GPA
皮肤、紫癜	+++	+	++	
周围神经累及	+	++	+++	EGPA 特征之一
中枢神经系统累及	+	+	+	

+++，很常见；++，频繁出现；+，罕见的发现；EGPA，嗜酸性肉芽肿伴多血管炎；GPA，肉芽肿伴多血管炎。

From Firestein GS et al：Kelly's textbook of rheumatology，ed 9，Philadelphia，2013，WB Saunders.

的鉴别诊断要点

- 其他 ANCA 相关性血管炎（如显微镜下多血管炎）
- Good parture 综合征、其他原因的肾小球肾炎（如链球菌感染后肾炎）
- 肿瘤，主要是淋巴组织增生相关疾病
- 细菌或真菌性鼻窦炎
- 病毒感染
- 可卡因引起的中线结构破坏，左旋咪唑诱发血管炎

评估

- 当对常规治疗无反应的鼻窦疾病，和（或）肺出血、肾小球肾炎、多发单神经瘤所致垂腕或足下垂，进行性加重游走性关节病、关节炎的患者，需怀疑 GPA
- 胸部 X 线、实验室检查、肺功能、肉芽肿组织活检（图 23-3）

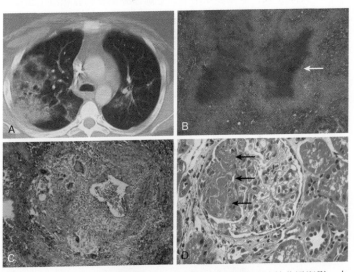

图 23-3 （扫本章二维码看彩图）A. GPA 患者 CT 示典型肺结节浸润影，内有空洞。**B.** GPA 患者肺活检病理低倍镜下示肉芽肿性炎症，区域性坏死（箭头）。**C.** 肉芽肿性血管炎累及肺小动脉，血管壁明显增厚伴多核巨细胞等。**D.** 血管球示节段性炎性浸润坏死伴早期新月体形成（箭头）。（From Adkinson NF et al：Middleton's allergy principles and practice，ed 8，Philadelphia，2014，WB Saunders.）

实验室检查

- 血清 ANCA：大多数 GPA 患者胞浆型 ANCA（c-ANCA）为阳性。在 GPA 患者中，对 ANCA 特异性抗蛋白酶 3（PR3）抗体检测是对免疫荧光 ANCA 染色阳性患者的确定性试验。10% ～ 15% GPA 患者 p-ANCA 阳性，10% 患者 ANCA 阴性
- 血常规：贫血、白细胞增多、血小板增多（> 400 000/ul）
- 生化：血肌酐上升、肌酐清除率下降
- 尿常规：可表现为血尿、红细胞管型、蛋白尿
- 炎症标志物：ESR 增高，类风湿因子阳性，C 反应蛋白升高
- 肝功能、肝炎标志物、冷球蛋白、HIV 检查、ANA、C3、C4、抗肾小球基底膜（GBM）和微生物培养等检查以排除具有相似症状的其他疾病

影像学检查

- 胸部 X 线：双侧多发结节、空洞性肿块和胸腔积液（20%）。1/3 有肺部症状或体征的患者有胸部 X 线异常（图 23-4）
- 依据症状选择鼻窦 CT（图 23-5）、胸部 CT、头颅 MRI（图 23-6）
- 肺功能：有助于发现气道狭窄
- 纤维软支气管镜行支气管肺泡灌洗（BAL）、耳鼻喉内镜检查：鼻腔结痂通常是特异性表现（图 23-7）

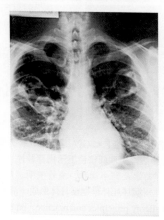

图 23-4　胸片示 GPA 患者多发空洞性肺结节。（From Weinberg SE et al：Principles of pulmonary medicine，ed 5，Philadelphia，2008，WB Saunders.）

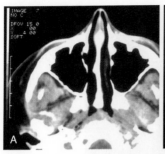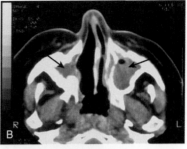

图 23-5 鼻窦 CT。A. GPA 患者正常上颌窦。**B.** 1 例长病程的 GPA 患者，鼻中隔偏向右侧，上颌窦内侧壁破坏，双侧上颌窦模糊伴软组织密度影（箭头），上颌窦由于慢性炎症骨化。（From Hochberg MC et al: Rheumatology, ed 5, St Louis, 2011, Mosby.）

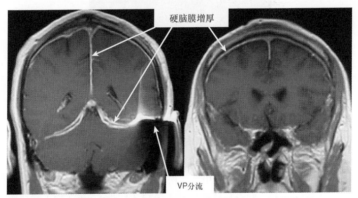

图 23-6 GPA 患者硬脑膜炎的 **MRI** 所见。VP：脑室腹腔。（From Firestein GS et al: Kelly's textbook of rheumatology, ed 9, Philadelphia, 2013, WB Saunders.）

- 至少对 1 个脏器进行活检。肺组织诊断最可靠。鼻咽部较容易活检，但诊断率仅 20%。对影像学异常的肺组织进行活检诊出率最高（＞90%）

Rx 治疗

非药物治疗

- 保证充分气道引流
- 给予营养支持

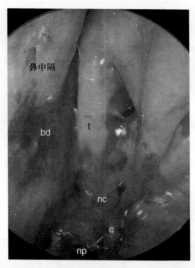

图 23-7　内镜下示 GPA 患者鼻腔结痂血性分泌物。（From Holle et al：Rheum Dis Clin North Am 36 [3]：507-526，2010.）

急性期治疗

- 所有 GPA 患者都需予免疫抑制治疗
- GPA 的诱导治疗包括糖皮质激素、联合环磷酰胺或利妥昔单抗。经过选择的重症患者可以从血浆置换中获益
- 传统治疗的金标准是甲泼尼松冲击治疗后，口服泼尼松（60～80 mg/d），联合环磷酰胺冲击治疗（1 g/m², 每 4 周）或口服环磷酰胺 [2 mg/（kg·d）]，以上治疗可有效控制临床症状。美司钠可与环磷酰胺一起用于预防环磷酰胺引起的出血性膀胱炎
- RAVE 试验显示利妥昔单抗（375 mg/m²/周×4 周）方案在病情突然加重患者中疗效较传统方案佳。在复发患者诱导治疗中，至少疗效与传统方案相当。RITUXVAS 研究显示环磷酰胺联合利妥昔单抗不劣于单独环磷酰胺冲击治疗。所有研究都同时使用甲泼尼松、泼尼松序贯治疗
- 单独甲氨蝶呤或糖皮质激素可用于非肾脏累及、病情较轻，或者仅局限于鼻窦、上呼吸道的患者
- MEPEX 试验显示血浆置换联合环磷酰胺和糖皮质激素可改善重度活动性肾受累患者的肾功能

- 利妥昔单抗、甲氨蝶呤、硫唑嘌呤和麦考酚酸莫酯是维持治疗潜在有效的药物。MAINPITSM 试验显示利妥昔单抗在维持治疗方面优于其他药物。CYCAZAREM 试验显示硫唑嘌呤可以作为选择药物。LEM 研究显示来氟米特可以作为选择药物。WEGENT 研究显示口服甲氨蝶呤和硫唑嘌呤在维持治疗方面不劣于静脉环磷酰胺给药
- 维持治疗至少持续 18～24 个月，免疫抑制治疗的最终疗程需个体化
- 甲氧苄啶 / 磺胺甲噁唑（TMP-SMX，160 mg/80 mg 2 次 / 日）治疗可降低 GPA 的复发并且可预防肺孢子菌肺炎。肺孢子菌肺炎在诱导治疗患者中的发生率为 10%。TMP-SMX 用于预防的剂量为 1 片，每周 3 次。若患者不能耐受 TMP-SMX，可采用氨苯枫、阿托伐醌或吸入喷他脒处理

预后

- 积极治疗 5 年生存率大约 80%，未治疗 2 年生存率为 20%
- 年龄大于 50 岁，肾功能受损，诊断时肺受累而无耳鼻喉器官累及患者预后差，并且死亡率增加
- 标准治疗 90%～94% 的患者缓解，但复发率高（24 个月 18%～40%）

转诊

- 风湿免疫科就诊
- 活检时转诊至耳鼻喉科和外科

 重点和注意事项

专家点评

- 肉芽肿伴多血管炎的特征是累及呼吸道、肺和肾脏的肉芽肿性病变和血管炎
- c-ANCA 不能用于评估治疗反应，其与疾病严重程度相关性差
- GPA 患者深静脉血栓（DVT）发病率高于普通人群。临床医生需对静脉血栓风险保持高度警惕，对于评估该类患者 DVT 或肺栓塞的阈值需降低
- 病程中复发是重大棘手问题

推荐阅读

Berti A et al: The epidemiology of antineutrophil cytoplasmic autoantibody-associated vasculitis in Olmsted County, Minnesota (USA): a twenty-year population-based study, *Arthritis Rheumatol* 69(12):2338-2350, 2017.

Bossuyt X et al: Position paper: Revised 2017 international consensus on testing of ANCAs in granulomatosis with polyangiitis and microscopic polyangiitis, *Nat Rev Rheumatol* 13(11):683-692, 2017.

Charles P et al: Comparison of individually tailored versus fixed-schedule rituximab regimen to maintain ANCA-associated vasculitis remission: Results of a multicenter, randomized controlled, phase III trial (MAINRITSAN2), *Annals rheum dis* 77(8):1143-1149, 2018.

Hiemstra TF et al: Mycophenate mofetil vs. azathioprine for remission maintenance in antineutrophil cytoplasmic antibody-associated vasculitis, *JAMA* 304(21):2381-2388, 2010.

Holle JU et al: Clinical manifestations and treatment of Wegener's granulomatosis, *Rheum Dis Clin North Am* 36(3):507-526, 2010.

Holle JU et al: Rituximab for refractory granulomatosis with polyangiitis (Wegener's granulomatosis): comparison of efficacy in granulomatous versus vasculitic manifestations, *Ann Rheum Dis* 71(3):327-333, 2012.

Kallenberg CG: Key advances in the clinical approach to ANCA-associated vasculitis, *Nat Rev Rheumatol* 10(8):484-493, 2014.

Singer O, McCune JW: Update on maintenance therapy for granulomatosis with polyangiitis and microscopic polyangiitis, *Current opinion in rheum* 29(3):248-253, 2017.

Stone JH et al: Rituximab versus cyclophosphamide for ANCA-associated vasculitis, *N Engl J Med* 363:221-232, 2010.

Walsh M et al: Plasma exchange for renal vasculitis and idiopathic rapidly progressive glomerulonephritis: a meta-analysis, *Am J Kidney Dis* 57:566, 2011.

Daphne Scaramangas-Plumley

魏冲　译　杜英臻　审校

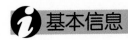 基本信息

定义

　　显微镜下多血管炎（microscopic polyangiitis，MPA）是一种抗中性粒细胞胞质抗体（antineutrophil cytoplasmic autoantibody，ANCA）相关的中小血管系统性血管炎。其特征是坏死性血管炎，微量免疫复合物沉积，小血管炎，无肉芽肿性炎症。大多数患者同时存在肾和肺受累，甚至导致严重的器官功能障碍，最终引起肾衰竭和呼吸衰竭。然而，MPA可能影响任何器官或组织，包括皮肤、神经系统和胃肠道。MPA属于ANCA相关性血管炎家族，其家族也包括肉芽肿伴多血管炎（granulomatosis with polyangiitis，GPA，以前称为Wegener肉芽肿）和嗜酸性肉芽肿伴多血管炎（eosinophilic granulomatosis with polyangiitis，EGPA，以前称为Churg-Strauss综合征）（表24-1）。

同义词

　　显微镜下多动脉炎

　　MPA

ICD-10CM 编码
M31.7　显微镜下多血管炎

流行病学和人口统计学

- 欧洲的发病率为（950～9500）万/年，其他地区则较低
- 流行率为（20～50）例/1 000 000 例
- 白种人比非裔美国人更常见
- 男：女比例为1.8：1
- MPA可发生在所有年龄段，甚至是在幼儿时期。发病率随着年龄的增长而增高，在第6个，特别是第7个10年达到高峰

表 24-1　按优势血管大小划分血管炎

以大血管为主

大动脉炎

巨细胞动脉炎

Cogan 综合征

Behçet 综合征 *

以中等大小血管为主

结节性多发性动脉炎

皮肤结节性多动脉炎

类风湿性血管炎 [†]

Buerger 病（血栓闭塞性血管炎）

川崎病

中枢神经系统原发性血管炎

小血管炎为主

以免疫复合物介导

- 皮肤白细胞碎裂性血管炎（"超敏反应"血管炎）
- 过敏性（Henoch-Schönlein）紫癜
- 荨麻疹性血管炎
- 冷球蛋白血症性血管炎 [†]
- Goodpasture 综合征（抗肾小球基底膜病）

"ANCA 相关"疾病

- 肉芽肿伴多血管炎（以前称为 Wegener 肉芽肿）[†]
- 显微镜下多血管炎 [†]
- 嗜酸性肉芽肿伴多血管炎（以前称为 Churg-Strauss 综合征）[†]

各类小血管炎

结缔组织病 [†]

副肿瘤病

感染

炎性肠病

---

* 可能涉及小、中、大血管。

[†] 中小血管受累往往重叠存在。

ANCA, 抗中性粒细胞胞质抗体

From Goldman L，Schafer AI: Goldman's Cecil medicine，ed 24，Philadelphia，2012，WB Saunders.

体格检查和临床表现

- 在 60% ～ 80% 的病例中，患者要经历一个漫长而缓慢进展的过程，其表现为数周到数月的非特异性症状，如疲劳、发热、"流感样"症状、体重减轻和厌食症

- 许多患者有游走性关节痛，没有或只有轻微的关节炎表现，一次可影响数个关节
- 镜下血尿，蛋白尿，水肿，尿量减少
- 肺部症状包括咯血、咳嗽、呼吸困难、肺出血、胸膜痛和肺部浸润
- 可触及的紫癜（41%）是最常见的皮肤表现。网状青斑（12%）、皮肤溃疡、坏疽也可能存在
- 内脏血管炎和肠道血管炎可引起疼痛和血便，并可能导致穿孔
- 外周神经系统受累表现为多发性单神经炎（57%），中枢神经系统受累表现为癫痫发作（11%）
- 肾脏受累率高达 90%
- 体重减轻率 > 70%
- 肌炎（50%），关节痛（10% ～ 50%），关节炎
- 胸痛，心力衰竭
- 在多达 30% 的病例中，可出现轻度耳鼻喉科症状，包括鼻塞、鼻窦炎和鼻出血
- 严重或破坏性的上气道疾病与 MPA 不相符，建议诊断 GPA
- 眼部受累：巩膜外层炎和溃疡性角膜炎是最常见的临床表现，其可发生在 10% ～ 20% 的病例中。葡萄膜炎、结膜炎、坏死性巩膜炎也已经有所报道

病因学

- 病因不明的自身免疫过程。尤其是针对细胞质髓过氧化物酶的 ANCA，被认为其促成炎症过程。一旦与其细胞表位结合，抗髓过氧化物酶（myeloperoxidase，MPO）抗体可能会导致中性粒细胞的脱颗粒，这可能导致内皮损伤。最近，研究人员已经证实单纯的抗 MPO 抗体可引起坏死性肾小球肾炎和新月体肾小球肾炎
- 除了针对蛋白酶 3（PR3）和 MPO 的抗体外，已证明 ANCA 相关性坏死性肾小球肾炎患者往往具有抗人溶酶体膜蛋白 2（human lysosomal membrane protein 2，hLAMP-2）的 IgG 抗体
- 许多假设都认为微生物参与疾病活动的发展

Dx 诊断

鉴别诊断

- 结节性多动脉炎
- 川崎病
- 感染性心内膜炎
- 淋巴瘤
- 淀粉样变
- 高凝状态
- 系统性红斑狼疮
- 副蛋白血症
- 冷球蛋白血症

MPA 与 GPA 的区别在于前者没有肉芽肿的形成（表 24-2），MPA 与 EGPA 的区别在于前者没有哮喘和嗜酸性粒细胞增多。

表 24-2 血管炎的名称和定义——采用 Chapel Hill 共识会议通过的系统性血管炎命名标准

名称	定义
大血管炎 *	
巨细胞（颞动脉炎）	主动脉及其主要分支的肉芽肿性动脉炎，倾向于颈动脉的颅外分支。常累及颞动脉。通常发生在 50 岁以上的患者，并常与风湿性多肌痛有关
大动脉炎（Takayasu 动脉炎）	主动脉及其主要分支的肉芽肿性炎症。通常发生在 50 岁以下的患者
中型血管炎 *	
结节性多动脉炎（经典结节性多动脉炎）	中小型动脉坏死性炎症，不包含肾小球肾炎和小动脉、毛细血管、小静脉血管炎。川崎病动脉炎累及大、中、小型动脉，并与黏膜皮肤淋巴结综合征有关。冠状动脉常受累。主动脉和静脉可能受累。通常发生在儿童身上
小血管炎 *	
肉芽肿伴多血管炎 †	肉芽肿性炎症涉及呼吸道且坏死性血管炎影响中小血管，例如毛细血管、小静脉、小动脉。坏死性肾小球肾炎常见

续表

名称	定义
Churg-Strauss 综合征	富含嗜酸性粒细胞，肉芽肿性炎症累及呼吸道，坏死性血管炎影响中小血管，并与哮喘和血液嗜酸性粒细胞增多有关
显微镜下多血管炎（显微镜下多动脉炎）	坏死性血管炎，很少或没有免疫沉积物影响小血管，例如毛细血管、小静脉或小动脉。累及中小型动脉的坏死性动脉炎可能存在。坏死性肾小球肾炎很常见。肺毛细血管炎常发生
过敏性（Henoch-Schönlein）紫癜‡	血管炎伴免疫球蛋白 A（主要的免疫沉积物）会影响小血管，例如毛细血管、小静脉或小动脉。通常累及皮肤、肠道和肾小球，并与关节痛或关节炎有关
原发性冷球蛋白血症性血管炎‡	具有冷球蛋白免疫沉积物的血管炎会影响小血管，例如毛细血管、小静脉或小动脉，并与血清中的冷球蛋白有关。皮肤和肾小球常受累
皮肤白细胞碎裂性血管炎	孤立性皮肤白细胞碎裂性血管炎，无系统性血管炎或肾小球肾炎

* 大型动脉是指主动脉和指向主要身体区域（例如四肢、头部和颈部）的最大分支；中型动脉是指主要的内脏动脉（例如肾、肝、冠状动脉和肠系膜动脉）；小型动脉是指与较小的动脉连接的远端动脉根（如肾弓状动脉和小叶间动脉）。注意：一些小血管炎和大血管炎可能涉及中型动脉，但大血管炎、中型血管炎不涉及更小的血管

† 与抗中性粒细胞胞质抗体（ANCA）密切相关。

‡ 可能伴有肾小球肾炎，可表现为肾炎或肺肾血管炎综合征

From Goldman L, Schafer AI: Goldman's Cecil medicine, ed 24, Philadelphia, 2012, WB Saunders.

评估

- 全面的病史和体格检查，以发现器官受累的部位，并排除其他可能具有相似表现的疾病，特别是感染
- 肾活检证实为非肉芽肿性坏死性无免疫小血管炎或无免疫坏死性新月体肾小球肾炎，则可以确诊

实验室检查

- 可能显示红细胞沉降率（erythrocyte sedimentation rate，ESR）、C 反应蛋白升高，白细胞增多，血小板增多和正细胞性贫血
- 血清尿素氮和肌酐升高提示肾损害
- 尿液分析发现蛋白尿、血尿、红细胞管型、尿沉渣异常

- 82% ～ 94% ANCA 阳性
- 针对髓过氧化物酶的核周 ANCA（50% ～ 70%）
- 针对蛋白酶 3 的细胞质 ANCA（25% ～ 30%）
- 血清补体水平
- 谷草转氨酶、谷丙转氨酶、肌酸激酶以评估肝或肌肉受累情况
- 血培养排除细菌性心内膜炎

影像和其他表现

- 通常需要组织病理诊断来确诊；MPA 的特征性组织学病变是无免疫坏死性小血管炎
- 皮肤活检显示非特异性白细胞碎裂性血管炎，很少或没有补体和免疫球蛋白的免疫荧光
- 肾活检通常显示坏死性新月体肾小球肾炎，这通常在免疫荧光时呈无免疫性，而显微血管（小型动脉、小动脉、毛细血管、小静脉）则呈现坏死性血管炎
- 肠绞痛通常是肠系膜缺血的结果，可以在肾功能允许的情况下使用肠系膜血管造影检查进行评估
- 胸片显示继发于肺泡出血的弥漫性实质浸润（图 24-1）
- 计算机断层成像（computed tomographic，CT）可显示以前未发现的结节、结节中空洞形成、肺泡模糊影、大气道炎症或

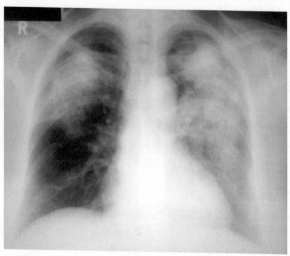

图 24-1　显微镜下多血管炎患者的肺出血。（From Hochberg MC et al：Rheumatology，ed 5，St Louis，2011，Mosby.）

狭窄性病变、胸膜病变
- 肌电图可显示多发性单神经炎患者的感觉运动性周围神经病变
- 有心脏症状的患者应进行心电图检查

Rx 治疗

急性期治疗

- 原则：根据疾病的严重程度和器官系统的受累情况而定
  1. 皮质类固醇与环磷酰胺联合使用，然后使用甲氨蝶呤、硫唑嘌呤或霉酚酸酯进行维持治疗
  2. 利妥昔单抗是环磷酰胺的有效替代品，可用于初始诱导治疗以及复发
  3. 对于肺部严重出血或快速进行性肾衰竭导致透析的患者，血浆置换是一种选择

慢性期治疗

- 维持治疗：霉酚酸酯、硫唑嘌呤、甲氨蝶呤和利妥昔单抗可用于维持治疗，尽管给药间隔和疗程尚未确定
- 预防机会性感染，如卡氏肺孢子虫（Carinii）肺炎［pneumocystis jirovecii（carinii）pneumonia，PCP］，给予低剂量磺胺甲噁唑/甲氧苄啶一次双剂量片剂、每周 3 次，或一次单剂量片剂、每天一次。对磺胺类药物过敏或不耐受磺胺甲噁唑/甲氧苄啶的患者首选阿托伐醌
- 复发治疗：
  1. 在维持治疗期间，轻度或不危及生命的复发可增加糖皮质激素剂量和（或）添加硫唑嘌呤或甲氨蝶呤
  2. 在严重的情况下，治疗与缓解诱导相同；然而，利妥昔单抗通常优于环磷酰胺

预后

- 如果不治疗，预后很差
- 及时诊断对于启动治疗是很重要的，这可能挽救生命和保护器官
- 肾衰竭和肺受累是发病率和死亡率的主要原因
- 通过治疗，1 年和 5 年生存率分别为 82% 和 76%

转诊

- 对于肾脏病的诊断和治疗需要肾内科会诊
- 根据其他器官系统的受累情况，可以进行多学科专家会诊

 重点和注意事项

- 1/3 的病例复发
- PCP 发生在 6% 的患者中，这是免疫抑制治疗的并发症

推荐阅读

Bossuyt X et al: Position paper: Revised 2017 international consensus on testing of ANCAs in granulomatosis with polyangiitis and microscopic polyangiitis, *Nat Rev Rheumatol* 13(11):683-692, 2017.

Eriksson P, Segelmark M, Hallböök O: Frequency, diagnosis, treatment, and outcome of gastrointestinal disease in granulomatosis with polyangiitis and microscopic polyangiitis, *J Rheumatol* 45(4):529-537, 2018.

Guillevin L et al: Rituximab versus azathioprine for maintenance in ANCA-associated vasculitis, *N Engl J Med* 371(19):1771-1780, 2014.

Jones RB et al: Rituximab versus cyclophosphamide in ANCA-associated renal vasculitis, *N Engl J Med* 363(3):211, 2010.

Pepper RJ, Salama AD: Classifying and predicting outcomes in ANCA-associated glomerulonephritis, *Nephrol Dial Transplant* 27(6):2135, 2012.

Planté-Bordeneuve et al: Not every case of temporal arteritis is giant cell arteritis. Microscopic polyangiitis involving the temporal artery: a case report and review of the literature, *J Clin Rheumatol* Dec 29, 2017.

Stone JH et al: Rituximab versus cyclophosphamide for ANCA-associated vasculitis, *N Engl J Med* 363:221-232, 2010.

Villiger PM et al: Microscopic polyangiitis: clinical presentation, *Autoimmune Rev* 9:812-819, 2010.

Walsh M et al: Plasma exchange and glucocorticoid dosing in the treatment of anti-neutrophil cytoplasm antibody associated vasculitis (PEXIVAS): protocol for a randomized controlled trial, *Trials* 14(73), 2013.

Yates M et al: EULAR/ERA-EDTA recommendations for the management of ANCA-associated vasculitis, *Ann Rheum Dis* 75:1583-1594, 2016.

第25章 抗体介导的自身免疫性脑炎
Antibody-Mediated Autoimmune Encephalitis

W. Peyton Adkins，Kito Lord

王雅娟 译 杜英臻 审校

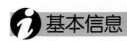 基本信息

定义

抗体介导的自身免疫性脑炎是一种引起包括亚急性记忆丧失，认知水平改变，意识水平下降等一系列功能障碍的神经系统疾病。其机制是抗体介导的自身免疫反应，其自身抗体针对中枢神经系统膜受体以及神经元细胞表面表达的离子通道蛋白。

同义词

抗体介导的脑炎

自身免疫性脑炎

自身免疫性脑病

抗 N- 甲基 -D- 天冬氨酸受体（NMDAR）脑炎

电压门控性钾离子通道抗体综合征

CD-10CM 编码
GO4.81 其他脑炎和脑脊髓炎

流行病学和人口统计学

发病率：因本病检测方法相对较新，所以很难估计其发病率。其中最常见的类型是抗 NMDAR 脑炎。抗 NMDAR 脑炎在儿童中的发病率是每年每百万人中 0.85 人发病。缺乏成年人的发病率数据。

发病高峰：因为本病检测方法相对较新，很难估计其发病率。每年所有类型脑炎的发病率估计接近（5 ~ 8）/10 万人。其中 50% 的患者不能明确病因。

患病率：同样由于本病检测方法相对较新，很难估计其患病率

好发年龄和性别：抗 NMDAR 脑炎多见于年轻女性，其发病的中位年龄是 21 ～ 23 岁。

遗传学：尚未明确致自身免疫性脑炎的遗传危险因素。

危险因素：

- 曾患自身免疫性脑炎，尤其是患病后未接受免疫治疗的患者
- 患有与自身免疫性脑炎相关的肿瘤（尤其是卵巢肿瘤）
- 曾患单纯疱疹病毒性脑炎

体格检查和临床表现

- 典型症状为亚急性（数天至数周）记忆力和认知力下降，通常继发意识水平下降，如不治疗，患者会出现昏迷
- 精神症状在病程早期常见，包括精神错乱、惊恐发作、攻击性、不恰当的性行为、强迫行为、欣快感或恐惧等
- 体格检查可发现神经性肌肉强直、过度惊骇、精神错乱或肌张力障碍

病因学

本病中的一类是自身抗体针对神经元细胞内抗原，比如抗 Hu。这类脑炎主要同肿瘤相关，通过 T 淋巴细胞免疫反应损伤神经元而导致不可逆的神经损害，预后差。另外一类的靶抗原位于神经原细胞表面，包括离子通道蛋白、受体蛋白等，例如 NMDA 受体。肿瘤相关的自身免疫性脑炎往往具有可变性，如果神经损害可逆，则预后相对较好。

Dx 诊断

鉴别诊断

- 感染性脑炎（特别是病毒性脑炎）
- 代谢性脑病
- Wernicke 脑病
- 抗精神病药物恶性综合征
- 5- 羟色胺综合征
- 淋巴瘤
- 癌性脑膜炎

评估

为了排除其他原因所致的脑炎，例如感染性和其他自身免疫原

因，需要行相关诊断性检查。

实验室检查

诊断自身免疫性脑炎的重要检查是抗体检测。抗 NMDAR、抗 LGI1、抗 Caspr2、抗 AMPAR（GluR1、GluR2 亚单位）和抗 GABA-B-R 的自身抗体均可以检测。抗体检测在脑脊液中敏感度和特异度最高。脑脊液白细胞计数、脑脊液总蛋白以及脑脊液寡克隆带在不同类型的自身免疫性脑炎中有显著区别。血清抗体检测的假阳性率低，假阴性率较高。

影像学检查

抗 NMDAR、抗 AMPAR、抗 LGI1、抗 Caspr2 和抗 GABA-B-R 抗体阳性患者的颅脑核磁可能正常或者显示长 T2 信号，尤其在颞叶内侧区域。颅脑核磁检查和脑电图检查也有助于排除其他疾病。

 治疗

非药物治疗

支持治疗对本病患者很重要，包括营养支持治疗。

急性期治疗

对疑诊自身免疫性脑炎的患者，通常在抗体检测结果出来前就开始经验性治疗。治疗方法可包括静脉注射免疫球蛋白，血浆置换疗法和（或）激素。静脉注射免疫球蛋白最不可能使感染性脑炎病情加重，因此可早期使用。如果患者上述治疗 2 周仍无效或者病情加重，可考虑二线治疗方案，即使用利妥昔单抗或环磷酰胺。

慢性期治疗

抗体介导的自身免疫性脑炎目前没有推荐的慢性治疗方案。然而该病可能复发并且出现同最初发病相似的临床过程。

补充和替代疗法

未知。

预后

患者需要住院治疗，但常常在病情缓解后出院回家。

转诊

就诊于神经科和风湿免疫科对病情进行评估，有助于排除其他原因所致的脑炎。

 重点和注意事项

专家点评

自身抗体检测可用于诊断或者排除特殊原因的脑炎，但是自身抗体检测比较复杂，而且这些抗体的阳性结果并不都是自身免疫性疾病的确诊依据。

预防

因为肿瘤同抗体介导的自身免疫性脑炎有相关性，所以高危人群应进行肿瘤筛查。目前已知与肿瘤相关的脑炎有合并小细胞肺癌的抗 Hu 抗体相关脑炎和合并畸胎瘤的抗 NMDAR 脑炎。

患者和家庭教育

患者及其家属可以使用（美国）自身免疫性脑炎联盟（网址https：//aealliance.org/）这一资源获得更多的信息和支持。

推荐阅读

Blinder, Tetyana, Jan Lewerenz: Cerebrospinal fluid findings in patients with autoimmune encephalitis—a systematic analysis, *Front Neurol* 10, 2019, doi:10.3389/fneur.2019.00804.

Dalmau J, Graus F: Antibody-mediated encephalitis, *N Engl J Med* 378, 2018. 840-51.

Gable MS et al: The frequency of autoimmune N-methyl-D-aspartate receptor encephalitis surpasses that of individual viral etiologies in young individuals enrolled in the California Encephalitis Project, *Clin Infect Dis* 54(7):899-904, 2012.

Gastaldi M et al: Antibody-mediated autoimmune encephalopathies and immuno-therapies, *Neurotherapeutics* 13(1):147-162, 2016.

Guan H-Z et al: Autoimmune encephalitis: an expanding frontier of neuroimmunol-ogy, *Chin Med J* 129(9):1122-1127, 2016.

Lancaster E: The diagnosis and treatment of autoimmune encephalitis, *J Clin Neurol* 12(1):1-13, 2016.

Stingl C et al: An update on the treatment of pediatric autoimmune encephalitis, *Curr Treat Options Rheum* 4(1):14-28, 2018 Mar.

Danielle Wang

阙一帆　译　杜英臻　审校

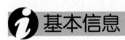 基本信息

定义

　　坏死性自身免疫性肌病（necrotizing autoimmune myopathy，NAM）是特发性炎症性肌病（idiopathic inflammatory myopathies，IIM）的一个亚型，表现为肌痛、乏力和 CPK 水平显著升高（最高可达正常水平上限的 50 倍）。大多数 NAM 病例见于有他汀类药物使用史的患者，疾病平均持续时间约为 3 年。与典型的他汀类药物诱导的肌病不同，NAM 的症状可在他汀类药物使用后很长时间才出现，并在他汀类药物停用后持续很长时间。与其他 IIM 不同，NAM 肌肉活检虽然有坏死，但炎症较轻。抗信号识别颗粒（SRP）和抗 3- 羟基 -3- 甲基戊二酰辅酶 -A 还原酶（HMGCR）是与 NAM 相关的两种特异性自身抗体。他汀类药物与人群中抗 HMGCR 抗体的产生有关；然而，这些自身抗体也可以在没有他汀类药物服用史时产生。NAM 患者很少表现为两种抗体同时阳性。

同义词

　　免疫介导的坏死性肌病

　　NAM

　　坏死性自身免疫性肌炎

ICD-10CM 编码

G72.49　其他未归类的炎症性和免疫性肌病

流行病学和人口统计学

　　发病率：IIM 在人群中的发病率为（2.2 ～ 7.7）/1 000 000，NAM 是一种罕见疾病，占 IIM 的 20%。抗 SRP 相关 NAM 占 IIM 的 3% ～

6%，抗 HMGCR 相关 NAM 占 IIM 的 5% ～ 7%。

好发性别和年龄： 主要影响 18 岁以上的成年人，平均发病年龄为 50 ～ 60 岁，欧洲研究报告的年龄为 47 ～ 49 岁。此外，与他汀类药物和癌症相关的 NAM 患者发病年龄更大（60 岁）。抗 SRP 抗体阳性的患者往往更年轻。发病人群主要为女性。

遗传学： 当白人和非裔美国人接触他汀类药物时，HLADRB1*11：01 与抗 HMGCR 相关 NAM 发病风险增加有关。HLADRB1*08：03 可能与日本人群抗 SRP 相关 NAM 的发病风险增加有关。DQA1 和 DQB6 可能对抗 HMGCR 相关 NAM 有保护作用。

危险因素：

- 他汀类药物服用史：阿托伐他汀和辛伐他汀比其他药物相关的 NAM 更多（这可能与处方开具模式有关）
- 癌症：胃肠道起源最常见，还有肺、胸腺、卵巢等起源
- 结缔组织病：硬皮病、干燥综合征，SLE 与 NAM 发病弱相关
- 感染：HIV 少见
- 可能与抗合成酶综合征有关

体格检查和临床表现

表现为急性（＜4 周）或亚急性（＜6 月）起病，严重对称性近端肌肉无力和萎缩时可累及肩带和骨盆带。远端肢体无力可能与肌痛和关节痛一起出现。可能与间质性肺疾病、心脏传导异常、机械手、吞咽困难或呼吸困难、体重减轻和雷诺反应有关。仅颈部伸肌受累的病例也有报告。

病因学

NAM 的确切发病机制尚不清楚，但研究表明，他汀类药物使用史上调了遗传易感个体肌肉中的 HMGCR。他汀类药物暴露的时间长短不一，表明环境因素可能会引发自身免疫。已报道巨噬细胞 TH1 应答增加和 IFN-γ 产生增加。HMGCR 自身抗体的存在表明他汀类药物可能是致病的，再生肌肉纤维中 HMGCR 的高水平可引起异常的免疫反应。然而，HMGCR 水平升高通常见于完全缓解后，这表明 HMGCR 抗体可能不是通过直接作用致病。

Dx 诊断

鉴别诊断

其他导致肌肉无力和（或）肌酶升高的情况，如肌营养不良、多发性肌炎、皮肌炎、包涵体肌病、药物性肌病和甲状腺肌病。

评估

- 受累肌肉的 MRI 检查：肌肉和（或）筋膜水肿，肌肉萎缩，脂肪替代正常组织
- 肌电图：通常表现为过敏性肌病
- 肌肉活检：肌肉活检的组织病理学表现为肌纤维坏死，有明显的再生，炎性浸润很少或没有。免疫荧光染色表现为小血管上 I 类主要组织相容性复合体和膜攻击复合物 C5b-9 的上调（图 26-1）

实验室检查

- 全血细胞计数
- 肌酸激酶
- 醛缩酶
- 机体代谢指标（肾功能、谷草转氨酶 / 谷丙转氨酶）
- 抗 HMGCR 抗体（抗 200/100）
- 抗信号识别颗粒抗体

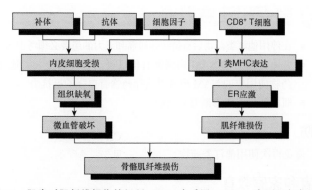

图 26-1　肌炎时肌纤维损伤的机制。ER，内质网；MHC，主要组织相容性复合体。（From Firestein GS et al：Kelley's textbook of rheumatology，ed 9，Philadelphia，2013，WB Saunders.）

- 结缔组织病抗体检测（抗核抗体、可提取核抗原抗体、抗 Scl70 等）
- HIV、肝炎病毒检测
- 甲状腺功能检测

影像学检查

- 受累肌肉的 MRI
- 胸部 / 腹部 / 骨盆 CT 和其他适龄癌症筛查
- 超声心动图，心电图
- 肺功能检查

Rx 治疗

目前还没有指南，治疗必须遵循个体化原则。如果怀疑他汀类药物是致病因素，应立即停用。治疗潜在的恶性肿瘤也可以改善疾病。类固醇是治疗的主要手段，然而，长期单一使用类固醇类药物疗效差，因此应考虑加用免疫抑制剂，最好早期发现并积极治疗，可选疗法包括静注免疫球蛋白、甲氨蝶呤、硫唑嘌呤、霉酚酸酯、利妥昔单抗、环孢素、环磷酰胺和血浆置换。病情可能会反复。

转诊

- 风湿免疫科相关领域专家处
- 神经科

! 重点和注意事项

- 在停用他汀类药物后有持续性肌痛和乏力的患者必须考虑 NAM
- 并不是所有的 NAM 病例都有他汀类药物使用史。无他汀类药物使用史的 NAM 患者对治疗药物有更强的抵抗力
- 肌肉活检对于诊断是必需的

预防

避免再次使用他汀类药物。

患者和家庭教育

在开始使用他汀类药物治疗后，如出现肌肉疼痛和（或）乏力的症状应立即联系医生就诊。

相关内容

包涵体肌炎（相关重点专题）

炎症性肌病（相关重点专题）

他汀类药物诱导的肌肉综合征（相关重点专题）

推荐阅读

Albayda J, Christopher-Stine L: Identifying statin-associated autoimmune necrotizing myopathy, *Cleve Clin J Med* 81(12):736, 2014.

Allenbach Y et al: High risk of cancer in autoimmune necrotizing myopathies: usefulness of myositis specific antibody, *Brain* 139(Pt 8):2131-2135, 2016.

Dalakis MC: Inflammatory muscle disease, *N Engl J Med* 372:1734-1747, 2015.

Kassardjian CD et al: Clinical features and treatment outcomes of necrotizing autoimmune myopathy, *JAMA Neurol* 72(9):996-1003, 2015.

Mammen AL: Which nonautoimmune myopathies are most frequently misdiagnosed as myositis? *Curr Opin Rheumatol* 29(6):618-622, 2017.

Mohassel P et al: Statin-associated autoimmune myopathy and anti-HMGCR autoantibodies, *Muscle Nerve* 48:477-483, 2013.

Musset L et al: Anti-HMGCR antibodies as a biomarker for immune-mediated necrotizing myopathies: a history of statins and experience from a large international multi-center study, *Autoimmune Rev* 15:983, 2016.

Simon JP et al: Autoimmune myopathies: where do we stand? *Front Immunol* 7:234, 2016.

Senécal JL et al: Editorial: a new classification of adult autoimmune myositis, *Arthritis Rheumatol* 69(5):878-884, 2017.

Stenzel W et al: Review: immune-mediated necrotizing myopathies—a heterogeneous group of diseases with specific myopathological features, *Neuropathol Appl Neurobiol* 38:632, 2012.

van de Vlekkert J: Long-term follow-up of 62 patients with myositis, *J Neurol* 261(5):992-998, 2014.

第 27 章　结节病
Sarcoidosis

Imrana Qawi

王雅娟　译　杜英臻　审校

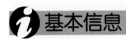 **基本信息**

基本信息

结节病是一种慢性多系统肉芽肿性疾病，其组织病理特征为非干酪样肉芽肿。

同义词

Boek 结节

ICD-10CM 编码

D86　结节病

D86.0　肺结节病

D86.1　淋巴结结节病

D86.2　肺和淋巴结结节病

D86.3　皮肤结节病

D86.8　其他和联合部位的结节病

D86.9　结节病，未分类

流行病学和人口统计学

发病率（美国）：白种人发病率为 11/10 万人，黑人为 35/10 万，发病季节通常在冬季和早春。美国黑人经校正后的年发病率大概是美国白人的 3 倍（35.5/10 万人 *vs.* 10.9/10 万人）。黑人患病后更易发展为慢性，且更致命。

性别：女性的发病率高。

年龄：主要发病年龄为 20 ～ 40 岁。

遗传性：具有家族聚集性。一级亲属患有结节病会使结节病的患病风险增加 5 倍（ACCSS 研究）。已有报道发现结节病与基因产物有关，特别是 HLA-drb1 和 DQB1 等位基因编码的 HLA Ⅱ 类抗原。

体格检查和临床表现

- 由于疾病分期和器官受累程度不同，临床表现多样化。患者可以没有症状，仅仅是胸部 X 线片发现符合结节病的表现（见影像学检查）。几乎 50% 的结节病患者是因为偶然发现胸部影像学异常而最终确诊的。结节病肺部受累的患者比例＞90%

- 常见临床表现：

1. 肺部表现：干咳无痰，呼吸困难，胸部不适

2. 全身症状：乏力，体重下降，厌食，委靡，盗汗

3. 视觉障碍：视物模糊，眼部不适，结膜炎、虹膜炎、葡萄膜炎（65% 的患者）

4. 皮肤表现（30% 的患者）：结节性红斑（10% 的患者），斑点，丘疹，皮下结节，色素沉着，冻疮样狼疮（鼻子、嘴唇、耳朵和脸颊上的紫色硬化性病变，可以侵蚀到下面的软骨和骨头）（图 27-1）

5. 心肌功能紊乱、心律失常、心肌病、心律失常和心包炎。心脏结节病比临床认识到的要常见得多，在美国高达 25% 的患者有心脏结节病

6. 脾大，肝大

7. 风湿病相关表现：据报道，多达 40% 的患者有骨骼肌疼痛。主要影响脚踝，但也会影响膝盖、手腕和手足的小关节

8. Löfgren 综合征，由关节炎、结节性红斑和双侧肺门淋巴结肿大三联征组成，9% ～ 34% 的患者出现该表现。患者常常伴有发热

9. 中枢神经系统及其他表现：颅神经麻痹，尿崩症，脑膜受累，腮腺肿大，下丘脑和垂体病变，浅表淋巴结肿大。高达 25% 的患者会出现神经结节病，而并不伴有其他系统受累。同时出现前葡萄膜炎、腮腺炎、发热和面神经麻痹被称为 Heerfordt 综合征

病因学和发病机制

结节病的主要发病机制是通过 CD4 ＋ T 细胞与抗原递呈细胞相互作用，促进肉芽肿的形成和维持（图 27-2）。多种证据表明，结节病可能是多个基因与环境暴露或感染相互作用的结果。

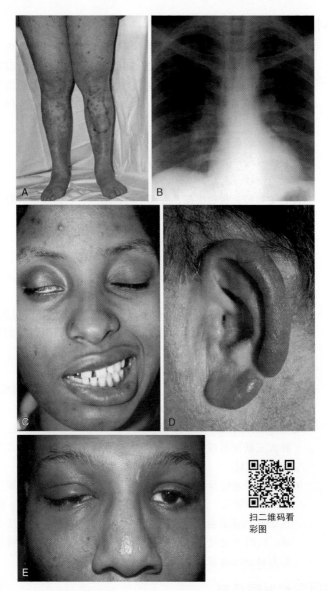

图 27-1 （扫二维码看彩图）结节病。**A.** 结节性红斑；**B.** 双侧肺门淋巴结肿大；**C.** 第七对脑神经麻痹；**D.** 冻疮样狼疮；**E.** 泪腺肿大。（**D**，courtesy MA Mir. From Mir MA：Atlas of clinical diagnosis，Philadelphia，2003，Saunders.）

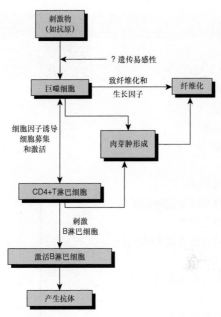

图 27-2 结节病发病机制简图。（From Weinberger SE：Principles of pulmonary medicine，ed 7，Philadelphia，2019，Elsevier.）

结节病的遗传易感性

不同的结节病患者群体中发现了不同的人类白细胞抗原（HLA）。关于家族易感性的报道可以追溯到 1923 年，受影响亲属的百分比差异很大（0.4% ～ 21%），遗传背景决定了遗传的异质性。最近发表了一篇由 ACCESS（一项结节病病因对照调查研究）研究组完成的研究结果，该研究组证实了家庭成员的患病风险增加，所有亲属的优势比为 4.6。然而，家庭成员受影响的绝对风险小于 1%。这项研究还表明，白种人兄弟姐妹和父母的患病风险比非裔美国人更高。

结节病的免疫病理机制：大量趋化因子和细胞因子在疾病的发生和（或）缓解中发挥作用。在以肺泡炎为表现的结节病中，主要是以 CD4 细胞为主的淋巴细胞增多。结节病患者支气管肺泡灌洗液中性粒细胞增多与疾病的维持相关，而有 36% 的中性粒细胞增多患者出现自发性缓解。其他中性粒细胞与不良预后相关的间质性肺疾病包括表现为肺间质纤维化的过敏性肺炎。

Dx 诊断

鉴别诊断

- 肺结核
- 淋巴瘤
- 霍奇金病
- 转移瘤
- 尘肺
- 肺动脉扩张
- 传染性单核细胞增多症
- 癌性淋巴管炎
- 特发性含铁血黄素沉着症
- 肺泡细胞癌
- 肺嗜酸性粒细胞增多症
- 过敏性肺炎
- 纤维化性肺泡炎
- 胶原疾病
- 寄生虫感染

评估

- 结节病的诊断无特异性检查，因此只能是排除性诊断。检查的目的是明确有无严重的器官受累，确定病变累及的范围和严重程度，以及排除其他疾病。非干酪样肉芽肿并不是确诊依据，因为肺结核和恶性肿瘤等疾病都会出现肉芽肿。患者必须进行完整神经系统和眼科检查。建议了解完整的职业和环境暴露史
- 初步的实验室检查应包括血常规、血生化（谷丙转氨酶、谷草转氨酶、碱性磷酸酶、电解质、血尿素氮、肌酐、血钙）、尿常规、24 h 尿钙、CRP、ESR、结核菌素试验
- 所有结节病患者也应进行胸片和心电图检查
- 肺功能检查：肺活量测定，单次呼吸的一氧化碳弥散能力
- 对于怀疑结节病累及的体表组织（结膜、皮肤、淋巴结）应进行活检；支气管镜检查及活检（诊断率 85%）常用于无任何体表部位受累的患者。超声支气管镜引导下的细针穿刺胸

内淋巴结活检也有很高的诊断率，通常不需要使用纵隔镜。在疑似 I / II 期肺结节病患者中采用不同活检方式取得病理诊断，结果发现与支气管镜下活检相比，使用超声支气管镜引导下淋巴结穿刺活检的诊断效率更高

实验室检查

实验室检查异常结果：

- 可能存在高 γ 球蛋白症、贫血、白细胞减少
- 常见肝功能异常，如碱性磷酸酶升高
- 高钙血症（11% 患者），尿钙升高（40% 的患者；原因是胃肠道吸收增加、维生素 D 代谢异常以及肉芽肿导致骨化三醇生成增加）
- 血管紧张素转化酶：75% 的未经治疗的结节病患者会升高；该检查没有特异性，敏感性低，通常不能用于该病的诊断以及病情的监测
- 血清腺苷脱氨酶（ADA），血清淀粉样蛋白 A（SAA）升高，但非特异性

影像学检查

- 胸片（图 27-3）：肺结节病根据影像学进行分期。常表现为肺

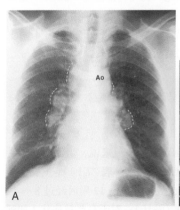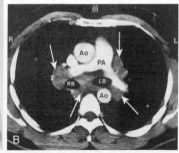

图 27-3　结节病。双侧肺门可见明显的淋巴结肿大（白色虚线）（**A**）。胸部增强 CT 扫描（**B**）清楚显示升主动脉和降主动脉（Ao）、肺动脉（PA）和上腔静脉，可见左右主支气管，箭头显示多发的淋巴结肿大。LB，左主支气管；RB，右主支气管。（From Mettler FA［ed］：Primary care radiology, Philadelphia, 2000, Saunders.）

门和气管旁淋巴结肿大。根据疾病的分期，也可出现肺实质改变（0 期：双肺正常；Ⅰ期：双肺门淋巴结肿大；Ⅱ期：双肺门淋巴结肿大伴肺内浸润影；Ⅲ期：仅有肺内浸润影；Ⅳ期：晚期肺纤维化伴蜂窝肺、肺门收缩、大疱、囊肿和肺气肿）

- 肺功能（通气和弥散功能）：可能正常，也可能显示限制性通气功能障碍，用力肺活量（FVC）减少，DLCO 降低，或两者皆有。根据疾病严重程度，支气管内结节病可表现为阻塞性通气障碍

- 对于没有明显肺部受累的患者，氟（18F）脱氧葡萄糖正电子发射断层扫描（FDG-PET）可帮助确定可行病理活检的部位

- 当胸片显示结节病不典型时，CT 检查，尤其是高分辨 CT，可帮助发现早期肺实质异常

- 对怀疑心脏和神经系统受累的患者可行 FDG-PET 检查和增强磁共振检查

- 镓 -67 扫描：是一种较旧的测试方法。它会聚集于肉芽肿浸润区；然而该检查无特异性，也不是必需的。"熊猫"征（位于泪腺和唾液腺，使面部呈"熊猫"样）提示结节病

- 支气管镜检查：纤维支气管镜和支气管肺泡灌洗联合经支气管镜病理活检（显示非干酪样肉芽肿）是诊断结节病的传统微创方法。针对肺门肿大，超声支气管镜检查（EBUS）是淋巴结活检的首选方法。支气管肺泡灌洗液可能主要表现为淋巴细胞增多、ADA 水平升高和 CD4：CD8 比值升高（4：1）

- 纵隔镜：目前很少用于淋巴结活检和诊断

Rx 治疗

急性通用处方

- 许多结节病患者不需要任何治疗。一般来说，当器官功能受损时，应采取治疗措施。糖皮质激素（表 27-1）是主要治疗方法（例如：泼尼松 40 mg/d，口服 8 ～ 12 周后经过 8 ～ 12 个月逐渐减量至 10 mg 1 次 / 隔日）；对于有严重症状（如呼吸困难，胸痛），血钙过高，眼部、中枢神经系统或心脏受累，或者肺部病变进展的患者，应考虑使用糖皮质激素。间质性肺疾病的患者可以从口服类固醇治疗 6 ～ 24 个月中获益

- 如果存在不可逆的肺间质纤维化，糖皮质激素的治疗不能获

表 27-1　结节病患者使用糖皮质激素的指征

病变	治疗
虹膜睫状体炎	糖皮质激素眼药水；结膜下注射氢化可的松
后葡萄膜炎	口服泼尼松
肺脏受累	Ⅰ期很少推荐使用类固醇；通常用于浸润性病变稳定或 3 个月后恶化，或患者有症状
上气道阻塞	静脉注射糖皮质激素的罕见适应证
冻疮样狼疮	口服泼尼松可使毁损病灶缩小
高钙血症	对糖皮质激素反应良好
心脏受累	如果患者有心律失常或传导障碍，通常推荐使用糖皮质激素
中枢神经系统受累	急性发作时患者的治疗反应最好
泪腺 / 唾液腺受累	推荐使用糖皮质激素治疗腺体功能紊乱，而不是腺体肿胀
骨囊肿	如有症状，建议使用皮质类固醇

From Andreoli TE［ed］: Cecil essentials of medicine, ed 8, Philadelphia, 2010, Saunders.

益。对糖皮质激素耐药的疾病进展患者可以用甲氨蝶呤治疗，其用法为每次 7.5～15 mg，1 次 / 周。或者使用另一种免疫抑制剂，如硫唑嘌呤或吗替麦考酚酯

- 甲氨蝶呤，使用剂量为每次 7.5～15 mg，1 次 / 周，已证明该用法相对安全，并可以和激素合用而减少激素用量。其他临床经验有限的药物包括己酮可可碱、英夫利昔单抗、环孢素、米诺环素和来氟米特
- 免疫调节剂：尚未发现依那西普对结节病有效。英夫利昔单抗对皮肤、肺和神经系统病变有一定疗效
- 非甾体抗炎药对肌肉骨骼症状和结节性红斑有效
- 严重呼吸功能不全患者可进行肺康复治疗。对常规治疗无反应的患者可进行肝和肺移植
- 肺动脉高压是晚期肺结节病的一种严重并发症。结节病相关肺动脉高压患者的预后尚不清楚

处理

- 大多数结节病患者不需要治疗，在 2 年内可自行缓解。可定期进行临床评估、胸片检查和肺功能检查

- 黑人患者肺受累的概率增加，长期预后较差，复发更频繁
- 多达 1/3 的患者病情严重，临床出现显著的器官损伤。结节病的不良预后因素包括：起病年龄＞40 岁，心脏受累，神经结节病，进行性肺间质纤维化，慢性高钙血症，慢性葡萄膜炎，鼻黏膜受累，肾钙质沉着，囊性骨病变和冻疮样狼疮
- Löfgren 综合征预后良好，多数患者病情在 16 周内忽轻忽重。一般可以用非甾体抗炎药控制症状。小剂量的糖皮质激素、羟氯喹和秋水仙碱也有效

转诊

所有疑诊为结节病的患者均需进行眼科检查，因为 ≥ 25% 的病例可发现眼部症状（虹膜睫状体炎、葡萄膜炎、结膜炎和角膜病）。

 # 重点和注意事项

专家点评

- 连续的肺活量测定和 DLCO 测量有助于监测治疗反应和疾病进展情况
- 约 15% ～ 20% 的肺部受累患者会进展为不可逆的肺损害（支气管扩张、空洞、进行性纤维化、气胸和呼吸衰竭），5% ～ 7% 的结节病患者死于呼吸衰竭
- 新的治疗方法主要是针对 CD4 ＋ 1 型辅助 T 细胞的靶向治疗
- 尽管进行了积极适当的治疗，但仍存在非典型表现或持续 / 进展性疾病时，应重新考虑结节病的诊断
- 对于大多数表现为双侧淋巴结肿大的无症状患者（没有其他恶性肿瘤的证据）、Löfgren 综合征患者或 Heerford 综合征患者，可能没有必要进行诊断性活检

推荐阅读

Iannuzzi MC, Fontana JR: Sarcoidosis: clinical presentation, immunopathogenesis, and therapeutics, *J Am Med Assoc* 305(4):391-399, 2011.

Soto-Gomez N et al: Diagnosis and management of sarcoidosis, *Am Fam Physician* 93(10):840-848, 2016.

Spagnolo P et al: Sarcoidosis: challenging diagnostic aspects of an old disease, *Am J Med* 125:118-125, 2012.

第28章　原发性免疫缺陷病
Primary Immunodeficiency Disease

Kevin V. Plumley, Steven M. Sepe

孟浩　译　杜英臻　审校

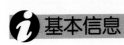 **基本信息**

定义

原发性免疫缺陷病（primary immunodeficiency diseases，PIDD）是200多种罕见疾病的统称，涉及免疫系统整体部分的缺失或功能障碍。原发性免疫缺陷病是不传染的，但是通过遗传将基因缺陷垂直传播。尽管有些缺陷会影响免疫系统的单个部分，但其他缺陷会导致先天联合免疫和细胞免疫组合的多组分分解，并提示表观遗传影响的相互作用。若要被视为PIDD，其病因不得继发于其他疾病、药物/化学物质或环境暴露。与大多数人一样，原发性免疫缺陷病的发病可能发生在出生时，也可能发生在随后的任何发育阶段，并可能影响到任何人，只与性别或种族有关。

同义词

PID

PIDD

PI

ICD-10CM 编码

D80.5	免疫球蛋白M（IgM）增加的免疫缺陷
D80.9	以抗体缺陷为主的免疫缺陷，未指明
D81.0	重症联合免疫缺陷（SCID）伴网状细胞发育不良
D81.1	重症联合免疫缺陷（SCID）伴T细胞和B细胞数量低
D81.2	重症联合免疫缺陷（SCID）伴B细胞数量低或正常
D81.9	联合免疫缺陷，未指明
D82.2	身材矮小的免疫缺陷
D82.3	对EB病毒反应的免疫缺陷

231

D82.8	与其他指定的主要缺陷相关的免疫缺陷
D82.9	与主要缺陷相关的免疫缺陷，未指明
D83.0	主要表现为 B 细胞数量和功能异常的普通变异型免疫缺陷
D83.1	主要免疫调节性 T 细胞疾病的普通变异型免疫缺陷
D83.2	有 B 细胞或 T 细胞自身抗体的普通变异型免疫缺陷
D83.9	普通变异型免疫缺陷，未指明
D84.9	免疫缺陷，未指明

流行病学和人口统计学

总体来说，大约 1/500 的人先天患有 PIDD，后天发病的比例约为 1/1200，但不包括较轻的免疫缺陷（如 IgA 缺乏症）。年龄和性别的差异因具体的疾病而不同。

体格检查和临床表现

病史、体征和症状取决于具体的遗传疾病。当考虑诊断为原发性免疫缺陷时，反复的、持续的或异常的感染以及发育迟缓或先天性异常是最常见的特征。

病因学

遗传。

Dx 诊断

框 28-1 总结了常见变异性免疫缺陷病的诊断标准。国际免疫学会联合会（IUSIS）PID（PIDD）专家委员会已经制定了 PIDD 分类系统，该分类系统每两年更新一次。根据每种疾病的主要机制，将 PIDD 分为 8 类。由于阐明 PIDD 时分类系统的复杂性以及大多数 PIDD 将出现在非免疫医学领域，现已经合成了一种基于表型的方法来帮助诊断，该方法突出了 PIDD 的临床和生物学特征（图 28-1）。

- 合并的 T 细胞和 B 细胞免疫缺陷（框 28-2 和框 28-3）
- 定义明确的免疫缺陷综合征（表 28-1）
- 主要抗体缺陷（表 28-2）
- 免疫失调疾病
- 吞噬细胞数量、功能先天缺陷或二者兼有
- 先天免疫缺陷（框 28-4）

框 28-1　常见变异性免疫缺陷病的诊断标准

- 至少以下一项：
  1. 感染易感性增加
  2. 自身免疫性表现
  3. 肉芽肿
  4. 原因不明的多克隆淋巴增殖
  5. 家庭成员受抗体缺乏影响
- 无论 IgM 水平高低，IgG、IgA 均显著降低（至少两次测量；低于正常年龄的 2 个标准差）
- 并且有至少以下特征之一：
  1. 对疫苗的抗体反应差［和（或）缺乏异血凝素］
  2. 开关记忆 B 细胞水平低（＜与年龄相关的正常值的 70%）
- 造成低丙种球蛋白血症的继发性原因已被排除
- 是在 4 岁以后被诊断的（尽管症状可能出现在这个年龄之前）
- 并且没有证据表明存在严重的 T 细胞缺乏症，定义为以下中的两种：
  1. CD4 +细胞 /mm³：2 ～ 6 岁，＜ 300；6 ～ 12 岁，＜ 250；＞ 12 岁，＜ 200
  2. 初始 CD4 +%：2 ～ 6 岁，＜ 25；6 ～ 16 岁，＜ 20；＞ 16 岁，＜ 10
  3. T 细胞在刺激下的增殖显著降低

Ig，免疫球蛋白

From Cherry JD et al: Feigin and Cherry's pediatric infectious diseases, ed 8, Philadelphia, 2019, Elsevier.

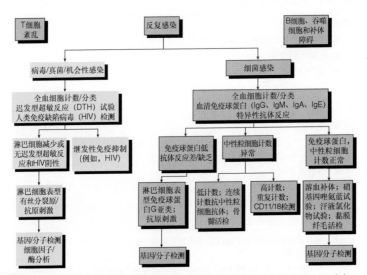

图 28-1　原发性免疫缺陷病的诊断流程。（ From Lindegren ML et al: Applying public health strategies to primary immunodeficiency diseases: a potential approach to genetic disorders, MMWR Recomm Rep 53 ［ RR-1 ］: 1-29, 2004. ）

框 28-2　B 细胞免疫功能的筛检试验

筛检试验

- 定量血清免疫球蛋白
- 疫苗应答的特异性抗体
  1. 破伤风、白喉（IgG1）
  2. 肺炎球菌和脑膜炎球菌多糖（IgG2）
  3. 病毒性呼吸道病原体（IgG1 和 IgG3）
  4. 其他疫苗：乙型肝炎，流感，MMR，小儿麻痹症（灭活疫苗）
- 异血凝素（针对 A 和 B 血型抗原的 IgM 抗体）
- 通过流式细胞仪进行 B 细胞定量检测

高级检测

- 体外 B 细胞免疫球蛋白的产生
- 免疫球蛋白合成的调节
- CD40 配体 -CD40 相互作用
- B 细胞亚群：非开关和开关记忆 B 细胞
- 基因缺失或突变的分子分析

IgG，免疫球蛋白 G；MMR，麻疹、腮腺炎、风疹疫苗

From Adkinson NF et al: Middleton's allergy: principles and practice, ed 8, Philadelphia, 2014, WB Saunders.

框 28-3　T 细胞免疫功能的筛检试验

筛检试验

- TREC 分析的新生儿筛查（并非在美国所有州都可用）
- 绝对淋巴细胞计数
- 胸片检查新生儿胸腺
- 针对记忆抗原的迟发性皮肤超敏反应
- T 细胞亚群计量

高级检测

- MLC 中淋巴细胞对有丝分裂原、抗原和同种异体细胞的增殖反应
- 淋巴细胞介导的细胞毒性：NK 和 ADCC 活性
- 细胞因子的产生
- 细胞因子的功能反应
- 信号转导研究
- 特定缺陷的分子分析

ADCC，抗体依赖性细胞毒性；MLC，混合淋巴细胞培养；NK，自然杀伤细胞；TREC，T 细胞受体切除环

From Adkinson NF et al: Middleton's allergy: principles and practice, ed 8, Philadelphia, 2014, WB Saunders.

表 28-1　抗体和 B 细胞缺陷

疾病	功能缺陷	缺陷机制
无丙种球蛋白血症		
伴 X 染色体	所有血清 Ig 亚型减少；B 细胞数量减少	前 B 细胞受体检查点缺陷；Btk 突变
常染色体隐性遗传	所有血清 Ig 亚型减少；B 细胞数量减少	前 B 细胞受体检查点缺陷；IgM 重链（μ）突变，替代轻链，Igα，BLNK
低丙种球蛋白血症，同型缺陷		
选择性 IgA 缺乏症	IgA 降低；可能与细菌感染和原生动物（如蓝氏贾第鞭毛虫）易感性增加有关	部分患者 TACI 基因突变
选择性 IgG2 缺乏症	细菌感染的易感性增加	IgG2 基因座有小亚群缺失
常见变异性免疫缺陷	低丙种球蛋白血症；B 细胞数量正常或减少	部分患者 ICOS 和 TACI 基因突变
ICF 综合征	低丙种球蛋白血症；偶尔出现轻度 T 细胞缺陷	DNMT3B 突变
高 IgM 综合征		
伴 X 染色体	辅助 T 细胞介导的 B 细胞、巨噬细胞和树突状细胞激活缺陷；体细胞突变、类别转换和生发中心形成缺陷；细胞免疫缺陷	CD40L 突变
常染色体隐性遗传，伴有细胞介导的免疫缺陷	辅助性 T 细胞介导的 B 细胞，巨噬细胞和树突状细胞活化的缺陷；体细胞突变，类别转换和生发中心形成方面的缺陷；细胞介导的免疫缺陷	CD40，NEMO 突变
常染色体隐性遗传，仅伴有抗体缺陷	体细胞突变和同型转换的缺陷	AID，UNG 突变

AID，激活诱导型胞苷脱氨酶；BLNK，B 细胞连接蛋白；Btk，Bruton 酪氨酸激酶；DNMT3B，DNA 甲基转移酶 3B；ICF，免疫缺陷、着丝粒不稳定和面部异常；ICOS，诱导型共刺激因子；Ig，免疫球蛋白；NEMO，NF-κB 必需调节剂；TACI，跨膜活化剂、钙调节剂、亲环素配体相互作用因子；UNG，尿嘧啶糖基化酶

From Adkinson NF et al: Middleton's allergy: principles and practice, ed 8, Philadelphia, 2014, WB Saunders.

表 28-2 主要抗体缺陷

疾病	遗传方式/遗传位点	临床特征
伴有 B 细胞缺失的所有血清免疫球蛋白同种型严重减少		
Bruton 酪氨酸激酶缺乏症	XL/Xq21.3~22	严重细菌感染（尤其是呼吸道感染）、淋巴组织缺失
μ 重链缺陷	AR/14q32.3	严重细菌感染
λ5 缺陷	AR/22q11.21	严重细菌感染
Igα 缺陷	AR/19q13.2	严重细菌感染
Igβ 缺陷	AR/17q23	严重细菌感染
BLNK 缺陷	AR/10q23.2	严重细菌感染
SP110 缺陷	AR/2q37.1	肝静脉闭塞性疾病，一些伴有顽繁感染
LRRC8A 缺陷	AD/9q34.11	面部异常
PIK3R1	AR/5q13.1	反复细菌感染
胸腺瘤伴免疫缺陷（Good 综合征）	无	反复感染荚膜细菌以及腹泻，自身免疫现象
脊髓发育不良	可变/单体 7 号染色体，三体 8 号染色体，先天性角化不良	反复感染和全血细胞减少

续表

疾病	遗传方式 / 遗传位点	临床特征
普通变异性免疫缺陷病	约 10% 有家族病史的 AR 或 AD	反复呼吸道感染导致慢性鼻窦炎，听力下降、支气管扩张、自身免疫性疾病，淋巴增生、恶性肿瘤（尤其是非霍奇金淋巴瘤和胃癌）
TACI 改变	AD 和 AR/17p11.2	
BAFFR 改变	AR/22q13	
MSH5 改变	Unk/6p22.1 ～ p21.3	
ICOS 缺陷	AR/2q33	反复感染
CD19 缺陷	AR/16p11.2	反复感染
X 连锁淋巴组织增生性疾病（SH2 结构域蛋白 1A 突变）	XL/Xq25 ～ q26	暴发性 EB 病毒、淋巴瘤、异常 γ 球蛋白血症
CD81 缺陷	AR/11p15.5	反复感染
CD20 缺陷	AR/11q12.2	反复感染
CD21 缺陷	AR/1q32.2	反复感染
LRBA 缺陷	AR/4q31.3	反复感染、炎性肠病、EBV 病毒感染
TNSF12 缺陷	AD/17p13.1	反复感染、血小板减少、中性粒细胞减少
NFκB2 缺陷	AD/10q24.32	反复感染
CXCR4 激活	显性遗传功能增益 /2q22.1	WHIM 综合征

至少两种血清免疫球蛋白浓度减少，严重者重度减少，B 细胞数量低或正常

续表

疾病	遗传方式/遗传位点	临床特征
血清 IgG 和 IgA *严重减少*，IgM 增加，B 细胞数量正常（免疫球蛋白类别转换障碍）		
CD40 配体缺陷	XL/Xq26.3～Xq27.1	反复细菌和机会性病原体感染，中性粒细胞减少症，自身免疫性疾病
CD40 缺陷	AR/20q11～20q13.2	反复细菌和机会性病原体感染，中性粒细胞减少症，自身免疫性疾病
NEMO 亚型突变	XL/Xq28	反复细菌和机会性病原体感染，中性粒细胞减少症，自身免疫性疾病
AID 缺陷	AR/12p13	反复细菌感染和腹泻，淋巴器官明显肿大
UNG 缺陷	AR/12q23～q24.1	反复细菌感染和腹泻，淋巴器官明显肿大
同型或轻链缺陷，B 细胞数正常		
Ig 重链缺陷	AR/14q32	大多数患者是健康的
κ 链缺陷	AR/2p11.2	大多数患者是健康的
独立的 IgG 亚类缺陷	可变/未知	大多数患者是健康的
与 IgG 亚类缺陷相关的 IgA 缺乏	可变/未知	大多数患者是健康的
选择性 IgA 缺乏症	可变/未知	大多数患者无症状，但感染，自身免疫性疾病，过敏性疾病和乳糜泻患病率增加
PRKC δ 缺陷	AR/3p21.1	复发性感染，自身免疫和慢性 EBV 感染

续表

疾病	遗传方式 / 遗传位点	临床特征
PI3K-γ 活化	显性遗传功能增益 /1p36.22	反复感染，自身免疫，慢性 EBV 和 CMV 感染
免疫球蛋白水平和 B 细胞数量正常的特异性抗体缺乏　无法产生针对特定抗原的抗体	可变 / 未知	复发性鼻窦肺感染，支气管扩张，腹泻，自身免疫性疾病
婴儿短暂性低丙种球蛋白血症　IgG 和 IgA 缺陷	可变 / 未知	男性可能性大（60%～80%），轻度感染和腹泻，过敏性疾病

λ5, 免疫球蛋白 λ 样多肽（作为前 B 细胞受体一部分的替代轻链亚单位）；AD, 常染色体显性；AID, 激活诱导胞苷脱氨酶（被认为是启动类开关重组和体细胞突变所需的 DNA 切割的关键）；AR, 常染色体隐性；BAFFR, B 细胞激活因子受体；BLNK, B 连接蛋白（在 B 细胞发育中起关键作用的细胞质连接物或接合蛋白；CMV, 巨细胞病毒；CXCR4, CXC 趋化因子受体 4 [介导静息白细胞和造血细胞对共配体基质细胞衍生因子 1 (SDF1) 的响应]；EBV, EB 病毒；ICOS, 诱导型 T 细胞共刺激因子（属于 T 细胞刺激表面分子 CD28 家族）；Ig, 免疫球蛋白；Igα, 免疫球蛋白相关 α（B 细胞抗原受体表达和功能所必需）；Igβ, 免疫球蛋白相关 β（B 细胞抗原受体表达和功能所必需）；LRBA, 脂多糖反应性的米色样锚定蛋白（涉及调节内体运输，尤其是配体激活受体的内吞作用）；MSH5, mutS 同系物 5（一种与 DNA 错配修复有关的蛋白质）；NEMO, NFκB 必需调节剂；NFκB, 核因子 κB；PI3K-γ, 蛋白激酶 C 家族成员（对于调节细胞存活、增殖和凋亡至关重要）；PIK3R1, 磷脂酰肌醇 -3 激酶调节亚基 1；PRKCδ, 蛋白激酶 C 家族的成员（参与 B 细胞受体介导的信号转导）；TACI, 跨膜激活剂和 CAML 相互作用物；TNSF12, 肿瘤坏死因子配体超家族，成员 12（凋亡弱诱导剂）；UNG, 尿嘧啶脱氧核糖核酸糖基化酶（允许产生对类开关重组和体细胞免疫突变至关重要的单链断裂）；WHIM, 疣、低球蛋白血症、感染和髓鞘病；XL, 伴 X 染色体

From Hoffman R et al: Hematology, basic principles and practice, ed 7, Philadelphia, 2018, Elsevier.

框 28-4　先天免疫缺陷因素的筛检试验

筛检试验

- 绝对粒细胞计数，细胞形态
- 血清总溶血补体（CH_{50}），替代途径溶血活性（AP_{50}）
- 硝基四唑氮蓝试验（NBT）或使用二氢罗丹明染料的流式细胞术试验
- 流式细胞术检测白细胞黏附分子（CD11/CD18 和 CD15a）

高级检测

- 吞噬试验
- 趋化试验
- Toll 样受体通路的分析
- 特定缺陷的分子分析

From Adkinson NF et al: Middleton's allergy: principles and practice, ed 8, Philadelphia, 2014, WB Saunders.

- 自身炎症性疾病
- 补体缺陷（表 28-3）

表 28-3　遗传性补体缺陷

缺陷	染色体位置	报告病例数	临床表现；诊断方法
C1q	1	10～100	SLE, 感染；CH50 接近零
C1r/s	12	10～100	SLE, 感染；CH50 接近零
C4	6	10～100	SLE, 感染；CH50 接近零
C2	6	很多	SLE, 感染, 无症状；CH50 接近零
C3	19	10～100	感染频繁且严重, 肾小球肾炎；CH50 接近零
因子 D	19	＜10	奈瑟菌感染；AH50 接近零
因子 B	6	＜10	奈瑟菌感染；AH50 接近零
备解素	X	＞100	奈瑟菌感染；AH50 降低
MBL	10	数百万	大多数无症状感染, SLE；CH50 正常, 需要 MBL 分析
C5	9	10～100	奈瑟菌感染；CH50 接近零
C6	5	＞100	奈瑟菌感染；CH50 接近零
C7	5	＞100	奈瑟菌感染；CH50 接近零
C8	1 和 9	＞100	奈瑟菌感染；CH50 接近零
C9	5	很多	奈瑟菌感染；CH50 降低
因子 I	4	10～100	奈瑟菌感染, HUS；C3 可能减少, 许多需要突变分析

续表

缺陷	染色体位置	报告病例数	临床表现；诊断方法
因子 H	1	10 ~ 100	奈瑟菌感染，HUS；C3 可能减少，许多需要突变分析
MCP	1	< 10	HUS；需要突变分析
C1 抑制剂	11	很多	血管性水肿；C1 抗原和功能水平
CR3/CR4	16	> 100	白细胞黏附缺乏，严重的全身性感染，无脓液；流式细胞术
CD59	11	< 10	夜间阵发性血红蛋白尿症；流式细胞术

AH50，可稀释 50% 红细胞悬液的血清稀释液；CH50，裂解 50% 红细胞悬液的血清稀释液；HUS，溶血性尿毒症综合征；MBL，甘露糖结合凝集素；MCP，膜辅因子蛋白；SLE，系统性红斑狼疮

From Adkinson NF et al：Middleton's allergy：principles and practice，ed 8，Philadelphia，2014，WB Saunders.

鉴别诊断

继发性免疫缺陷，原发感染。

评估

详细说明感染类型、位置和频率的病史，以及任何可能表明反复或持续感染（如鼓膜瘢痕）的体检结果，对于疑似免疫缺陷的初步特征描述至关重要（表 28-4）。框 28-5 总结了怀疑免疫缺陷的时机。表 28-5 总结了疑似原发性免疫缺陷病的筛检试验。

表 28-4　反复感染患者的体格检查

诊断和体格检查	
生长缺陷	鼻窦炎
SCID	脓性鼻涕
畸形	化脓性咽后分泌物
小颌畸形，短人中，耳朵异常	咽部鹅卵石样观
短肢侏儒症	齿列、牙龈异常
高血压，内眦赘皮，平鼻梁	锥形齿
外胚层发育不良	牙周炎
面部粗糙	**呼吸道**
皮肤和口腔黏膜	杵状指

诊断和体格检查

疹	啰音
狼疮样蝴蝶斑	**心脏系统**
皮肌炎皮疹	心脏杂音（圆锥动脉异常）
红皮病	**淋巴系统**
湿疹	扁桃体、淋巴结缺失
瘀点	弥漫性淋巴样增生
脓皮病，脓肿	淋巴腺炎
伤口愈合不良	**肌肉骨骼系统**
念珠菌	关节痛，关节炎
毛细血管扩张	皮肌炎
脐带分离延迟	狼疮样综合征
头发异常	短肢侏儒症
耳、鼻、喉和口腔	颅缝早闭
慢性中耳炎	**神经系统**
钝性鼓膜	共济失调
光反射不良	肠道病毒脑膜脑炎
瘢痕	神经病
鼓膜穿孔	恶性贫血

SCID，严重的联合免疫缺陷

From Adkinson NF et al: Middleton's allergy: principles and practice, ed 8, Philadelphia, 2014, WB Saunders.

框 28-5　怀疑免疫缺陷的时机

- 传染病的发生频率高于预期
- 传染性疾病的异常严重性或异常持续时间
- 对常规抗生素治疗反应不佳
- 异常生物或机会性感染引起疾病
- 因经常生病而未能茁壮成长
- 伤口愈合不良
- 非炎性葡萄球菌属皮肤感染（或没有脓液）
- 复发性牙周炎
- 粒细胞或淋巴细胞计数低

From Cherry JD et al: Feigin and Cherry's pediatric infectious diseases, ed 8, Philadelphia, 2019, Elsevier.

表 28-5　疑似原发性免疫缺陷病的筛检试验

免疫缺陷	筛检试验
所有类型	全血细胞计数 外周血涂片
抗体缺乏	定量血清免疫球蛋白：IgG、IgA、IgM、IgE 免疫后特异性 IgG 抗体滴度 异血凝素
T 细胞缺乏症	迟发型超敏反应皮肤测试或淋巴细胞对促分裂原的增殖反应 胸部影像学检查胸腺大小 淋巴细胞亚型表型
补体缺乏症	总溶血补体（CH50）测定
吞噬细胞缺乏症	流式细胞术检测二氢罗丹明（DHR）-1,2,3 的减少 中性粒细胞 CD18 和 CD15 表达

Ig，免疫球蛋白

From Cherry JD et al：Feigin and Cherry's pediatric infectious diseases，ed 8，Philadelphia，2019，Elsevier.

实验室检查

- 筛选检查

  1. 全血细胞计数和手动计数：初始评估时最重要的测试是淋巴细胞、中性粒细胞和血小板计数是否正常

  2. 定量免疫球蛋白水平（IgG、IgA、IgM、IgE）：标本应在 CLIA（美国临床实验室改进法案）批准的实验室进行处理，并根据患者的年龄和临床表现进行评估

  3. 疫苗反应性抗体的定量检查：对于评估抗体缺乏症，重要的价值是评估对基于多糖和蛋白质疫苗的血清免疫球蛋白反应是否很低。表 28-6 描述了用于免疫缺陷评估的流式细胞术中常用的抗体特异性

  4. 进一步的研究应根据病史、症状和临床表现听从免疫学家的指导，并对免疫球蛋白亚型、T 和 B 淋巴细胞亚群、细胞表面标记、补体水平和基因测序做更精确分析

表 28-6　用于免疫缺陷评估的流式细胞术中常用的抗体特异性

抗体名称	正常细胞中的检测
CD2	Pan-T 细胞，NK 细胞（占 T 淋巴细胞的 80%～95%）
CD3	成熟 Pan-T 细胞（占 T 淋巴细胞的 95%）
CD4	辅助／诱导性 T 细胞（占 T 淋巴细胞的 65%）和单核细胞
CD8	细胞毒性／抑制性 T 细胞（占 T 淋巴细胞的 35%）
CD14	成熟单核细胞
CD16	粒细胞，NK 细胞
CD19	Pan-B 淋巴细胞
CD20	成熟 B 细胞（表面免疫球蛋白阳性 B 淋巴细胞）
CD34	未成熟的造血细胞，干细胞
CD41	血小板和巨核细胞
CD45	白细胞共同抗原
CD56	NK 细胞，一些异常干细胞
HLA-DR	骨髓细胞，B 细胞，活化的 T 细胞（占 B 淋巴细胞和单核细胞的 90%）

常见单克隆抗体组特异性

评估淋巴细胞的纯度和回收率	CD45，CD14（双色）
评估辅助／诱导性 T 细胞群	CD3、CD4（双色） CD3、CD4、CD45（三色） CD3、CD4、CD45、CD8（四色）
评估细胞毒性／抑制性 T 细胞群	CD3、CD8（双色） CD3、CD8、CD45（三色）
评估 B 淋巴细胞群	CD3、CD19（双色） CD3、CD19、CD45（三色） CD3、CD19、CD45、CD16（四色）
评估 NK 细胞群	CD3、CD16 和（或）CD56（双色）

HLA，人类白细胞抗原；NK，自然杀伤细胞

From Adkinson NF et al: Middleton's allergy: principles and practice, ed 8, Philadelphia, 2014, WB Saunders.

Rx 治疗

治疗高度依赖于免疫缺陷的特异性，并应始终包括传染病原发病的初步治疗和预防。框 28-6 总结了原发性免疫缺陷病管理中的关键概念。必要的预防措施的教育以减少潜在感染至关重要。适当的疫苗接种是避免任何不必要的感染或并发症的关键。某些特定的PIDD 会带来恶性肿瘤的风险，需要定期检查。

免疫球蛋白替代疗法是大多数原发性免疫缺陷的标准治疗方法，以减少严重细菌感染的发生。可用的免疫球蛋白 G 产品包括 Hyquia、Gammagard liquid、Gamune XC 和 Hizentra。美国食品药品管理局（FDA）批准的最新产品是 Hyquia。它含有人类免疫球蛋白和 10%的重组透明质酸酶，每 3～4 周皮下注射一次。与其他皮下免疫球蛋白（IGSC）产品相比，它具有剂量优势，但是由于需要首先给予透明质酸酶，所以可能更难自我给药。长期暴露于重组人透明质酸

框 28-6　原发性免疫缺陷病管理中的关键概念

免疫功能：应定期评估 T 细胞和 B 细胞的数量和功能

IgG 替代疗法：对免疫接种有不良抗体反应的患者可以进行注射治疗

免疫接种：除非已经接受了明确的治疗，否则不应向患有严重 T 细胞缺陷的患者施用活疫苗。免疫缺陷儿童的家庭接触者不应接受口服脊髓灰质炎病毒疫苗，因为有传染给免疫缺陷儿童的风险。其他活疫苗（卡介苗、麻疹减毒活疫苗）可用于家庭接触者。如果疫苗接种者出现皮疹，应避免与免疫缺陷儿童接触*

血液制品：需要时，免疫缺陷患者应仅接受经辐射、巨细胞病毒阴性、去白细胞的血液制品

预防性抗生素：对于 T 细胞缺陷患者应给予抗生素预防，以防止肺孢子虫感染。抗生素预防被推荐用于牙科和外科手术，并应考虑用于复发性感染患者

传染病：应及时识别感染，并考虑异常病原体。抗生素治疗应尽早开始，谨慎停用

饮食和活动：免疫缺陷患者应具备有规律的饮食和生活方式，但应该被告知避免吃生食和在可能被病原体高度污染的环境中玩耍，包括日托中心。对于 T 细胞功能差的患者，可能需要严格的洗手注意事项和逆向隔离

---

* 美国儿科学会：传染病概要，脑膜炎球菌感染。In Pickering LK et al（eds）：2015 Red book：report of the Committee on Infectious Diseases，ed 30，Illinois，2015，American Academy of Pediatrics，pp. 547-558.

Ig，免疫球蛋白

From Cherry JD et al：Feigin and Cherry's pediatric infectious diseases，ed 8，Philadelphia，2019，Elsevier.

酶的免疫原性风险令人担忧，其在儿童中的安全性尚未确定[1]。

非药物治疗

对于特定的先天性畸形，如果发现恶性肿瘤，可能需要手术干预。在严重的联合免疫缺陷的情况下，骨髓移植可能是一种治疗选择。

患者和家庭教育

由于原发性免疫缺陷的性质，既影响患者又影响家庭成员，遗传咨询是患者综合护理的关键。尽管免疫学家精通 PIDD 的遗传，但通常建议转诊给专业的遗传咨询师。

推荐阅读

Bousfiha AA et al: A phenotypic approach for IUIS PID classification and diagnosis: guidelines for clinicians at the bedside, *J Clin Immunol* 33(6):1078-1087, 2014.

Notarangelo LD: Primary immunodeficiencies, *J Allergy Clin Immunol* 125(2 Suppl 2):S182-S194, 2010.

Pravaneh N et al: Primary immunodeficiencies: a rapidly evolving story, *J Allergy Clin Immunol* 131(2):314-323, 2013.

---

[1] A new subcutaneous immune globulin（HyQvia）for primary immuno-deficiency，Med Lett Drugs Ther 57（1476）：121-122，2015.

第 29 章　白塞病
Behçet Disease

Glenn G. Fort

王雅娟　译　杜英臻　审校

 基本信息

定义

　　白塞病是一种慢性、反复发作的炎性疾病，主要表现为复发性口腔溃疡、生殖器溃疡、葡萄膜炎以及皮肤损害（图 29-1）。

同义词

　　白塞氏综合征

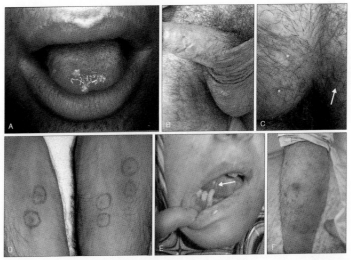

图 29-1　（扫二维码看彩图）白塞病的皮肤黏膜病变。A. 口疮样口腔溃疡。B. 位于阴囊和阴茎的生殖器溃疡。C. 腹股沟处溃疡（箭头指示）和阴囊处溃疡形成的瘢痕（星号指示）。D. 前臂皮肤针刺反应试验 48 h 后针刺点皮肤出现红斑脓疱或丘疹。E. 牙齿损伤致反应性舌溃疡（箭头指示）。F. 小腿丘疹脓疱性病变。（From Hochberg MC：Rheumatology，ed 7，Philadelphia，2019，Elsevier.）

扫二维码看彩图

ICD-10CM 编码

M35.2 白塞病

流行病学和人口统计学

患病率

- 两个地区的白塞病调查结果

  1. 东亚、土耳其及地中海盆地所在的地区

     a. 患病率为（18～30）/10 万人

     b. 其中土耳其的患病率最高，为（80～370）/10 万人

  2. 北美及北欧所在的地区

     a. 患病率为（0.5～17）/10 万人，其中德国患病率最高

     b. 美国的白塞病患病率为（0.12～0.33）/10 万人

- 在以上地区，白塞病患者 HLA-B51 的阳性率较高

好发性别：发病无性别差异。

遗传学：没有发现明确的遗传模式。家族发病遗传给孩子的概率是 15%。

年龄：发病年龄为 20～40 岁。

体格检查和临床表现

- 白塞病通常在 30～40 岁发病，主要表现为疼痛的、口疮样口腔溃疡。溃疡成簇发生，大小为 2～12 mm，可以发生在颊黏膜、牙龈、舌头、咽和软腭处。生殖器和肛周溃疡的特点同口腔溃疡一样，并且可能形成瘢痕

- 葡萄膜炎导致视力下降，角膜炎，视网膜动脉缺血阻塞导致新生血管生成，玻璃体出血和收缩，青光眼以及视网膜脱落。年轻男性患者更易出现眼部受累

- 皮肤损害（发生率为 41%～97%）为结节样病变，根据组织病理学特点可分为结节性红斑样病变、假性毛囊炎、脓疱性病变、痤疮样结节或坏疽性脓皮病样病变（皮肤口疮样病变）

- 间歇性、对称性少关节型关节炎最常见（40%～70%），强直性脊柱炎或关节痛也可能发生

- 中枢神经系统（CNS；美国患者发生率 30%，土耳其患者发生率为 5%）：脑膜受损表现有头痛、发热，颈部僵硬也可能出现。脑干受累会出现小脑共济失调，假性延髓麻痹和痴呆

- 血管损伤的特点是可累及动静脉，全身大小血管均可受累，引起全身动脉血管炎（动脉瘤和闭塞）、肺动脉血管炎、静脉闭塞（包括浅表静脉、深静脉、脑静脉、门静脉和肠系膜静脉）、肺栓塞，右心室血栓和布加综合征
- 胃肠道受累的患者在日本更常见，溃疡性损伤主要累及远端回肠和盲肠，其他区域也会受累。胃肠道病变有穿孔或出血的倾向，并且可能在手术后复发
- 白塞病临床表现的发生率总结见表 29-1

表 29-1　白塞病临床表现的发生率

临床表现	发生率（%）
皮肤黏膜	
口疮样口腔溃疡	97 ～ 100*
生殖器溃疡	70 ～ 90
丘疹脓疱性病变	70 ～ 90
结节性红斑样病变	40 ～ 60
浅表血栓性静脉炎	15 ～ 30
皮肤针刺反应阳性	30 ～ 80
眼部	
葡萄膜炎（双侧，80%；单侧，20%）	30 ～ 50
骨骼肌肉	
关节炎	40 ～ 50
血管	
深静脉血栓	10 ～ 15
动脉瘤	5
神经损害	
脑实质损害	80 ～ 90
脑静脉窦血栓	10 ～ 20
肠道损害	2 ～ 30
家族史	3 ～ 20

* 发病时该症状发生率可达 80%。From Hochberg MC: Rheumatology, ed 7, Philadelphia, 2019, Elsevier.

病因学

白塞病的病因还不清楚。目前认为免疫相关血管炎、血管周围炎症或两者共同作用引起白塞病的许多临床表现。其诱发因素包括单纯疱疹病毒感染、链球菌抗原和其他。

Dx 诊断

根据国际白塞病研究组制定的诊断标准，反复口腔溃疡（每连续 12 个月中至少复发 3 次）并有以下情况任何两项者，可诊断为本病。上述表现需除外其他系统性疾病。

- 反复生殖器溃疡
- 眼部病变
- 皮肤病变
- 针刺反应试验阳性（无菌针注射 24 ~ 48 h 后局部出现直径 > 2 mm 的红斑丘疹或脓疱）

鉴别诊断

- 炎性肠病（溃疡性结肠炎和克罗恩病）
- 热带口疮
- 单纯疱疹感染
- 良性口疮性口腔炎
- 周期性中性粒细胞减少症
- 获得性免疫缺陷综合征（艾滋病）
- 系统性红斑狼疮
- 赖特（Reiter）综合征
- 强直性脊柱炎
- 高嗜酸性粒细胞综合征
- 急性发热性嗜中性皮肤病（Sweet 综合征）
- 扁平苔藓
- 类天疱疮

评估

本病诊断主要是临床诊断。实验室检查和 X 线片可能有助于诊断该病的并发症，以及排除其他疾病。本病常用分类标准见框 29-1。

框 29-1　白塞病的常用分类标准

日本标准 *

主要症状	次要症状
复发性口疮样口腔溃疡	关节炎
皮肤病变	肠道溃疡
眼部炎症	附睾炎
生殖器溃疡	血管病变
	神经精神疾病

典型患者
病程中 4 项主要症状均出现

不典型患者
3 项主要症状
2 项主要症状和 2 项次要症状
典型的复发性口腔炎和 1 项或 1 项以上主要症状
典型的复发性口腔炎和 2 项次要症状

国际研究组标准 †
临床诊断白塞病的患者必须有复发性口腔溃疡加上述两项其他症状，并且需排除其他临床疾病

复发性口腔溃疡
小口疮、大口疮或疱疹样溃疡，病变由医生发现或者来自患者的可靠描述。复发性是指连续 12 个月内复发至少 3 次

复发性生殖器溃疡
医生观察到或由患者可靠描述的口疮性溃疡或瘢痕

眼部病变
前葡萄膜炎，或后葡萄膜炎，或裂隙灯检查发现玻璃体细胞，或眼科医生发现视网膜血管炎

皮肤病变
结节性红斑，假性滤泡炎，丘疹脓疱性病变，或者同糖皮质激素治疗、青春期无关的痤疮样结节

针刺反应试验阳性
皮肤针刺 24 ~ 48 h 呈阳性反应

白塞病国际诊断标准 ‡
评分系统：4 分可诊断本病

续框

症状或体征	分值
眼部病变	2
生殖器口疮样溃疡	2
口腔口疮样溃疡	2
皮肤病变	1
神经系统临床表现	1
血管受损临床表现	1
针刺反应试验阳性[§]	1

* Data from Kirino Y, Ideguchi H, Takeno M, et al: Continuous evolution of clinical phenotype in 578 Japanese patients with Behçet's. disease: a retrospective observational study. Arthritis Res Ther 18: 217, 2016.

[†] Modified from Criteria for diagnosis of Behçet's disease. International Study Group for Behçet's Disease. Lancet 335: 1078-1080, 1990.

[‡] From International Team for the Revision of the International Criteria for Behçet's Disease. The International Criteria for Behçet's Disease (ICBD): a collaborative study of 27 countries on the sensitivity and specificity of the new criteria. J Eur Acad Dermatol Venereol 28: 338-347, 2014.

[§] 可选择针刺反应试验，当进行针刺反应试验时，需一个额外点作为阳性对照点

From Hochberg MC: Rheumatology, ed 7, Philadelphia, 2019, Elsevier.

实验室检查

无特异性实验室检查。热休克蛋白引发的 T 细胞增殖反应检测和纤溶活性检测可用来诊断白塞病，但其诊断价值仍不能明确。

影像学检查

CT、MRI 和血管造影可用于诊断中枢神经系统病变以及血管病变。

Rx 治疗

治疗方案根据患者的临床症状和并发症（例如，皮肤黏膜病变、眼部病变、关节炎、胃肠道病变、中枢神经系统病变或血管病变）来制订。

非药物治疗

症状发作时需要照顾和休息，症状改善或消失后可进行轻度锻炼，比如游泳或散步。

急性期治疗

- 口腔和生殖器溃疡
  1. 局部使用糖皮质激素（例如曲安奈德乳膏 3 次 / 日）

2. 四环素 250 mg 溶解于 5 ml 水，敷于溃疡处 2～3 min

3. 秋水仙碱口服 0.5～1.5 mg/d

4. 沙利度胺口服 100～300 mg/d

5. 氨苯砜口服 100 mg/d

6. 己酮可可碱口服 300 mg/d

7. 硫唑嘌呤口服 1～2.5 mg/（kg·d）

8. 甲氨蝶呤口服或静注每周 7.5～25 mg

9. 干扰素 α-2a 和干扰素 α-2b（一般每次 300 万～1900 万国际单位，3 次/周）

10. 最近的试验发现阿普斯特（apremilast）对治疗口腔溃疡可能有效，该药是一种磷酸二酯酶 -4 抑制剂的口服剂型，可以调节多条炎症反应通路

- 眼部病变
  1. 前葡萄膜炎需要由眼科医师局部使用糖皮质激素（例如，倍他米松滴眼液 1～2 滴/次，3 次/日）；也可以尝试局部注射地塞米松 1～1.5 mg
  2. 英夫利昔单抗 5 mg/kg，单次使用
  3. 环孢素 A［5 mg/（kg·d）］联用或不联用泼尼松或硫唑嘌呤口服 1～2.5 mg/（kg·d）

- 中枢神经系统病变
  1. 苯丁酸氮芥 0.1 mg/（kg·d），可用于治疗后葡萄膜炎、视网膜血管炎或者中枢神经系统病变。如果该药治疗无效可尝试使用环孢素 5～7 mg/（kg·d）
  2. 中枢神经系统血管炎治疗可使用环磷酰胺 2～3 mg/（kg·d），泼尼松也可作为替代治疗

- 关节炎
  1. 非甾体抗炎药［例如布洛芬 400～800 mg/d 口服 3 次/日，或者吲哚美辛（消炎痛）50～70 mg/d 口服］
  2. 柳氮磺胺吡啶 1～3 g/d 口服

- 胃肠道病变
  1. 柳氮磺胺吡啶 1～3 g/d 口服
  2. 泼尼松 40～60 mg/d 口服

- 血管病变
  1. 泼尼松 40～60 mg/d 口服
  2. 前文提到的细胞毒性药物

3. 肝素钠 5000 ～ 20 000 U/d，序贯口服华法林

慢性期治疗

- 慢性期治疗通常是在疾病缓解后维持大约 1 年
- 并发肠穿孔、血管闭塞性疾病和动脉瘤的患者可考虑手术治疗
- 死亡的危险因素包括发病年龄早、动脉受累、男性和症状频繁发作

预后

- 口疮性口腔溃疡会持续 1 ～ 2 周，比生殖器溃疡更易复发
- 日本并发眼部病变的患者有 25% 的人会失明
- 病程无法预测
- 白塞病的发病率主要同眼部和皮肤病变有关，但是死亡率主要同大血管受累和中枢神经系统病变有关

转诊

本病少见，如果诊断有疑问时，需到皮肤科、风湿免疫科和眼科就诊。

 重点和注意事项

专家点评

- 针刺反应试验：用 20 号或 25 号无菌针头斜行刺入皮肤后退出，24 ～ 48 h 后局部出现直径 ≥ 2 mm 的红斑丘疹或脓疱样改变为阳性
- 由于本病少见，尚缺乏前瞻性随机对照临床试验

推荐阅读

Hatemi G et al: Apremilast for Behçet syndrome, a phase 2 placebo-controlled study, *N Engl J Med* 372L:1510-1518, 2015.
Hatemi G et al: 2018 Update of the EULAR recommendations for the management of Behçet syndrome, *Ann Rheum Dis* 77:808-818, 2018.

第 30 章　史-约（Stevens-Johnson）综合征
Stevens-Johnson Syndrome

Fred F. Ferri

阙一帆　译　杜英臻　审校

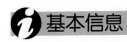 基本信息

定义

史-约（Stevens-Johnson）综合征（Stevens-Johnson syndrome，SJS）是一种罕见、严重的大疱性多形红斑（erythema multiforme，EM），常累及皮肤、口腔、眼睛和生殖器。当少于 10% 的体表面积（body surface area，BSA）受累时称为 SJS，当 10% ～ 30%BSA 受累时称为史-约综合征中毒性表皮坏死松解症（TEN）重叠综合征。TEN 是指累及超过 30% 的 BSA。表 30-1 描述了 SJS 和 TEN 的分类。

表 30-1　史-约综合征、中毒性表皮坏死松解症和史-约综合征中毒性表皮坏死松解症重叠综合征

	SJS	SJS-TEN	TEN
皮肤损害	靶样病变，暗红色斑点，大疱	靶样病变，暗红色斑点，大疱	靶样病变，暗红色斑点和斑块；表皮脱落
皮损定位	可散在分布；可融合，多在躯干和面部	可散在分布；多融合	通常呈广泛分布，广泛融合
累及皮肤范围	< 10%	10% ～ 30%	> 30%
活检特征	多为界面皮炎	显著的界面皮炎＋坏死松解症	主要是坏死松解症
黏膜变化	显著	显著	较 SJS 少
全身受累	经常	总是	总是

SJS，史-约综合征；TEN，中毒性表皮坏死松解症

From Paller AS, Mancini AJ: Hurwitz clinical pediatric dermatology, a textbook of skin disorders of childhood and adolescence, ed 5, 2016, Elsevier.

同义词

SJS

环状疱疹

发热性黏膜皮肤综合征

ICD-10CM 编码

L51.1　Stevens-Johnson 综合征

流行病学和人口统计学

- SJS 主要影响儿童和年轻人
- 男女发病比例为 2∶1
- 发病率：SJS 为 1∶10 万，TEN 为 1∶100 万

体格检查和临床表现

- 皮疹常发生在开始用药后的 4 周内，皮损发生前 1 ～ 14 天出现低热、疲劳（流感样症状）等非特异性症状，患者常出现咳嗽，活跃期可伴高热，急性期持续 1 ～ 2 周
- 扩大的红紫色斑疹（图 30-1）、丘疹和大疱通常出现在口腔（图 30-2）、鼻腔和生殖器区域的结膜或黏膜上。皮损常在 2 天内迅速扩展至最大范围
- 角膜溃疡可导致失明

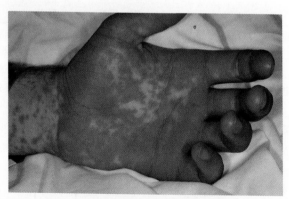

图 30-1　（扫本章二维码看彩图）史-约综合征。这个男孩的 SJS 为卡马西平所致，他手掌上的红色斑疹几乎完全融合。（From Paller AS，Mancini AJ：Hurwitz clinical pediatric dermatology，a textbook of skin disorders of childhood and adolescence，ed 5，2016，Elsevier.）

扫本章二维码看彩图

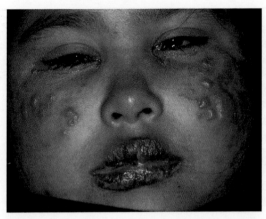

图 30-2　（扫本章二维码看彩图）史–约综合征。紫癜性斑疹变成大疱，注意结膜和嘴唇伴有炎症。(From Paller AS，Mancini AJ：Hurwitz clinical pediatric dermatology，a textbook of skin disorders of childhood and adolescence，ed 5，2016，Elsevier.）

- 溃疡性口腔炎导致出血性结痂（图 30-3）
- 可出现尼氏征（皮肤受压导致表皮脱落）
- 典型的靶病变或紫癜性斑疹可分布于躯干或广泛分布
- 口腔病变引起的疼痛可能会减少液体摄入并导致脱水
- 浓稠的黏液脓痰和口腔病变可能会干扰呼吸
- 框 30-1 总结了 SJS 和 TEN 的特点

病因学

- 药物（见框 30-2）。上呼吸道感染（如肺炎支原体）和 HSV 感染与发病有关

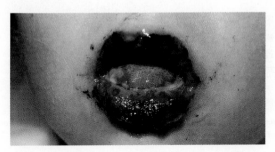

图 30-3　（扫本章二维码看彩图）史–约综合征。黏膜受累，嘴唇上出现严重肿胀和出血性结痂。(From Paller AS，Mancini AJ：Hurwitz clinical pediatric dermatology，a textbook of skin disorders of childhood and adolescence，ed 5，2016，Elsevier.）

框 30-1 史-约综合征和中毒性表皮坏死松解症的特点

基本特征

　　发热

　　脱水

皮肤黏膜

　　口腔炎伴血痂

　　口腔和生殖器糜烂

　　吞咽困难

　　化脓性结膜炎伴畏光

　　偶有食管和肺黏膜脱落

　　暗红色斑疹、靶样病变、大疱和皮肤脱落

器官病变

　　淋巴结病

　　肝脾肿大伴肝炎

　　罕见：肺炎、关节炎、心肌炎和肾炎

实验室检查

　　红细胞沉降率增高（100%）

　　白细胞增多（60%）

　　嗜酸性粒细胞增多（20%）

　　贫血（15%）

　　肝转氨酶升高（15%）

　　白细胞减少（10%）

　　蛋白尿，镜下血尿（5%）

From Paller AS，Mancini AJ：Hurwitz clinical pediatric dermatology，a textbook of skin disorders of childhood and adolescence，ed 5，2016，Elsevier.

框 30-2 史-约综合征和中毒性表皮坏死松解症的常见诱发药物

别嘌呤醇

巴比妥类药物

卡马西平

拉莫三嗪

非甾体抗炎药

盘尼西林

苯妥英

磺胺类药

From Paller AS，Mancini AJ：Hurwitz clinical pediatric dermatology，a textbook of skin disorders of childhood and adolescence，ed 5，2016，Elsevier.

- 伴有 HLA-B*1502 和 HLA-B*5801、HIV、肾脏疾病和未经证实的自身免疫性疾病的 SJS 患者皮疹增多

 诊断

鉴别诊断

- 中毒性红斑（药物或感染）
- 天疱疮
- 类天疱疮
- 荨麻疹
- 出血热
- 血清病
- 葡萄球菌烫伤样皮肤综合征
- 白塞综合征

评估

- 诊断通常基于临床表现和特征性皮损外观
- 不存在典型病变或诊断不确定的情况下可行皮肤活检。活检示表皮坏死松解，但不能区分 SJS、TEN 和 EM

实验室检查

疑似感染时可行全血细胞计数、血培养。

影像学表现

胸片可显示肺部受累患者的斑片状改变。

Rx 治疗

非药物治疗

- 停止使用任何可诱发本病的药物
- 皮肤护理可以防止继发感染

急性期一般治疗

- 相关疾病的治疗（例如，阿昔洛韦治疗单纯疱疹病毒感染、阿奇霉素治疗支原体感染）

- 抗组胺药治疗瘙痒
- 冷湿敷治疗皮肤水泡
- 利多卡因（Xylocaine Viscous）漱口以减轻口腔症状
- 含大量液体的流食或软食膳食以确保水分摄入
- 抗生素治疗继发感染
- 皮质类固醇：因有明确的败血症风险，使用仍有争议；仅应用于早期严重病例；使用泼尼松 20 ～ 30 mg 2 次 / 日至不再出现新的病灶，然后迅速减量
- 局部应用类固醇：可用于治疗丘疹和斑块；但不能应用于皮肤破溃处
- 维生素 A：可用于泪腺分泌不足
- 严重病例可使用静注免疫球蛋白（IVIG）

预后

- 预后因疾病的严重程度而异。疾病局限患者的预后一般较好；广泛受累患者的死亡率可接近 10%。可使用疾病严重程度评分（SCORETEN）来推测死亡率，评分指标包括血糖水平升高（> 252 mg/dl）、尿素氮升高（> 28 mg/dl）、电解质（血清碳酸氢盐 < 20 mmol/L）、年龄（> 40 岁）、免疫抑制（合并癌症）、> 10%BSA 受累和心率增加（> 120 次 / 分）
- 口腔病变可能会持续几个月
- 皮肤瘢痕和角膜异常可出现于 20% 的患者中

转诊

- SJS 的管理与大面积烧伤相似。严重病例建议住院治疗
- 尿道受累患者需行导尿
- 眼部受累应请眼科会诊

相关内容

中毒性表皮坏死松解症（相关重点专题）

推荐阅读

Wetter DA, Camilleri MJ: Clinical, etiologic, and histopathologic features of Stevens-Johnson during an 8-year period at Mayo Clinic, *Mayo Clin Proc* 85(2):131-138, 2010.

第31章　淀粉样变
Amyloidosis

Fred F. Ferri，MD

王鹏　译　陈俊文　张骅　梅春丽　审校

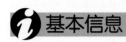 基本信息

定义

淀粉样变是指一组异质性疾病（表 31-1），其特征都是无定形的细胞外纤维蛋白在身体的不同器官和组织中沉积（表 31-2）。

它有以下亚型：

- 原发性淀粉样变（AL）
- 继发性淀粉样变（AA）
- 遗传性淀粉样变
- 局限性淀粉样变

表 31-1　淀粉样变的命名

蛋白质	前体	临床特点
AL 或 AH	免疫球蛋白轻链或重链	原发的或局限的；骨髓瘤或巨球蛋白血症相关
AA	SAA	继发性或家族性地中海热，家族性周期性发热综合征
ATTR	甲状腺素转运蛋白	家族性和老年性
A 纤维蛋白原	纤维蛋白原	家族性肾淀粉样变（Ostertag 型）
A β_2M	β_2- 微球蛋白	透析相关；腕管综合征
A β	ABPP	阿尔茨海默病
AApo A-I /A-II	载脂蛋白 A-I 载脂蛋白 A-II	蛋白尿 心脏病 神经病

续表

蛋白质	前体	临床特点
A 溶菌酶	溶酶菌	胃肠道受累 肝脏受累 肾脏受累
ALECT2	肾脏的	

AA，淀粉样蛋白 A；Aβ，淀粉样蛋白 - β；ABPP，淀粉样蛋白 - β 前体蛋白；Aβ₂M，β₂- 微球相关淀粉样蛋白；AH，淀粉样蛋白重链；AL，淀粉样蛋白轻链；ALECT2，白细胞趋化因子 2 淀粉样变；AApo，载脂蛋白相关性淀粉样变；ATTR，遗传性甲状腺素转运蛋白相关淀粉样变；SAA，血清淀粉样蛋白 A

Hoffman R et al：Hematology，basic principles and practice，ed 7，Philadelphia，2018，Elsevier.

表 31-2　淀粉样变分类 *

分类	纤维前体蛋白	临床综合征
AA	血清淀粉样蛋白 A	系统性淀粉样变，通常以肾受累为主，与获得性或遗传性慢性炎症性疾病相关。以前称为继发性或反应性淀粉样变
AL	单克隆免疫球蛋白轻链	系统性淀粉样变可能累及与骨髓瘤、单克隆肌病和隐匿性 B 细胞功能障碍相关的许多器官系统。以前被称为原发性淀粉样变
ATTR	正常血浆 甲状腺素转运蛋白	主要累及心脏的野生型（非遗传性）系统性淀粉样变（以前称为老年性心脏淀粉样变）
ATTR	甲状腺素转运蛋白的遗传变异（如 ATTR Met30、Ala60、Ile122）	FAP，常伴有明显的淀粉样心肌病。主要是心脏受累，没有神经病变，带有某些突变（例如，TTR Ile122）
Aβ₂M	β₂- 微球蛋白	透析相关淀粉样变与肾衰竭和长期透析相关。主要累及关节和关节周围
Aβ	β - 蛋白质前体（和罕见的遗传变异）	脑血管和脑内斑块。阿尔茨海默病中的淀粉样蛋白。偶尔有家族性
AApoA I	载脂蛋白 A I 的遗传变异体（如 AApoAl Arg26、Arg60）	常染色体显性系统性淀粉样变。主要为非神经病变，伴有明显的内脏受累，尤其是肾病。老化个体的主动脉中可能存在少量野生型载脂蛋白 A I 淀粉样沉积物

续表

分类	纤维前体蛋白	临床综合征
ApoA Ⅱ	载脂蛋白 A Ⅱ 的遗传变异体	以肾受累为主的常染色体显性系统性淀粉样变
AFib	纤维蛋白原 A α 链的遗传变异（如，AFib Val526）	常染色体显性系统性淀粉样变。以肾病为主的非神经病变
ALys	溶菌酶的遗传变异体（如 ALys His67）	常染色体显性系统性淀粉样变。非神经病变，主要累及肾脏和胃肠道。很少出现肝破裂
ACys	胱抑素 C 的遗传变异体（ACys Gln68）	冰岛人中的遗传性脑出血合并大脑和系统性淀粉样变
AGel	明胶蛋白的遗传变异（如 Agel Asn187）	常染色体显性遗传性系统性淀粉样变。主要是脑神经受累加格子状角膜营养不良。在芬兰人群中描述最多，也是最常见的

FAP，家族性淀粉样多发性神经病；AFib，淀粉样纤维蛋白原；ALys，淀粉样溶酶体；ACys，淀粉样胱抑素；AGel，淀粉样明胶蛋白；其他缩写同表 31-1

* 不是全部的，由肽激素、朊蛋白和未知蛋白组成的淀粉样蛋白，不包括在内

Hochberg MC：Rheumatology，ed 7，Philadelphia，2019，Elsevier.

ICD-10CM 编码

E85.9　淀粉样变，未指定

E85.0　非神经性家族遗传性淀粉样变

E85.1　神经病性家族遗传性淀粉样变

E85.2　遗传性家族性淀粉样变，未指定

E85.3　继发性系统性淀粉样变

E85.4　器官局限性淀粉样变

E85.8　其他淀粉样变

流行病学和人口统计学

发病率（美国）： 每年诊断出 1500 ～ 3500 例新病例。最常见的类型是 AL。

发病高峰： 淀粉样变主要影响 60 ～ 70 岁的男性。

体格检查和临床表现

● 淀粉样变最常见的症状是疲劳、呼吸困难、水肿、感觉异常和体重减轻。其他发现取决于器官系统的受累情况。原发性

淀粉样变综合征如表 31-3 所示

- 肾脏受累可能出现肾病综合征的症状和体征
- 肺部受累可出现疲劳和呼吸困难
- 胃肠道受累少见，但可表现为腹泻、恶心、腹痛和巨舌症（图 31-1）
- 心脏受累的患者表现为浸润性心肌病，表现为射血分数（EF）正常和舒张功能不全
- 患者可能因淀粉样蛋白浸润导致 X 因子缺乏或血管脆弱导致出血问题。眼睛周围出血（浣熊眼）是特征性发现（图 31-2）
- 神经系统受累，表现为周围神经病变、肌腱病变（图 31-3）、肌无力、麻木、晕厥或头晕。相关的自主神经病变也会导致严重的致残症状

表 31-3　原发性淀粉样变综合征

综合征	患者（%）
肾病或肾病合并肾衰竭	30
肝大	24
充血性心力衰竭	22
腕管综合征	21
神经病	17
直立性低血压	12

From Hoffman R：Hematology：Basic principles and practice，ed 7，2018，Elsevier.

扫本章二维码看彩图

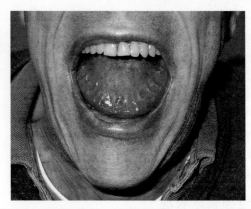

图 31-1　（扫本章二维码看彩图）1 例原发性淀粉样变患者的巨舌症，表现为牙齿压痕引起的周缘隆起。（From Hochberg MC et al：Rheumatology，ed 5，St Louis，2011，Mosby. ）

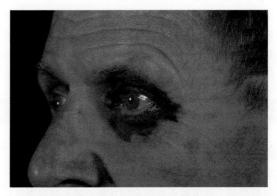

图 31-2 （扫本章二维码看彩图）典型的淀粉样紫癜。（From Hoffman R et al：Hematology，basic principles and practice，ed 7，Philadelphia，2018，Elsevier.）

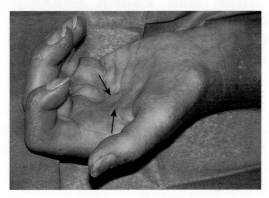

图 31-3 （扫本章二维码看彩图）$A\beta_2M$ 淀粉样变累及手。长期血液透析患者的手部的最大伸展。注意收缩的屈肌腱的突出部分（箭头），这也被称为"吉他弦"标志。（From Floege J et al：Comprehensive clinical nephrology，ed 4，Philadelphia，2010，Saunders.）

病因学

刚果红染色的各种组织中无定形的细胞外纤维蛋白的沉积是常见的潜在机制，但是在各种亚型之间存在重要的区别：

- AL 与潜在的克隆浆细胞疾病有关，使得异常轻链蛋白可能在多个器官系统中沉积
- AA 没有潜在的浆细胞疾病，并且是长期系统性炎症的结果（例如，结核、麻风、疟疾、未治疗的梅毒）
- 局部淀粉样变是由纤维状物质的局部合成引起的，没有潜在的浆细胞障碍

- 家族性淀粉样变是另一种亚型，最常见的形式是由甲状腺素转运蛋白基因（TTR）突变引起的。甲状腺素转运蛋白淀粉样变是由肝细胞来源的甲状腺素转运蛋白呈淀粉样沉积在周围神经和心脏引起的

 诊断

鉴别诊断

鉴别诊断因器官受累而异：

- 肾脏受累（毒素或药物引起的坏死、肾小球肾炎、肾静脉血栓形成）
- 间质性肺病（结节病、结缔组织病、感染性致病因素）
- 限制性心肌病（心内膜心肌纤维化、病毒性心肌炎）
- 腕管综合征（类风湿关节炎、甲状腺功能减退症、过度劳损）
- 周围神经病变（酗酒、维生素缺乏、糖尿病）

评估

评估包括进行血液和尿液试验，以寻找尿液或血液中的异常轻链，进行各种测试以寻找靶器官损伤，通过脂肪垫和骨髓活检，然后进行刚果红染色获得组织学证据（图 31-4）。框 31-1 总结了淀粉样变的推荐诊断评估。图 31-5 描述了淀粉样变的诊断流程。淀粉样蛋白分期见框 31-2。

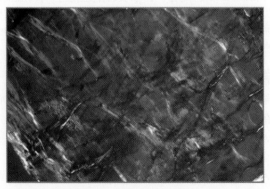

图 31-4 （扫本章二维码看彩图）脂肪抽吸。（刚果红染色；原始放大倍数，×1000）。注意保留的脂肪细胞间隙。（From Hoffman R et al：Hematology, basic principles and practice，ed 7，Philadelphia，2018，Elsevier.）

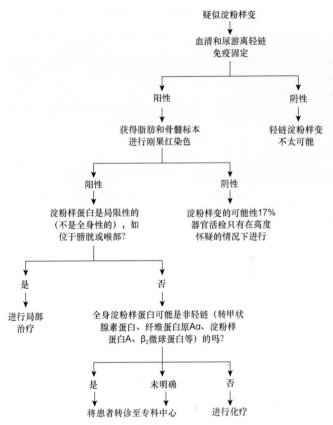

图 31-5　疑似淀粉样变时的诊断流程。(From Hoffman R et al: Hematology, basic principles and practice, ed 7, Philadelphia, 2018, Elsevier.)

框 31-1　淀粉样变的推荐诊断评估

- 全血细胞计数
- 钠，钾，碱性磷酸酶，钙，磷，AST，胆红素，肌酐，β_2-微球蛋白，葡萄糖，胆固醇，尿酸，甲状腺功能检查
- 免疫固定，血清、尿液免疫固定；比浊法测定是否有免疫球蛋白游离轻链；免疫球蛋白 G、A 和 M
- 肌钙蛋白，NT-proBNP
- X 因子和凝血酶原时间
- 胸部 X 线，心电图，多普勒超声心动图和应变成像

AST，谷丙转氨酶；NT-proBNP，N 末端 b 型脑钠肽前体

Hoffman R et al: Hematology, basic principles and practice, ed 7, Philadelphia, 2018, Elsevier

---

框 31-2 淀粉样蛋白分期

患者在以下各方面得分为 1 分：

- FLC-diff ≥ 18 mg/dl
- cTnT ≥ 0.025 ng/ml
- NT-proBNP ≥ 1800 pg/ml

由此产生 I～IV 阶段，得分分别为 0～3 分，中位生存期（月）：

- 94.1
- 40.3
- 14
- 5.8

cTnT，心脏肌钙蛋白 T；FLC-diff，受累和未受累的游离轻链的区别；NT-proBNP，N 末端 b 型脑钠肽前体

Hoffman R et al: Hematology, basic principles and practice, ed 7, Philadelphia, 2018, Elsevier.

实验室检查

- 血清和尿液的免疫固定［血清蛋白电泳（SPEP）、尿蛋白电泳（UPEP）］以寻找免疫球蛋白轻链，是一项敏感的筛查测试
- 全血细胞计数（CBC）、血尿素氮（BUN）/肌酐、肝功能测试、甲状腺功能和尿白蛋白
- 组织学确认是必要的，用脂肪垫和骨髓活检，然后进行刚果红染色证实诊断
- 如果非侵入性脂肪垫活检不能确定诊断，则可能需要对受累的器官进行活检

影像学检查

- 心脏 MRI 具有鉴别模式
- 二维多普勒超声心动图检查对心脏灌注性的诊断有助于评估心脏受累情况，但不如心脏 MRI 敏感
- 用锝标记抑肽酶的核素显像检查可以检测到心脏淀粉样变。标记的二膦酸盐在淀粉样变的分型以及诊断甲状腺素转运蛋白淀粉样变患者的心脏受累中起重要作用。与超声心动图相比，可通过骨闪烁显像检查早期诊断甲状腺素转运蛋白淀粉样变患者的心脏受累情况。血清淀粉样蛋白 P 组分（SAP）闪烁显像对检测肝、脾、肾、肾上腺和骨骼中的淀粉样沉积物具有很高的灵敏度

Rx 治疗

急性期治疗

- AL 淀粉样变患者应接受自体造血干细胞移植（HSCT）。表现状态良好、年龄在 70 岁以下、器官受累有限的患者是很好的候选者
- 化疗的目的是通过针对克隆性浆细胞的治疗来减少淀粉样变轻链的产生
- 所有用于治疗多发性骨髓瘤的药物都对 AL 有效，包括美法仑和泼尼松。还可以使用免疫调节化合物（IMiD），如沙利度胺或来那度胺，或蛋白酶体抑制剂。不符合自体造血干细胞移植条件的患者应接受基于马法兰或硼替佐米的化疗方案。表 31-4 总结了淀粉样变的主要治疗方案

表 31-4　淀粉样变的主要治疗方案

AL 淀粉样变

静脉注射马法兰联合自体干细胞拯救
- 粒细胞集落刺激因子动员的外周血干细胞采集
- 静脉注射马法兰 140 ～ 200 mg/m²
- 自体干细胞回输

周期性口服马法兰和地塞米松
- 马法兰 0.22 mg/（kg·d）×4 日
- 地塞米松 20 ～ 40 mg/d×4 日，或每周 1 次
- 每 4 周重复给药一次

免疫调节剂
- 来那度胺 5 ～ 15 mg/d×21 日
- 地塞米松 20 ～ 40 mg/d 每周 1 次
- 每 4 周重复给药一次

蛋白酶体抑制剂
- 静脉注射硼替佐米 0.7 ～ 1.6 mg/m² 每周 1 ～ 2 次
- 每 3 ～ 5 周重复一次

AA 淀粉样变
- 积极治疗潜在的炎症性疾病
- 针对潜在感染的内科或外科治疗
- 秋水仙碱 1.2 ～ 1.8 mg/d 治疗继发于家族性地中海热的 AA 淀粉样变
- 抗纤维丝药物依普罗西特（eprosidate）（研究用）

ATTR 淀粉样变

- 原位肝移植
- 甲状腺素转运稳定剂：他法米迪、二氟尼柳（研究用）
- 寡核苷酸药物：伊诺特森、帕西兰（研究用）

AA，原发性淀粉样变；AL，继发性淀粉样变；ATTR，遗传性甲状腺素转运蛋白相关淀粉样变

Modified from Firestein GS et al：Kelly's textbook of rheumatology，ed 9，Philadelphia，2013，Saunders.

- 寡核苷酸药物（inotersen，patisiran）的试验显示遗传性甲状腺素转运蛋白相关淀粉样变的多种临床表现得到改善
- 发生肾衰竭的患者可以接受血液透析或肾移植治疗
- 肝移植已成功用于家族性淀粉样变患者
- 对于继发性淀粉样变，需要识别和治疗潜在的疾病
- 表 31-5 总结了所有类型淀粉样变的支持治疗方案

表 31-5　所有类型淀粉样变的支持治疗方案

器官系统	症状	治疗方案
心脏	充血性心力衰竭	每日限盐 1 ～ 2 g 利尿剂：呋塞米（速尿）、螺内酯、美托拉酮
	心律失常	起搏器 埋藏式心脏复律除颤器 抗心律失常药
肾脏	肾病综合征	肾病综合征 弹性长袜，腿部抬高 维持膳食蛋白质 如果血压耐受的话，可以使用血管紧张素转化酶抑制剂
	肾衰竭	透析（长期非卧床腹膜透析或血液透析）
自主神经	直立性低血压	米多君 增加食盐或添加氟可的松，但要视水肿而定 弹性丝袜
	胃无力或肠梗阻	少量频繁喂食（每天 6 次）脂肪含量低的食物 口服营养补充剂 空肠造口管喂养 肠外营养

续表

器官系统	症状	治疗方案
胃肠	腹泻	低脂饮食（≤ 40 g） 欧车前亲水胶（Metamucil） 盐酸洛哌丁胺（伊莫司） 鸦片酊 胃肠外营养
	巨舌	软固体饮食 舌部分切除术（很少有效）
外周神经	感觉神经病	避免外伤 加巴喷丁（诺立汀）100 ～ 300 mg 每天 3 次 阿米替林 25 ～ 50 mg 睡前服用 普瑞巴林（乐瑞卡）50 ～ 100 mg，每日 3 次
	运动神经病	踝足矫形器治疗足下垂 物理疗法
血液	皮内出血	避免创伤，抗血小板药物
	X 因子缺乏	因子替代（重组因子Ⅶ a，凝血酶原复合物浓缩物） 脾切除术

预后

预后主要取决于是否存在心脏受累以及淀粉样变的类型：

- 在心内膜心肌活检证实的心脏淀粉样变患者中，与心电图（ECG）或超声心动图变量相比，长期生存率与纽约心脏病学会心功能分级密切相关
- 根除这种易患疾病的速度会减慢，有时还会逆转淀粉样变疾病的进展。确诊后的中位生存期为 133 个月
- 家族性淀粉样变多发性神经病患者一般病程较长，持续 10 ～ 15 年
- 新型透析膜可通过 β_2- 微球蛋白，可以改善与肾血液透析相关的淀粉样变进展
- 明显的充血性心力衰竭（CHF）患者的中位生存期约为 6 个月；无 CHF 的是 30 个月

推荐阅读

Adams D et al: Patisiran, an RNA1 therapeutic, for hereditary transthyretin amyloidosis, *N Engl J Med* 379:11-21, 2018.

Benson MD et al: Inotersen treatment for patients with hereditary transthyretin amyloidosis, *N Engl J Med* 379:22-31, 2018.

Coelho T et al: Safety and efficacy of RNA: therapy for transthyretin amyloidosis, *N Engl J Med* 369:819-829, 2013.

Fernandes-Nebro A et al: Long-term TNF-alpha blockade in patients with amyloid A amyloidosis complicating rheumatic diseases, *Am J Med* 123:454-461, 2010.

Kumar SK et al: Recent improvements in survival in primary systemic amyloidosis and the importance of an early mortality risk score, *Mayo Clin Proc* 86(1):12-18, 2011.

Maurer MS et al: Non-invasive identification of ATTRwt cardiac amyloid: the re-emergence of nuclear cardiology, *Am J Med* 128:1275-1280, 2015.

Maurer MS et al: Tafamidis treatment for patients with transthyretin amyloid cardiomyopathy, *N Engl J Med* 379:1007-1016, 2018.

Fred F. Ferri，MD

李云雷 译 陈俊文 袁灿灿 审校

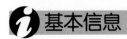 基本信息

定义

嗜酸性粒细胞增多综合征（hypereosinophilic syndrome，HES）是指（外周血）嗜酸性粒细胞计数持续在 1500/ml（1.5×10^9/L）以上，且组织（皮肤、肺、心、肝、脾、淋巴结）出现嗜酸性粒细胞浸润和介质释放导致器官功能障碍。HES 可能是原发的或者存在继发性的原因。

同义词

特发性高嗜酸性粒细胞增多综合征（IHES）

HES

ICD-10CM 编码

D72.1 嗜酸性粒细胞增多

流行病学和人口统计学

好发性别： 男性常常比女性发病率高（9：1）。

好发年龄： 通常发病于 20 ～ 50 岁。

体格检查和临床表现

- HES 的临床表现可能不同，从偶然发现的嗜酸性粒细胞增多到心脏或神经症状的突然发作。早期表现包括乏力，咳嗽，呼吸困难，肌痛，血管性水肿，皮疹和发热

- 心脏表现（58%）包括呼吸困难，端坐呼吸，以及充血性心力衰竭（CHF）的症状和体征。分为 3 期：继发于心内膜嗜酸性粒细胞浸润的急性坏死期，血栓形成期，以及纤维化期。

273

可以导致限制型或扩张型心肌病和（或）心脏瓣膜疾病

- 神经系统表现（54%）可有 3 种类型

  1. 血栓栓塞性（如心脏栓子栓塞或局部血管血栓形成）

  2. CNS 功能障碍：神志不清、记忆丧失、共济失调、上运动神经元体征、癫痫发作和行为改变

  3. 周围神经病（最常见）：可能是对称或不对称的，感觉或混合感觉及运动障碍

- 肺部表现（40%）包括慢性持续性的干咳，气短和劳力性呼吸困难。20% 的患者可出现弥漫性或灶性浸润。并发症可能包括肺间质纤维化、CHF 或肺栓塞

- 皮肤表现（56%）常包括湿疹，苔藓样变，荨麻疹，血管性水肿，或红斑样瘙痒性丘疹或结节

- 胃肠道（GI）表现（23%）包括腹泻，但也可能出现胃炎，结肠炎，胰腺炎，胆管炎，肝炎

- 眼部表现（23%）被认为是视网膜微栓塞的结果

- 血管系统表现包括机制不明的静脉或动脉血栓形成，如股动脉闭塞，颅内窦血栓形成，以及指（趾）坏疽

病因学

- 原发性 HES 是一种伴有血小板源性生长因子受体（PDGER）分子激活的骨髓增生性肿瘤（MPN）。继发性（反应性）HES 是对已识别的刺激的反应性增生（见"鉴别诊断"）

- 在某些情况下，产生异常的致癌酪氨酸激酶（FIP1L1-PDGFRA）的融合事件似乎是致病的，特别是在男性

Dx 诊断

特发性 HES 的诊断标准包括：

- 嗜酸性粒细胞 > 1500/mm^3 持续超过 6 个月
- 排除其他引起嗜酸性粒细胞增多的原因（框 32-1）
- 器官系统功能不全（如心、肝、肺）的体征和症状

鉴别诊断

鉴别诊断包括所有引起外周血嗜酸性粒细胞增多的病因：寄生虫感染，球孢子菌病，猫爪病，哮喘，嗜酸性肉芽肿性血管炎，变应性鼻炎，特应性皮炎，药物相关性嗜酸性粒细胞增多症，曲霉菌

框 32-1　与外周血嗜酸性粒细胞增多症或组织嗜酸性粒细胞增多症相关的常见疾病、综合征和情况

感染性事件

寄生虫性

- 热带嗜酸性粒细胞增多症
- 内脏幼虫移栖（内脏幼虫移行症，弓蛔虫病）
- 蠕虫感染
- 丝虫病（班氏吴策线虫，马来布鲁线虫）
- 盘尾丝虫病
- 血吸虫病
- 片形吸虫病
- 肺吸虫病
- 类圆线虫病
- 旋毛虫病
- 钩虫病
- 蛔虫病
- 棘球蚴病 / 包虫病

非寄生虫性

- 球孢子菌病
- 婴幼儿衣原体肺炎
- 猩红热和肺炎球菌肺炎（恢复期）
- 猫抓病
- HIV 患者隐球菌病（CSF 嗜酸性粒细胞增多症）

过敏性疾病

- 哮喘（过敏性或内源性，鼻窦炎，阿司匹林不耐受综合征）
- 支气管肺曲霉病
- 过敏性鼻炎
- 荨麻疹（急性过敏性和慢性特发性）
- 特应性皮炎
- 急性药物（过敏性）反应（间质性肾炎，淤胆型肝炎，剥脱性皮炎）

呼吸道疾病

- 过敏性肺炎（罕见）
- 变应性支气管肺曲霉病
- 嗜酸性粒细胞性肺炎
- 一过性肺浸润（Löffler 综合征）
- 迁延性肺嗜酸性粒细胞浸润症（PIE 综合征）
- 热带性肺嗜酸性粒细胞浸润症（TPE）
- 支气管扩张
- 囊性纤维化

内分泌病变

- 艾迪生病

胃肠道疾病

- 炎性肠病（IBD）
- 嗜酸性粒细胞性胃肠炎，嗜酸性粒细胞性食管炎（EE）
- 变应性胃肠炎（幼儿）
- 乳糜泻（与 EE 相关）

对摄入药物的毒性反应

- 嗜酸性粒细胞增多-肌痛综合征（L- 色氨酸）
- 毒油综合征

对细胞因子治疗的反应

- IL-2 和 IL-2 加淋巴因子激活的杀伤（LAK）细胞
- GM-CSF 治疗化疗导致的中性粒细胞减少

皮肤病变

- 变应性皮炎
- 免疫性皮肤病
- 疥疮
- 嗜酸性粒细胞增多性蜂窝织炎（Wells 综合征）
- 间歇血管性水肿伴嗜酸性粒细胞增多症
- 慢性特发性荨麻疹
- 大疱性类天疱疮
- 妊娠疱疹

免疫缺陷综合征

- 威斯科特-奥尔德里奇综合征（Wiskott-Aldrich 综合征）
- 特应性选择性 IgA 缺陷
- 高 IgE 伴反复感染综合征（Job 综合征）
- Swiss 型和性连锁联合免疫缺陷
- 内兹罗夫综合征（胸腺发育异常综合征）（Nezelof 综合征）
- 移植物抗宿主病（GVHD）

结缔组织病

- 血管炎或胶原血管性病变
- 过敏性血管炎
- 变应性肉芽肿性血管炎（Churg-Strauss 综合征）
- 血清病
- 嗜酸性筋膜炎
- 干燥综合征
- 类风湿关节炎（重度）

续框

肿瘤性及骨髓增殖性疾病和综合征

- 卵巢癌
- 实体肿瘤（黏液分泌，上皮细胞来源）
- 嗜酸性粒细胞白血病
- 特发性嗜酸性粒细胞增多综合征（IHES）
- 系统性肥大细胞增多症
- 淋巴瘤（T 细胞，霍奇金）
- 慢性髓细胞性白血病，急性髓细胞性白血病，骨髓增生异常综合征（MDS）
- T- 淋巴细胞性白血病
- 骨髓单核细胞白血病伴骨髓嗜酸性粒细胞增多症［M4Eo, inv（16）］
- 血管免疫母细胞性淋巴结病
- 血管淋巴样增生（木村病）

罕见原因

- 慢性活动性肝炎
- 慢性透析
- 急性胰腺炎
- 辐射后
- 垂体功能减退

CSF，脑脊液；GM-CSF，粒-巨噬细胞集落刺激因子；HIV，人类免疫缺陷病毒；Ig，免疫球蛋白；IL，白细胞介素

病，嗜酸性粒细胞性肺炎，过敏性肺炎，HIV，嗜酸性粒细胞性胃肠炎，炎性肠病，白血病（慢性粒细胞白血病和慢性粒单核细胞白血病），系统性肥大细胞增多症伴嗜酸性粒细胞增多。

评估

怀疑 HES 的患者需要排除"鉴别诊断"中提到的其他可以引起外周血嗜酸性粒细胞增多症的原因。

实验室检查

- 血常规及细胞分类：WBC 总数常在 10 000 ～ 30 000/mm³，同时嗜酸性粒细胞占 30% ～ 70%，50% 的患者有贫血，血小板减少症或血小板增多症都可能会出现
- 红细胞沉降率（ESR）和类风湿因子
- 肝功能检测（LFT）、电解质、尿液分析、BUN、肌酐
- HIV 检测
- 大便找虫卵和寄生虫 ×3 次
- 寄生虫感染（如类圆线虫）的血清学血液检测

- 总 IgE 水平
- 骨髓抽吸和活检（图 32-1）
- 十二指肠引流液
- ECG
- 有指征的组织活检
- 血清维生素 B_{12} 水平
- 血清类胰蛋白酶水平

影像学检查

- 胸片可以正常或显示浸润、积液，或纤维瘢痕
- 胸、腹、盆腔 CT 扫描
- 超声心动图（或者早期累及心脏用心脏 MRI）能评估心室功能和瓣膜病变，包括反流及血栓形成

Rx 治疗

仅当有累及器官的证据时才开始治疗。原发性（肿瘤性）HES，治疗基础疾病可以改善嗜酸性粒细胞增多症。

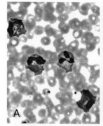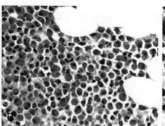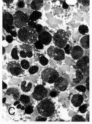

图 32-1 （扫二维码看彩图）嗜酸性粒细胞增多综合征。这一插图来自一位 38 岁女性，她患有明显的嗜酸性粒细胞增多症，临床表现为头痛，恶心，呕吐。白细胞计数是 16 900/μl，嗜酸性粒细胞占 36%（**A**）。骨髓细胞数量明显增多，显示有嗜酸性粒细胞浸润（**B**）。抽吸组织的细胞中（**C**），嗜酸性粒细胞及嗜酸性粒细胞前体超过 70%。该患者无明确的感染和过敏。没有伴嗜酸性粒细胞增多症的恶性肿瘤，如 T 细胞淋巴瘤、霍奇金淋巴瘤，或其他髓系疾病。外周血淋巴细胞分型未见异常 T- 细胞亚型。细胞遗传学分析显示正常母系核型，并且荧光原位杂交分析检测 4q12 的缺失情况，未见 CHIC2 基因缺失。（From Hoffman R et al：Hematology：basic principles and practice，ed 5，Philadelphia，2009，Churchill Livingstone.）

扫二维码看彩图

非药物治疗

对于无器官受累的嗜酸性粒细胞增多症患者，建议每隔 6 个月进行一次系列超声心动图、血生化检查和肺功能检查。

急性期治疗

- 有器官累及而无 FIP1L1-PDGFRA 融合的患者，成人的初始治疗是泼尼松 1 mg/（kg·d）或 60 mg/d
- 监测患者症状和外周血嗜酸性粒细胞计数
- 嗜酸性粒细胞计数已经下降的患者，泼尼松可以减量为隔日应用

慢性期治疗

- FIP1L1-PDGFRA 融合的激素抵抗患者，可以使用伊马替尼治疗
- 如果病变持续进展，替代治疗有长春新碱、依托泊苷、α-干扰素、环孢素，以及白细胞单采术
- HES 患者常需要抗凝和（或）抗血小板治疗
- 如果都无效，可以考虑骨髓移植

预后

- 心脏影像（超声）和心脏手术（瓣膜置换）应用之前，HES 患者的预后差，平均生存期为 9 个月，3 年生存率为 12%
- 常死于 CHF、心内膜炎以及全身性栓塞
- 5 年和 15 年生存率分别是 80% 和 42%

转诊

HES 是一种罕见而复杂的疾病，需要多学科合作。

Daphne Scaramangas-Plumley

阙一帆　译

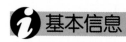 基本信息

定义

　　是一种具有系统性红斑狼疮（SLE）、炎性肌炎和系统性硬化（SSc）临床特征的重叠综合征，具有高滴度的抗 U1 核糖核蛋白（RNP）抗体，尤其是针对 68 ～ 70 kDa 表位的抗体。雷诺现象几乎存在于所有混合性结缔组织病（MCTD）患者中。

同义词

　　MCTD

　　重叠综合征

　　夏普（Sharp）综合征

ICD-10CM 编码

M35.1　其他类型重叠综合征

M35.9　结缔组织全身受累，未分类

流行病学和人口统计学

　　患病率：罕见，数据很少。2011 年挪威的一项研究表明每 10 万成年人中有 3.8 人患病。

　　好发性别：女性多发，男女比 1 : 3 至 1 : 15 不等。

　　好发年龄：平均年龄为 37 岁，40 ～ 80 岁均可发病。

体格检查结果和临床表现

- **一般表现**：不适、疲劳、低热
- **关节表现**：关节痛是一种早期症状，通常比典型狼疮更严重。60% 患者伴关节炎，包括雅库（Jaccoud）关节炎。关节侵蚀少见

- **皮肤和黏膜表现：** 常为典型特征。90% 患者可见雷诺现象，表现为手部和手指肿胀（图 33-1）。也可见颧骨皮疹、盘状斑块、齿状或颊部溃疡、鼻中隔穿孔、干燥综合征、硬皮病性改变和异常甲襞毛细血管

- **肌肉表现：** 常表现为肌痛。大多数患者可不表现为明显的乏力，但可出现持续性炎症性肌病（类似于多发性肌炎）

- **肺部表现：** 75% 患者伴肺部受累，但大多数没有明显症状。临床表现包括胸腔积液、胸膜痛、肺动脉高压（PAH）、间质性肺病、血栓栓塞性疾病、肺泡出血、膈肌功能障碍、吸入性肺炎、阻塞性气道疾病、肺部感染和肺血管炎。评估 PAH 需行超声心动图检查

- **心脏表现：** 高达 20% 的患者出现心电图异常，可表现为分支传导阻滞、束支传导阻滞和房室传导阻滞。超声心动图检查结果包括心包积液和二尖瓣脱垂。最常见的心脏相关临床表现是心包炎。患者患动脉粥样硬化的风险升高

- **血液系统表现：** 慢性病贫血、白细胞减少（通常为淋巴细胞减少）、高丙种球蛋白血症、Coombs 试验阳性、血小板减少

- **胃肠道表现：** 与 SSc 相似，常伴动力障碍，多表现为食管功能障碍。肠血管炎、胰腺炎、自身免疫性肝炎、原发性胆汁性肝硬化、门脉高压和腹水等较为少见

- **肾脏表现：** 无肾脏受累是该病典型特征，但可能出现膜性肾病或肾病范围蛋白尿

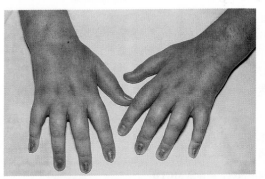

扫二维码看彩图

图 33-1 （扫二维码看彩图）混合性结缔组织病患者的香肠状手指。早期硬皮病和嗜酸性筋膜炎患者可表现为同样的外观。（From Hochberg MC et al: Rheumatology, ed 5, St Louis, 2011, Mosby.）

- **神经系统表现:** 三叉神经病变、头痛、无菌性脑膜炎、神经性耳聋。伴发严重的中枢神经系统疾病者罕见

病因

自身免疫性疾病。

 诊断

鉴别诊断

其他结缔组织病 [SLE、SSc、类风湿关节炎（RA）、肌炎]、感染、恶性肿瘤。

诊断检查

- 表 33-1 总结了诊断标准
- Alarcon Segovia 诊断标准:符合血清学诊断标准，伴 ≥ 3 个临床标准，至少有一个为滑膜炎或肌炎（敏感性 63%，特异性 86%）可以诊断
- Kahn 诊断标准:血清学标准，伴雷诺现象，余下的三项临床标准中至少出现两项可以诊断
- 一旦确立诊断，必须筛选 PAH

表 33-1   Alarcon Segovia 和 Kahn 诊断标准

Alarcon Segovia 诊断标准	Kahn 诊断标准
血清学标准	
抗 RNP 的血凝滴度 ≥ 1 : 1600	高滴度抗 RNP，相当于点状 ANA 滴度 ≥ 1 : 1200
临床标准	
1. 手部肿胀	1. 手部肿胀
2. 滑膜炎	2. 滑膜炎
3. 肌炎	3. 肌炎
4. 雷诺现象	4. 雷诺现象
5. 肢端硬化	
如果出现以下情况，则诊断 MCTD	
血清学标准 + ≥ 3 项临床标准（必须包括滑膜炎或肌炎）	血清学标准 + 雷诺现象 + ≥ 其他 3 项临床标准中的 2 项

ANA，抗核抗原；MCTD，混合性结缔组织病；RNP，核糖核蛋白

实验室检查

- 抗核抗体（ANA）阳性，斑点状，通常滴度较高（＞1∶1280）
- U1-RNP 抗体滴度高，尤其是针对 68 ～ 70 kDa 抗原的抗体
- 通常没有 SLE 和 SSc 特异的自身抗体（可能重叠）
- 类风湿因子和抗 CCP 在 50% ～ 70% 的患者中呈阳性
- 抗磷脂抗体可能与肺动脉高压有关

Rx 治疗

- 治疗通常是对症治疗
- 非甾体抗炎药、抗疟药和低剂量皮质类固醇（＜20 mg/d）可能对关节痛、关节炎、疲劳、肌痛、胸膜炎有效
- 使用大剂量泼尼松（60 mg/d）可用于治疗炎症性肌炎
- 可考虑使用甲氨蝶呤、环磷酰胺、硫唑嘌呤、霉酚酸酯
- 静脉注射免疫球蛋白（IVIG）可用于激素无效的肌炎或伴严重皮肤病的患者
- 利妥昔单抗可用于激素无效的血小板减少症或自身免疫性溶血性贫血
- 保暖、避免使用 β 受体阻滞剂和戒烟对于治疗雷诺现象非常重要。必要时可使用二氢吡啶类钙通道阻滞剂
- 大多数患者需要抑酸治疗（质子泵抑制剂、抗酸剂）。
- 对于伴 PAH 和（或）肺部疾病患者，治疗可使用类固醇、环磷酰胺、小剂量阿司匹林；也可使用抗凝剂、血管紧张素转化酶抑制剂、内皮素受体拮抗剂、前列环素 IV、环磷酸鸟苷（GMP）磷酸二酯酶 5 型抑制剂（西地那非和他达拉非）。严重患者可行肺移治疗

处理

- U1-RNP 抗体滴度高的患者中，严重肾病和神经系统疾病的患病率较低
- 疾病相关死亡率通常与肺动脉高压和心脏并发症有关

转诊

至风湿免疫科相关领域专家处就诊。

重点和注意事项

右心导管压力测定可用于诊断肺动脉高压，肺动脉高压是疾病相关死亡的主要原因。早期 PAH 筛查并积极治疗可改善预后。

推荐阅读

Fares WH et al: Targeted approaches to the treatment of pulmonary hypertension, *Ther Adv Respir Dis* 6(3):147-159, 2012.

Gunnarson R et al: Mixed connective tissue disease, *Best practice & research Clin Rheum* 30(1):95-111, 2016.

Hajas A et al: Clinical course, prognosis, and causes of death in mixed connective tissue disease, *J Rheumatol* 40(7):1134-1142, 2013.

Sobanski V et al: Characteristics and survival of anti-U1RNP antibody-positive patients with connective tissue disease-associated pulmonary arterial hypertension, *Arthritis & Rheumatology* 68(2):484-493, 2015.

Tzouvelekis A et al: Effects and safety of mycophenolate mofetil or sodium in systemic sclerosis associated interstitial lung disease: a meta analysis, *Pulm Med* 14:36-37, 2012.

Ungprasert P et al: Epidemiology of mixed connective tissue disease, 1985-2014: a population-based study 2016, *Arthritis Care Resp (Hoboken)* 68(12):1843–1848, 2016.

第34章　中毒性表皮坏死松解症
Toxic Epidermal Necrolysis

Ganary Dabiri，MD，PhD

钟鸣　译　张骅　梅春丽　审校

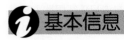 **基本信息**

定义

中毒性表皮坏死松解症（toxic epidermal necrolysis，TEN）是一种罕见的、急性的、以全表皮角质形成细胞死亡所导致的真皮-表皮分离超过30%的体表面积为特征的皮肤黏膜疾病，常危及患者生命。TEN和Steveni-Johnson综合征（SJS）最初被认为是两种不同的疾病，但目前被认为是同一疾病谱的不同类型，具有相似的临床、组织病理学和病因学特征。SJS影响的体表面积不到10%，SJS伴TEN影响的体表面积为10%～30%，而TEN影响的体表面积超过30%。TEN和SJS均由药物过敏反应引起。

同义词

莱氏（Lyell）综合征

ICD-10CM 编码
L51.2　中毒性表皮坏死松解症

流行病学和人口统计学

发病率：每年发病率为每百万人2～7例。

好发性别：男女比例为1.5：1。

遗传学：一些具有特定的人类白细胞抗原（HLA）等位基因的人种在接触某些特定药物时更容易发生TEN，例如，卡马西平更易使具有HLA-b*1502等位基因的亚洲人和东印度人、具有HLA-a*3101等位基因的欧洲人罹患TEN；别嘌呤醇则更易在具有HLA-b*5801等位基因的汉族人中引发TEN。

危险因素：慢乙酰化表型、免疫抑制、放疗以及抗惊厥药物均增加TEN风险。

体格检查和临床表现

中毒性表皮坏死松解症临床表现是动态的，可产生以下一系列变化。

- 早期：可表现为发热、眼睛刺痛；吞咽疼痛可能先于皮肤症状 2 ～ 7 天出现

- 后期：全身可出现暗红色或紫红色的斑疹，其大小、形状均不规则，且有融合的趋势（图 34-1）。患者尼氏征阳性（轻微摩擦时，上层皮肤可脱落），大块坏死的表皮脱落，皮肤极度疼痛，伴黏膜受累，患者可表现为焦虑和虚弱。当坏死的表皮与真皮层分离时，就会形成松弛的水疱。用手指轻压水疱，由于坏死的表皮与真皮分离得更加彻底，水疱即向侧面扩展（Asboe-Hansen 征）。TEN 患者在临床表现、发病率和死亡率方面与烧伤患者相似

- 愈合：愈合时可能出现瘢痕（关节挛缩，眼部并发症，食管、肛门、阴道、尿道狭窄）

扫二维码看彩图

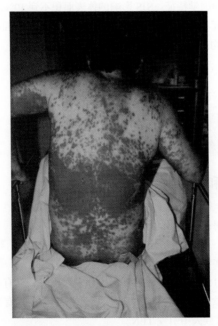

图 34-1 （扫二维码看彩图）中毒性表皮坏死松解症。（Courtesy David Effron, MD. From Marx JA et al：Rosen's emergency medicine, ed 8, Philadelphia, 2014, WB Saunders.）

病因学

表皮剥脱是由于角质形成细胞大量凋亡所引起的。关于角质形成细胞凋亡的机制，学界有以下几种假设，包括药物或细胞毒性 T 细胞通过与 TNF-α、IFN-γ 和诱导型一氧化氮合酶（iNOS）相关的分子桥，使角质形成细胞的 FasL、穿孔素、颗粒溶素和颗粒酶 B 表达，从而导致细胞凋亡。

表 34-1 展示了引起 TEN 最常见的药物，除表 34-1 所列的药物外，其他药物已被分类为风险较低、可疑风险或无引起 TEN 依据（详见"推荐阅读"）。

表 34-1　最常引起中毒性表皮坏死松解症的药物

别嘌呤醇	复方磺胺甲噁唑
磺胺类药物	氨基青霉素
卡马西平	头孢菌素
苯巴比妥	喹诺酮类
苯妥英	二甲胺四环素
苯基丁氮酮	复方新诺明
拉莫三嗪	
奈韦拉平	胺苯硫脲
非甾体抗炎药	抗逆转录病毒药物，尤其是 NNRTI
氨硫脲	

NNRTI，非核苷逆转录酶抑制剂

 诊断

鉴别诊断

- SJS 以及 SJS 伴 TEN
- 多形性红斑（主要发生在感染后）
- 葡萄球菌性烫伤样皮肤综合征
- 全身性药疹
- 多种天疱疮
- 药物诱导的线状 IgA 大疱性皮病

评估

TEN 的鉴别主要基于临床表现，其表现为超过 30% 体表面积的表皮脱落、黏膜受累以及全层表皮坏死松解。应获取患者完整的用药史及用药时间线，明确在出现临床症状前所使用的新药物。TEN 常发生于使用新药后的 1 ~ 4 周内，但也可能在任何时候发生。应使用 SCORTEN 死亡率预后指标进行风险评估（见表 34-2）。对患者的检查与烧伤患者相似。

表 34-2　SCORTEN 死亡率预后指标

影响预后因素	得分	SCORTEN	死亡率（%）
年龄 > 40 岁	1	0 ~ 1	3.2
心率 > 120 次 / 分	1	2	12.1
癌症 / 血液恶性肿瘤	1	3	35.8
第一天受累体表面积超过 10%	1	4	58.3
血清尿素 > 28 mg/dl	1	> 5	90
血清碳酸氢盐浓度 < 20 mmol/L	1		
血糖水平 > 252 mg/dl	1		

实验室检查

除皮肤活检外，TEN 没有特异性实验室检查。其一般检查同烧伤患者，应监测患者电解质、液体平衡、器官功能（如血清尿素、碳酸氢盐、葡萄糖）（见表 34-2）。

影像学检查

不适用。

Rx 治疗

停止接触致病药物可减少患者 30% 的死亡风险，且是 TEN 治疗中最重要的一项措施。

非药物治疗

- 对症治疗：
  1. SCORTEN > 1：转至重症监护治疗病房 / 烧伤病房

2. 补液治疗

3. 开放外周静脉通路（最好位于非受累区域）

4. 升高环境温度（30℃，86℉）

5. 搏动式空气悬浮床

6. 早期通过鼻胃管提供营养支持

7. 无菌操作，频繁对皮肤、血液、尿液标本进行培养

8. 不使用预防性抗生素

9. 预防性抗凝

10. 使用非黏性伤口敷料，猪异种皮肤移植，人类同种皮肤移植，自体皮肤移植，皮肤替代品

11. 每日眼科检查 / 咨询；每 2 h 滴一次人工泪液、抗生素滴眼液以早期预防虹膜粘连

12. 定期用抗菌 / 抗真菌溶液漱口

药物期治疗

目前，学界就 TEN 的最佳药物治疗还没有达成共识。

- 大剂量激素在疾病初期可能有效，但可能会由于感染（脓毒症）而增加后期的死亡率

- 静脉注射大剂量丙种球蛋白超过 3 ～ 4 天可降低 TEN 相关死亡率（通过阻断 Fas-FasL 信号转导）

- 新的研究发现，环孢素在降低发病率和死亡率上更具优势，并能使表皮再生和住院的平均时间显著缩短（以颗粒溶酶为靶点）

- 有报道显示 TNF-α 抑制剂对于 TEN 有一定疗效，以英夫利昔单抗和依那西普最为显著

- 可能有效的药物和疗法还包括环磷酰胺、血浆置换和 N- 乙酰半胱氨酸

处理

无法早期停止使用致病药物会导致较差的预后，并增加患者死亡率。即使患者存活，也可能会遗留影响功能与外观的瘢痕和挛缩，需要持久物理治疗及广泛的手术干预。

重点和注意事项

专家点评

及早发现并及时停止使用致病药物可以挽救生命。

预防

防止复发最重要的环节是患者不再暴露于导致 TEN 的药物下。同时，患者还应避免使用任何曾在过去引起过药物反应的药物，这对于 TEN 的初级预防至关重要。

相关内容

多形性红斑（相关重点专题）

Steveni-Johnson 综合征（相关重点专题）

推荐阅读

Ng QX et al: A meta-analysis of cyclosporine treatment for SJS/TEN, *J Inflam Research* 11:135-142, 2018.

Paradisi A et al: Etanercept therapy for TEN, *J Am Acad Dermatol* 71:278-283, 2014.

Scarf JM et al: Population prevalence of tourette syndrome: a systematic review and meta-analysis, *Mov Disord* 30(2):221-228, 2015.

Schwartz RA et al: Toxic epidermal necrolysis: Part I. Introduction, history, classification, clinical features, systemic manifestations, etiology, and immuno-pathogenesis, *J Am Acad Dermatol* 69(2):173.e1-13, 2013.

Schwartz RA et al: Toxic epidermal necrolysis: Part II. Prognosis, sequelae, diagnosis, differential diagnosis, prevention, and treatment, *J Am Acad Dermatol* 69(2):187.e1-16, 2013.

Villano JH, Lovell EO: Mixed signals: toxic epidermal necrolysis, *Am J Med* 128(3):254-256, 2015.